直腸癌
集学的治療戦略
がん研究会有明病院の実践

監修　福長洋介　関西医科大学総合医療センター下部消化管外科・理事長特命教授
　　　山口研成　がん研究会有明病院副院長・消化器化学療法科部長
編集　篠崎英司　がん研究会有明病院消化器化学療法科副部長

医学書院

直腸癌集学的治療戦略
―がん研究会有明病院の実践

発　行　2025 年 3 月 15 日　第 1 版第 1 刷 ©

監　修　福長洋介・山口研成
　　　　ふくながようすけ　やまぐちけんせい

編　集　篠崎英司
　　　　しのざきえいじ

発行者　株式会社　医学書院

　　　　代表取締役　金原　俊

　　　　〒113-8719　東京都文京区本郷 1-28-23

　　　　電話　03-3817-5600(社内案内)

印刷・製本　永和印刷

本書の複製権・翻訳権・上映権・譲渡権・貸与権・公衆送信権(送信可能化権
を含む)は株式会社医学書院が保有します.

ISBN978-4-260-04973-3

本書を無断で複製する行為(複写, スキャン, デジタルデータ化など)は, 「私
的使用のための複製」など著作権法上の限られた例外を除き禁じられています.
大学, 病院, 診療所, 企業などにおいて, 業務上使用する目的(診療, 研究活
動を含む)で上記の行為を行うことは, その使用範囲が内部的であっても, 私的
使用には該当せず, 違法です. また私的使用に該当する場合であっても, 代行
業者等の第三者に依頼して上記の行為を行うことは違法となります.

JCOPY　〈出版者著作権管理機構　委託出版物〉

本書の無断複製は著作権法上での例外を除き禁じられています.
複製される場合は, そのつど事前に, 出版者著作権管理機構
(電話 03-5244-5088, FAX 03-5244-5089, info@jcopy.or.jp)の
許諾を得てください.

■執筆者一覧 (執筆順)

福長洋介	関西医科大学総合医療センター下部消化管外科・理事長特命教授
山口研成	がん研究会有明病院副院長・消化器化学療法科部長
小西　毅	テキサス大学MDアンダーソンがんセンター大腸外科准教授
千野晶子	がん研究会有明病院下部消化管内科副部長
平塚真生子	公立昭和病院放射線科医長
長嵜寿矢	埼玉県立がんセンター大腸外科科長
向井俊貴	がん研究会有明病院大腸外科医長
山口智弘	がん研究会有明病院大腸外科副部長
日吉幸晴	熊本大学消化器外科診療講師
田口千藏	がん研究会有明病院放射線治療部副医長
中山巌馬	国立がん研究センター東病院消化管内科
篠崎英司	がん研究会有明病院消化器化学療法科副部長
秋吉高志	がん研究会有明病院大腸外科部長・直腸がん集学的治療センター長
河内　洋	がん研究会有明病院病理部部長
松浦信子	がん研究会有明病院トータルケアセンター患者・家族支援部看護師長

序にかえて――外科医の立場から

　近年増加の一途をたどっている大腸癌[1]の中でも直腸癌の治療は，その解剖学的な複雑さや化学放射線療法を含めた治療選択肢の多さなどから，特に注目されるものである．すなわち，手術手技的には狭い骨盤腔内での操作であることにより多くの経験と習熟が必要とされ，また治療選択肢としては，年々開発される新しい抗癌剤や分子標的治療薬がある．さらには消化器癌の中で効果が期待される放射線療法も関わる．加えて重要なことは，この領域では日本と海外の治療スタンスの違いが他の領域よりも顕著なことである．

直腸手術の歴史

　直腸手術の歴史を少し振り返ると，よく知られる 1908 年の Miles[2] による腹会陰式直腸切断術および人工肛門造設術が一つのマイルストーンである．その後さまざまな手法による肛門温存手術が試みられるが，これは 1970 年以降に現れた自動縫合器・吻合器により一気に進む．同時に，リンパ節郭清の重要性も 20 世紀中ごろには提唱されるようになり，特に直腸癌の側方リンパ節郭清は 1950 年代に海外から発表された[3]．1970 年以後，日本から自律神経温存の側方郭清が多数報告されたが，逆に海外では，側方郭清術式の過大な侵襲性という観点からその術式はあまり行われなくなり，1986 年に Heald により発表された total mesorectal excision（TME）[4] が直腸癌手術の基本となった．しかし TME だけでは局所再発を含めた治療成績が向上しないことから，2000 年前後から相次いで発表された術前（化学）放射線療法を行うことになる[5]．一方，日本では，1991〜1998 年までに大腸癌研究会で集積したデータに基づき，術前化学放射線療法を付加せず TME ＋自律神経温存予防的両側側方郭清を行うのが現在まで標準治療となっている．

直腸手術のアプローチ

　手術術式のアプローチ法に関しては，腹腔鏡下手術が 1990 年初めに海外で主に胆嚢摘出術に行われて以来，比較的早く大腸癌領域に応用され，日本でも急速に発展した．現在同手術の進行結腸癌に対する長期成績は開腹手術と同等とのエビデンスがあり，かつ短期成績においては低侵襲性が示されている．しかし，直腸癌に対する同手術は，いくつかの短期成績における低侵襲性は提唱されているものの，進行癌に対する長期成績はいまだ一定のエビデンスが出ていないまま，ロボット支援下手術が普及した．近年では，直腸癌におけるロボット支援下手術と腹腔鏡下手術を比較する RCT は行われているが，今後は開腹手術とこれら低侵襲手技を比較するものは企画されないと思われる．ただ，日本の NCD データをみても，全国で直腸癌に対する腹腔鏡下手術は約 7 割の症例で行われているのが実状である．

　ロボット支援下手術に関しては，特に骨盤底部の狭い場所においては多関節機能を使うことと手振れ防止機構により手術操作の利点が多いということで欧米から導入された．当初は腹腔鏡下手術を上回る利点がないとされたが，近年のいくつかの報告では一部これを上回る利点も示されており，2018 年の保険収載以降全国で普及しつつあるのが現状である．欠点はいまだにシステムが非常に高価なことであるが，今後は多数の医療機器メーカーから新しい機種が出ることで，これも緩和されることになると期待する．

当院では，2005年から低侵襲手術である腹腔鏡下手術を導入し，直腸癌に対してはほぼ100%に近い率で施行している．また2018年保険収載以降ロボット支援下手術も積極的に行い，年間100例を超える直腸癌手術をこれで行うようになっている．

日本と欧米の違い

前述した通り，日本と欧米では進行直腸癌に対する治療方針が大きく異なる．ガイドラインをみても，日本では基本的手術はTMEであり，これに下部直腸癌では側方郭清を付加する手術手技を中心としたものである．術前化学放射線療法に関しては，放射線療法のコメントの中でエビデンスが記載されているが，推奨度に関しては，CQ11の中で，局所再発リスクが高い直腸癌に弱く推奨すると記載されているのみである[6]．対する海外のガイドラインでは，米国のNCCN[7]，欧州のESMO[8]いずれにも，近年の術前治療の進歩が具体的に表れており，すべての集学的治療を術前に行うtotal neoadjuvant therapy（TNT）の選択肢や，臨床的完全奏効（clinical complete response：cCR）となった場合，watch and wait あるいはnon operative management という治療選択も記載されている．

がん研有明病院の治療方針

これらの日本と海外の間での違いは，歴史的な側面や人種，文化の違いを含めたさまざまな要因によるが，2005年以降われわれがん研有明病院における下部進行直腸癌に対する治療方針は，いわゆる海外で標準とされる術前放射線療法としてきた．一方で，日本で従来から標準とされてきた側方郭清の手術手技を継承し，またその腫瘍学的利点も考慮し，転移陽性を疑うものに対しては積極的に行うこととしている．アプローチ法に関しても，鏡視下手術の拡大視効果の利点を生かした腹腔鏡，または近年ではロボット支援下で，側方郭清を含めたすべての直腸癌手術を行っている．

本書では，それぞれの領域の専門家に，多くのエビデンスをアップデートしたうえで，現時点および今後の当院における直腸癌治療の戦略について解説していただいた．進行癌に対する集学的治療においては，前述した化学療法と放射線療法に関する考え，外科治療においてはアプローチ法を含めた術式と周術期管理，さらには内視鏡的診断から治療など，すべての直腸癌治療における治療基準が示されている．

将来的には，直腸癌に対する治療はまだまだ変化してゆくものと思われるが，現時点でのがん研基準を理解していただき，読者の皆さまの参考になれば幸いである．

文献
1) 国立がん研究センターがん情報サービス．https://ganjoho.jp/public/index.html
2) Miles WE：A method of performing abdominoperineal excision for carcinoma of the rectum and of the terminal portion of the pelvic colon. Lancet 1908；175：1812.
3) Sauer I, Bacon HE：Influence of lateral spread of the rectum on radicability of operation and prognosis. Am J Surg 1951；81：111-120.
4) Heald RJ：Total mesorectal excision is optimal surgery for rectal cancer：a Scandinavian consensus. Br J Surg 1995；82：1297-1299.
5) Sauer R, Becker H, Hohenberger W, et al：Preoperative versus postoperative chemoradiotherapy for rectal cancer. N Engl J Med 2004；351：1731-1740.
6) 大腸癌研究会（編）：大腸癌治療ガイドライン 医師用2024年版．金原出版，2024.
7) NCCN：NCCN Guidelines. https://www.nccn.org/guidelines
8) ESMO：ESMO Guidelines. https://www.esmo.org/guidelines

（福長 洋介）

序にかえて──薬物療法の立場から

　本邦の直腸癌の治療においては，切除を先行し，病状に応じて側方郭清を加える治療方針がとられてきた．切除後は，ステージに応じて結腸癌に準じた術後補助化学療法が行われてきた．一方，本邦以外の欧米や一部のアジア諸国では，術前のCRTが標準的な治療法として確立されている．

がん研有明病院の取り組み

　がん研有明病院では，進行直腸癌の治療成績向上のために，術前放射線療法に加え，これまで術後に行っていたオキサリプラチンを含む周術期化学療法をすべて術前に行う方法（TNT）を取り入れてきた．
　この放射線療法と併用する抗癌剤治療には，化学療法医としても難しさを感じている．放射線療法だけでも手術が難しくなるだけでなく，周術期治療での王道のオキサリプラチンがメリットを証明できなかったことや，分子標的薬による治療が効果を確立していないことなど，解決しなければならない課題が山積している．
　一方，直腸癌治療に携わる者として局所再発は重要な対応課題である．局所の症状のコントロールが難しいうえに生命予後が長いことから，患者やその家族，医療者にもケアの負担が重くなる．抗癌剤や放射線が効いて症状が緩和されるときはよいが，治療抵抗性となったときには，下肢の運動機能を損なったとしても，神経ブロックなどの治療が必要となる．長年，化学療法に携わってきても，この選択にはもっとよい戦略をとることができなかったのかと苦悩を伴う．
　直腸癌の臨床試験が無再発生存や局所無再発を重視してきたのは，ここに端を発するものと理解している．
　局所コントロールのために，放射線療法はとても強力な武器である．国内の議論を聞く限り，術前における放射線治療の位置づけは明確でない．
　筆者の前職の埼玉県立がんセンターでは，当時，国内の標準的な治療方針をとっており，切除後に補助化学療法を行ってきた．がん研有明病院では，欧米で主流のCRTを周術期に取り込んだ治療戦略がとられており，異動後はその方針に則って，化学療法医として治療に加わることとなった．自分の中でも大きな方針転換であった．
　CRTを駆使したTNTを含めた戦略と，従来本邦で行われてきた手術先行の戦略を直接比較したデータがないことが，このような方針の違いを生んでいるのであろう．臨床試験で両戦略を比較できないとしても，どの施設でも病態に合わせてCRTを取り入れた方針を適切に取り入れていく必要がある．がん研有明病院に移って直腸癌を診てきて，柔軟に治療に取り組むべきであること，そして放射線療法をもう一度見直すことが必要なことを確信するようになった．

集学的治療の議論を

　直腸癌の患者は，ほぼ全員肛門の温存を希望している．しかし，無理に肛門を残すことで，生存率が下がったり，また排便機能に問題が残り生活の質（quality of life；QOL）が下がってしまったりすることがある．しかし，CRTやTNTの導入により，一部の患者で生存率の改善や治癒率の向上とともに，肛門の温存が図れることもわかってきた．

TNT に関しては「大腸癌治療ガイドライン 医師用 2024 年版」の改訂において，主に国内のエビデンスが不十分であることから行わないことが弱く推奨された．しかし，本邦の診療にどのように取り入れるかは議論が必要であろう．また，今後の薬剤開発は，TNT をベースに分子標的薬や免疫チェックポイント阻害薬などの併用が検討される．いまこそ議論が必要な時期であると考える．

本書では，がん研有明病院の外科医，放射線治療医，内視鏡医，そして化学療法医が取り組んでいる治療方針を包み隠さず記載した．施設の方針と違っていたとしても，TNT はこういう戦略で取り組んでいるということを理解いただき，取捨選択してもらうための最良の書籍に仕上がったと思っている．

ぜひ一読いただいて，議論に加わっていただきたい．

（山口 研成）

目　次

序にかえて──外科医の立場から ……………………………………………………（福長 洋介）　v

序にかえて──薬物療法の立場から …………………………………………………（山口 研成）　vii

第 1 章　直腸癌の集学的治療の歴史と世界の潮流 ……………………………（小西　毅）　1

1 術前 RT/CRT のエビデンスと腫瘍学的なメリット …………………………………………… 1

2 術前 RT/CRT の負の側面の歴史 ……………… 2

3 術後補助化学療法の歴史と限界 ……………… 2

4 術前 CRT に術前全身化学療法を加えたレジメン：TNT ……………………………………… 3

5 集学的治療に関する欧米ガイドラインの現状 …… 5

6 本邦における集学的治療の位置づけと今後の方向性 …………………………………………… 5

第 2 章　内視鏡診断と治療 …………………………………………………………（千野 晶子）　9

Ⅰ　大腸腫瘍の内視鏡診断

1 通常観察（白色光）による診断 ……………… 9

2 拡大観察による診断 …………………………… 14

3 特異的な背景因子をもつ大腸腫瘍 …………… 17

Ⅱ　大腸腫瘍の内視鏡治療

1 大腸腫瘍別の適応手技 ………………………… 24

2 内視鏡的治療の手技 …………………………… 24

3 内視鏡的切除後の pT1 癌の治療方針 ………… 27

第 3 章　画像診断 ……………………………………………………………………（平塚 真生子）　33

1 検査の流れ・前処置：プロトコル …………… 33

2 直腸 MRI 局所解剖と目的 …………………… 36

3 深達度評価 ……………………………………… 36

4 N，M 分類 ……………………………………… 43

第 4 章　手術療法──治療選択のアルゴリズムと技術的 pit fall …………… 53

4-1　術式の選択 ……………………（長嵜 寿矢）　53

1 術式の選択 ……………………………………… 53

4-2　低侵襲手術の実際と手技のコツ …………… 60

4-2-1　腹腔鏡下手術 ………………（向井 俊貴）　60

1 手術手技 ………………………………………… 60

4-2-2　ロボット支援下手術 ………（山口 智弘）　67

1 体位・ポート配置 ……………………………… 67

2 骨盤授動 ………………………………………… 68

3 間膜処理〜吻合 ………………………………… 71

4 直腸切断術 ……………………………………… 71

5 側方郭清 ………………………………………… 71

4-3　周術期管理 ……………………（日吉 幸晴）　75

1 術前検査 ………………………………………… 75

2 腸管前処置 ……………………………………… 76

3 予防的抗菌薬投与 ……………………………… 78

4 術後管理 ………………………………………… 78

第 5 章　放射線療法 …………………………………………………………………（田口 千藏）　81

1 当院における術前照射 ………………………… 81

2 放射線治療計画 ………………………………… 82

3 術前照射における有害事象とその対処法 …… 91

4 当院における照射法の進歩 …………………… 92

5 直腸癌の治療方針に関する最近の話題 ……… 93

ix

第6章 薬物療法 ·····(中山 巌馬) 97

1 CRT における薬物療法の役割(総論) ····· 97
2 進行直腸癌に対する CRT における薬物療法 ····· 98
3 切除不能進行再発・転移大腸癌の薬物療法 ····· 110
4 がん研有明病院での実際（術前 CRT/術後補助療法）····· 110

第7章 TNT の実際 ·····(篠崎 英司) 115

1 TNT の適応の変遷 ····· 116
2 Induction か，consolidation か ····· 117
3 CRT か，short-course RT か，RT の省略 ····· 119
4 併用するレジメンと期間 ····· 119
5 p/cCR と NOM ····· 120
6 TNT の問題点 ····· 120

第8章 NOM（non operative management）の実際—state of the art
·····(秋吉 高志) 123

1 NOM の治療成績 ····· 123
2 TNT と NOM ····· 124
3 NOM 候補症例の選択 ····· 124
4 治療効果判定 ····· 125
5 当院での直腸癌に対する治療戦略および NOM の経験 ····· 127
6 NOM に関する前向き臨床試験 ····· 130

第9章 術前治療の効果判定に関して ····· 135

9-1 内視鏡 ·····(千野 晶子) 135
1 内視鏡効果判定を構成する内視鏡所見 ····· 135
9-2 画像診断 ·····(平塚 真生子) 143
1 骨盤 MRI での評価項目 ····· 143
2 mr-ycCR と ypCR ····· 152
3 化学療法と転移性肝腫瘍と EOB-MRI ····· 152
4 FDG-PET/CT ····· 153

第10章 病理診断 ·····(河内 洋) 155

1 直腸癌外科的切除検体に対する病理診断の プロセス ····· 155
2 術前治療例に対する組織学的治療効果判定 —本邦と海外との違いを含めて ····· 165

第11章 ストーマ管理 ·····(松浦 信子) 171

1 ストーマリハビリテーション ····· 171
2 手術前の準備 ····· 171
3 ストーマ分類 ····· 173
4 よいストーマとは ····· 173
5 ストーマ・フィジカルアセスメントツール ··· 175
6 ストーマ合併症 ····· 178
7 ストーマの基本的な管理 ····· 182
8 日常生活 ····· 183
9 ストーマ保有者が活用できる社会福祉制度 ··· 183
10 ストーマ外来の役割 ····· 184

索引 ····· 185

第1章 直腸癌の集学的治療の歴史と世界の潮流

直腸癌の手術成績は結腸癌に比べ不良であり，特に下部直腸癌では直腸間膜全切除（total mesorectal excision；TME）単独による局所再発率は10％以上と高率である．欧米では臨床試験の積み重ねにより，術前に放射線療法（radiotherapy；RT）や化学放射線療法（chemoradiotherapy；CRT），さらに全身化学療法を組み合わせた集学的治療を標準治療として確立してきた．欧米では側方郭清は原則として行わないが，集学的治療後の局所再発率は5〜7％と良好である．さらに，近年では奏効率の上昇に伴い，臓器温存率の向上，さらに手術を回避するwatch and wait療法（WW）が注目されている．手術先行を標準治療とする本邦でも近年，集学的治療を導入する施設が増加している．本項では，直腸癌に対する集学的治療の歴史と最新の動向について解説する．

1 術前RT/CRTのエビデンスと腫瘍学的なメリット（表1-1）

直腸癌に対する術前RT/CRTの腫瘍学的メリットは，局所再発率の減少である．複数の大規模なランダム化比較試験（randomized controlled trial；RCT）でその効果が証明されており，中でも，オランダで行われたDutch trial[1]，ドイツで行われたGerman trial[2]が重要である．

Dutch trialでは，1,861例の直腸癌を対象とし，25 Gy（5 Gy×5回照射）による術前短期RTの後にTMEを行った924例と，術前治療なくTME単独で治療した937例の2群で成績を比較した[1]．この結果，術前RT群では5年局所再発率が有意に低率であった（5.8％ vs. 12.1％）．本試験では，大腸外科医による指導のもと手術のquality controlが

表1-1 術前RT/CRTの長所と短所

長所
- 局所再発の減少
- 腫瘍縮小に伴う肛門温存率上昇
- cCR症例におけるwatch and wait療法（非手術療法）の可能性
- 縫合不全は増加しない

短所
- 遠隔転移，生存予後は改善しない
- 治療期間の長期化
- 会陰創感染の増加
- 術後肛門機能・性機能，排尿機能の悪化
- 放射線照射に伴う長期合併症（慢性疼痛，晩期骨盤骨折，二次発癌）

行われた初めての臨床試験であり，根治性の高いTMEを行った条件下でも術前RTによる局所制御上乗せ効果が証明された点が重要である．一方，全生存率は術前RT群とTME単独群で同等であり，術前RTによる生存率の向上は得られなかった．この試験を根拠として，欧州では，25 Gyの術前RTが標準治療として現在でも幅広く行われている．

一方，German trialでは，823例のStageⅡ〜Ⅲ直腸癌を対象とし，術前CRTの後にTMEを行った421例と，TMEの後に術後CRTを行った402例で成績を比較した．レジメンは両群ともフルオロウラシル（5-FU）1,000 mg/m^2/day併用のもと50.4 Gy（1.8 Gy×28回）を照射した．この結果，術前CRT群の5年局所再発率は術後CRT群より有意に低率であった（6％ vs. 13％）．さらに，治療中の急性有害事象，遅発性有害事象とも術前CRT群のほうが少なく，治療完遂率も術前CRTで有意に高率であった．一方，全生存率は，Dutch trial と同様，両群で同等であり，術前CRTによる生存率の向上は得られないと結論づけられた．

術前RT/CRTによりStage II〜III直腸癌の局所再発率は有意に低下するが，一方で，遠隔転移の制御や生存率の向上には寄与しない点は重要である．術前RT/CRTはあくまで手術と同様，局所治療と認識すべきである．CRTで併用する抗癌剤は放射線増感剤（radio-sensitizer）としての役割が主であり，遠隔転移や全生存期間に対する改善効果は示されていない．また，これら欧米の成績を理解するうえで，試験対象がDutch trialでは肛門縁15 cmまで，German trialでは肛門縁16 cmまでの高位直腸癌を含む点も重要である．後ほど詳述するように，直腸癌の局所再発は下部直腸癌で大きな問題であり，上部直腸癌では低率である[3]．本邦においては，側方転移率と局所再発率の観点から上部直腸と下部直腸を分けて考える必要があり，欧米のデータを外挿して議論する際には注意すべきである．

術前RTにはshort-course 25 Gy（5 Gy×5回照射）とlong-course 45〜50.4 Gy（1.8 Gy×25〜28回照射）の2通りがある．Dutch trialはshort-course radiotherapy（short-RT）であり，German trialはlong-course RTに化学療法を併用している．フランスで行われたFFCD 9203[4]において，long-course RT単独と化学療法併用群を比較したところ，5年局所再発率はCRT群で有意に低かった（8.1% vs. 16.5%）．このことから，long-course RTについては，5-FU系の抗癌剤を加えたCRTが標準治療と位置づけられている．

術前short-RTとCRTの有用性について比較を行った2つのRCTによれば，両者は局所制御率や遠隔再発率において有意な差はなかったと報告されている[5,6]．さらに，晩期有害事象に有意差はないが，急性期有害事象はshort-RTがCRTより少ないと報告されている[6]．一方で，腫瘍縮小効果はCRTがshort-RTに比べ有意に大きく，病理学的完全奏効（pathological complete response；pCR）はshort-RTが1%に対しCRTは15%と有意

に高かったと報告されている[5]．

2 術前RT/CRTの負の側面の歴史

術前CRTによる腫瘍の縮小により肛門温存率が高まる一方で，肛門機能が悪化する点は重要な負の側面である．照射終了後，手術までの期間を12週以上に長く設定したほうが，腫瘍退縮が得られ，pCR率が向上すること，肛門温存率が高くなることが報告されている[7,8]．一方で，術前RT/CRTは線維化や肛門括約筋へのダメージのため，特に低位吻合の症例で術後肛門機能が増悪することが報告されている[9]．

また，術前CRTにより，治療中および術後の有害事象は増加する．Dutch trialでは，縫合不全などの術後急性期合併症は増加しないものの，マイルズ手術における会陰創合併症は増加した[10]．CRTによる有害事象の中で最も頻度が高いのは消化器系障害であるが，他に二次発癌の誘発，慢性疼痛の増加，晩期骨盤骨折なども指摘されている[11〜13]．CRTによる組織傷害や神経傷害の結果，前述した肛門機能障害に加え，性機能障害，排尿障害により生活の質（quality of life；QOL）低下を生じるが，ほとんどの症状は術後12か月程度で元のレベルに回復することが示されている[14]．

3 術後補助化学療法の歴史と限界

直腸癌を対象とした術後補助化学療法のエビデンスは限定的であり，抗癌剤の効果が結腸癌と大きく異ならないことを前提として，結腸癌のエビデンスを外挿し実施されていることに留意すべきである．直腸癌に特化したエビデンスとしては，Sakamotoら[15]による国内RCTがあげられる．術前治療を行わないStage III直腸癌・肛門管癌を対象に術後UFT単独（1年間）施行群と手術単独群を比較し，全生存期間（overall survival；OS）・無再発生存期間（disease free survival；DFS）はUFT群のほうが良好であった．また，Okiら[16]によるRs直腸癌を除くStage II〜III直腸癌・肛門管癌を対象にS-1（1年間）とUFT（1年間）と比較した試験

2　第1章　直腸癌の集学的治療の歴史と世界の潮流

では，5年OSには有意差はないものの，5年DFSはS-1群で有意な改善を認めた．

一方で，術前RT/CRTを行った場合の術後補助化学療法については，有用性の報告は限定的である．韓国からのADORE試験[17]では，オキサリプラチン（L-OHP）を含まない術前CRTを施行された直腸癌症例において，3年DFSが術後FOLFOX群71.6%，術後FL群62.9%と有意差を認め，CRT症例においてもL-OHPを術後に上乗せする意義が証明された．ただし，本試験は術後に補助療法を入れる段階でランダム化が行われ，補助療法が確実に入る見込みのある患者が対象となっている点が重要である．直腸癌患者において，術後合併症や体力低下により術後化学療法のコンプライアンスが悪くなることは実臨床においてもしばしば経験されることである．術前RT/CRTを行った直腸癌切除症例における術後補助化学療法の有効性を検証したRCTであるEORTC 22921試験では，術後補助化学療法を完遂できたのが43%未満と少なく，結果として術後補助化学療法の有効性は示されなかった[18]．この結果から，術前放射線療法が加わった直腸癌患者における術後補助化学療法は治療コンプライアンスの低さが問題であり，より治療コンプライアンスの高い術前化学療法が模索される経緯となった．

4 術前CRTに術前全身化学療法を加えたレジメン：TNT（図1-1）

術前RT/CRTの重要な問題は，遠隔転移の制御や生存率の向上が得られない点である．さらに，術前RT/CRT後に直腸癌切除を行った患者では，術後補助化学療法の効果は限定的である．これらをもとに，近年，直腸癌における遠隔転移の制御や生存率の向上を目指し，より確実に全身治療を行う目的で，術後ではなく術前に化学療法を行う集学的治療が試みられている．米国のMemorial Sloan-Kettering Cancer Centerでは，StageⅡ～Ⅲ直腸癌に対して，術前にinduction chemotherapyとしてFOLFOX 8コースを投与後，通常CRTを行うTNT（total neoadjuvant therapy）を提唱している．本治療群308例の成績を，通常CRT＋術後補助化学療法を行った320例と比較した研究では[19]，TNT群では有意にL-OHPを含めた化学療法のコンプライアンスが良好であり，完全奏効（complete response；CR）率も高かった（36% vs. 21%）．一方，術前CRTと手術の間に全身化学療法を行うconsolidation chemotherapyも行われている．Garcia-Aguilarら[20]によるStageⅡ～Ⅲ直腸癌を対象とした多施設第Ⅱ相試験では，術前CRT単独群，術前CRT後に術前FOLFOXを2コース，4コース，6コース加えた群を比較した．結果，CR率は18%，25%，30%，

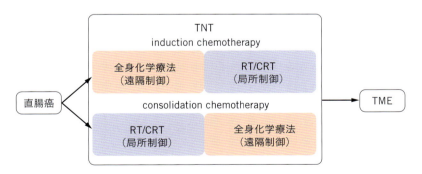

期待される効果
① 全身化学療法のコンプライアンス上昇と早期開始による遠隔転移制御
② pCR率の上昇による臓器温存（watch and wait）率の向上

図1-1 直腸癌におけるTNT

38％であり，術前FOLFOXをより多く加えた群でCR率は高かった．

近年，TNTに関する重要なRCTの結果が発表された．一つは術前CRTと術前化学療法の順番を検討する米国からのOPRA試験[20]である．本試験はStageⅡ〜Ⅲ下部直腸癌を対象とし，術前FOLFOX/CAPOX（16〜18週）投与後にCRTを行う術前レジメン（induction chemotherapy；Ⅰ群）と，術前CRT後にFOLFOX/CAPOX（16〜18週）を投与する術前レジメン（consolidation chemotherapy；C群）を比較する多施設RCTであり，cCRが得られた症例ではTMEを回避しWWを行った点が特徴である．治療のコンプライアンスは，両群とも同等であり，3年DFS（Ⅰ群76％ vs. C群76％），3年無遠隔転移生存期間（Ⅰ群84％ vs. C群82％），3年無局所再発生存期間（Ⅰ群94％ vs. C群94％）も両群同等の結果であった．しかし，TME-free survivalについてはⅠ群47％に対しC群60％であり，CRTを先行したほうがより高率にWWが可能であった．両群とも従来の術前CRTのみと比較すると，高率にWWによる臓器温存が可能であった点は重要である．近年報告された5年追跡調査においても，同様の結果が確認された[21]．下部直腸癌では手術後の合併症，人工肛門，排便・排尿・性機能障害が問題となりやすい．CRT後にconsolidation chemotherapyを投与するTNTにより高率に手術を回避するWWが可能であることが示された研究であり，直腸癌の集学的治療は新しい時代に突入したと言えるだろう．局所的な腫瘍縮小，WWによる臓器・機能温存を目的とする場合，本レジメンは現在最も有効と考えられる．

次に，欧州で行われたRAPIDO試験[22]は，MRI上の再発高リスク因子〔cT4a/b, extramural vascular invasion, cN2, CRM（circumferential radial margin）陽性，側方リンパ節腫大〕を有するStageⅡ〜Ⅲ直腸癌を対象とし，短期RT（25 Gy）後にCAPOX 6コースを投与する術前治療群と，カペシタビン併用した通常CRT（50 Gy）＋術後補助化学療法を比較する多施設RCTである．pCR率は術前short-RT＋CAPOX群がCRT群より高率であった（28％ vs. 14％，$p<0.001$）．本試験のprimary end pointである3年後のdisease-related treatment failure（遠隔転移，局所再発，新規結腸直腸癌の出現，治療関連死を評価）は，術前short-RT＋CAPOX群で23.7％，CRT群で30.4％とTNT群で低率だった．3年遠隔転移率は，術前short-RT＋CAPOX群とCRT群で各々20.0％ vs. 26.8％（$p=0.005$）であり，術前short-RT＋CAPOX群における遠隔転移への有効性を示唆する所見であった．しかし，その後報告された5年追跡調査において，disease-related treatment failure，遠隔転移率に関するTNT群の優位性は再確認されたものの，局所再発に関してはTNT群の方がCRT群よりも有意に高いことが示された（10％ vs. 6％，$p=0.027$）．さらにこの原因を示唆する結果として，TNT群はCRT群に比べて手術標本のクオリティが低く，標本における直腸間膜損傷が高率（11％ vs. 6％）なことが示された[23]．局所再発の増加は重大な懸念事項であり，短期RTを用いたTNTの使用には慎重な意見が多い．

欧州で行われたPRODIGE 23試験[24]では，cT3〜4, M0直腸癌を対象に，induction chemotherapyとしてmFOLFIRINOX 3か月を投与後，術前CRT（50.4 Gy），TMEによる手術，さらに術後CAPOX/FOLFOX 3か月を加える試験治療群と，通常の術前CRT（50.4 Gy）後にTMEによる手術，さらに術後CAPOX/FOLFOX 6か月を加える標準治療群を比較した．結果，3年DFSが試験治療群で有意に改善した（75.7％ vs. 68.5％，ハザード比0.69，$p=0.034$）．その後に報告された7年追跡調査において，TNT群における有意な全生存率の改善が報告された（82％ vs. 76％，$p=0.033$）[25]．本研究は，従来の術前CRTに比べてTNTが全生存率を改善することを示した初めての報告であり，その意義は高い．特に再発高リスク症例に対する集学的治療としては，より強力なFOLFIRINOXによる全身化学療法をまず行ってからCRTを行うTNTにより，より高い根治性を目指すのが現在

4　第1章　直腸癌の集学的治療の歴史と世界の潮流

の方向性である.

本邦からのinduction chemotherapyのデータとしては,がん研有明病院における単施設第Ⅱ相試験として,MRI上の再発高リスク因子を有するStageⅡ～Ⅲ直腸癌43例を対象とし,FOL-FOX＋ベバシズマブ6コース投与後に,S-1併用CRT（50.4 Gy）を行い,腹腔鏡下切除を行った[26].cCR後に手術拒否した1例を除く42例で手術が施行され,全例で腹腔鏡下にR0切除を完遂,Clavien-Dindo分類Grade 3以上の合併症は6例（14％）で認められ,pCR率は37％（16例）と高率であった.

TNTとは異なるが,術前放射線治療を行わず,術前化学療法のみを行うレジメンの有効性も報告されている.米国で行われたPROSPECT試験は,肛門温存が可能な再発低中リスクStageⅡ～Ⅲ直腸癌（T2N1またはT3N0～T3N1）を対象とし,術前FOLFOX 6コース投与後に20％以上の腫瘍効果が得られれば,CRTを省略するレジメンを試験アームとして,通常の術前CRTと比較する大規模多施設RCTである[27].近年その結果が報告され,プライマリーエンドポイントである無病生存率に関して試験アームの非劣性が証明された（5年無再発生存率81％ vs. 79％,非劣性 $p = 0.005$）[28].この試験の結果,肛門温存が可能な低中リスク直腸癌において,術前FOLFOXから開始してRT/CRTを省略するレジメンが,新たな治療オプションとして加わった.

最後に,直腸癌のうち数％を占めるMSI-high癌においては,免疫療法の高い効果が証明されている.米国で行われた前向き単アーム第Ⅱ相試験において,sStageⅡ～Ⅲ直腸癌に対し,PD-1阻害薬であるdostarlimab単剤を3週ごとに6か月間投与したところ,12例投与時点で100％全例にcCRが認められた[29].この衝撃的な報告により,直腸癌においてMSI statusを治療前に必ず検査すること,MSI-high直腸癌においては免疫チェックポイント阻害薬を用いることが標準治療となった.

5 集学的治療に関する欧米ガイドラインの現状（図1-2）

cStageⅡ～Ⅲ直腸癌における術前RT,CRTの局所再発抑制効果はレベルⅠAのエビデンスであり,欧米のガイドラインでは標準治療として扱われている.現在,米国のNCCNガイドラインでは,cStageⅡ～Ⅲの直腸癌に対する推奨治療として,上記のいずれかのレジメンのTNTを標準治療として広く推奨している[30].一方,欧州のESMOガイドラインでは,治療前の腫瘍の高さ（肛門縁からの距離）や,MRIにおける深達度,CRM,EMVI（extramural vascular invasion）,リンパ節の転移状況などにより再発リスクを細かく分類し,リスクに応じてTME単独,術前RT/CRT,TNTを細かく使い分けることを推奨している[31].直腸癌は腫瘍の深さ,位置によって再発リスクや肛門温存率は大きく異なり,このようなきめ細かな治療戦略は本邦でも考慮する価値があろう.現行のESMOガイドラインは2017年とやや時代が古く,近日,非手術治療（WW）を盛り込んだ最新版ガイドラインが発刊される見込みである.

数あるエビデンスとTNTレジメンを臨床現場ではどのように使い分けるかについては,コンセンサスは得られていない.米国のＭＤアンダーソンがんセンターでは,直腸癌の遠隔転移再発リスク,局所再発リスク,腫瘍の位置,手術における人工肛門や低位吻合の必要性などを考慮し,目的に応じて最も有効なTNTレジメンを使い分けることを推奨している[32,33].

6 本邦における集学的治療の位置づけと今後の方向性

本邦では直腸癌に対する標準治療は手術先行であり,術前CRTは積極的に推奨されていない.本邦のガイドライン（2024年版）では,「局所再発リスクが高い直腸癌の場合は,術前CRTを弱く推奨する（推奨度2・エビデンスレベルB）」との記載にとどめられている.本邦ではRbに下縁を有するT3～T4直腸癌に対して側方郭清を標準治療

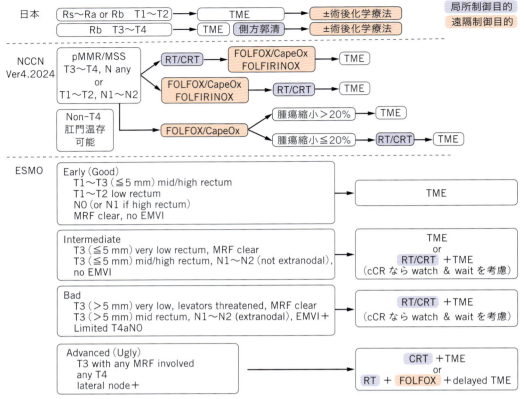

図1-2 本邦と欧米のガイドラインにおける直腸癌の集学的治療

とする点が欧米と大きく異なる．JCOG0212試験では，術前に明らかな側方リンパ節腫大を伴わない（短径10 mm未満）StageⅡ～ⅢのRb直腸癌において，TME単独に比べて側方郭清を加えた群では有意に局所再発の減少が認められた（12.6% vs. 7.4%）[34]．

一方で，側方郭清による術後GradeⅢ以上の合併症は高率であり，TME単独に比べて多い傾向を示した（22% vs. 16%）．側方リンパ節の高度な外科的侵襲と労力を要し，全例に予防的に行う戦略よりも，集学的治療と上手に組み合わせて，いかに選択的に行うべきかが今後の課題である．肛門縁8 cm以下に下縁を有するcT3～4直腸癌を対象とした国際多施設後ろ向き研究[35]によれば，側方リンパ節に腫大を認めない場合（短径7 mm未満），術前CRT＋TMEのみで局所再発率5.0%と良好で

あったが，側方リンパ節に腫大を認める場合（短径7 mm以上）には，術前CRT＋TME＋側方郭清の局所再発率は術前CRT＋TMEのみと比べて有意に低率であった（5.7% vs. 25.6%）．この結果から，側方リンパ節に腫大を認める場合は術前CRTのみで局所再発の制御は困難であり，側方郭清を加えることの有効性が示唆された．

直腸癌に対する集学的治療の歴史について解説した．集学的治療はエビデンスの確立した治療法であり，正しく適用すれば必ずその長所を活かすことができる．本邦は現在，局所進行直腸癌に対するTNTとして，短期RT後にCAPOXまたはCAPOXIRIを投与する第Ⅲ相臨床試験（JRCTs071210143）が行われている．本試験は，これまで術前治療に関するエビデンスがほぼ皆無であった本邦において，TNTを一気に標準治療へ押し

上げる可能性のある重要な研究である．本邦独自の正確な手術手技やガイドラインを尊重しつつ，その良い点，悪い点を直視し，欧米の合理的な集学的治療と組み合わせていくことが今後の正しい方向性と考える．

文献

1) van Gijn W, Marijnen CA, Nagtegaal ID, et al：Preoperative radiotherapy combined with total mesorectal excision for resectable rectal cancer：12-year follow-up of the multicentre, randomised controlled TME trial. Lancet Oncol 2011；12：575-582.

2) Sauer R, Liersch T, Merkel S, et al：Preoperative versus postoperative chemoradiotherapy for locally advanced rectal cancer：results of the German CAO/ARO/AIO-94 randomized phase Ⅲ trial after a median follow-up of 11 years. J Clin Oncol 2012；30：1926-1933.

3) Peeters KC, Marijnen CA, Nagtegaal ID, et al：The TME trial after a median follow-up of 6 years：increased local control but no survival benefit in irradiated patients with resectable rectal carcinoma. Ann Surg 2007；246：693-701.

4) Gérard JP, Conroy T, Bonnetain F, et al：Preoperative radiotherapy with or without concurrent fluorouracil and leucovorin in T3-4 rectal cancers：results of FFCD 9203. J Clin Oncol 2006；24：4620-4625.

5) Bujko K, Nowacki MP, Nasierowska-Guttmejer A, et al：Long-term results of a randomized trial comparing preoperative short-course radiotherapy with preoperative conventionally fractionated chemoradiation for rectal cancer. Br J Surg 2006；93：1215-1223.

6) Ngan SY, Burmeister B, Fisher RJ, et al：Randomized trial of short-course radiotherapy versus long-course chemoradiation comparing rates of local recurrence in patients with T3 rectal cancer：Trans-Tasman Radiation Oncology Group Trial 01.04. J Clin Oncol 2012；30：3827-3833.

7) Weiser MR, Beets-Tan R, Beets G：Management of complete response after chemoradiation in rectal cancer. Surg Oncol Clin N Am 2014；23：113-125.

8) Weiser MR, Quah HM, Shia J, et al：Sphincter preservation in low rectal cancer is facilitated by preoperative chemoradiation and intersphincteric dissection. Ann Surg 2009；249：236-242.

9) Ito M, Saito N, Sugito M, et al：Analysis of clinical factors associated with anal function after intersphincteric resection for very low rectal cancer. Dis Colon Rectum 2009；52：64-70.

10) Marijnen CA, Kapiteijn E, van de Velde CJ, et al：Acute side effects and complications after short-term preoperative radiotherapy combined with total mesorectal excision in primary rectal cancer：report of a multicenter randomized trial. J Clin Oncol 2002；20：817-825.

11) Birgisson H, Påhlman L, Gunnarsson U, et al：Occurrence of second cancers in patients treated with radiotherapy for rectal cancer. J Clin Oncol 2005；23：6126-6131.

12) Birgisson H, Påhlman L, Gunnarsson U, et al：Adverse effects of preoperative radiation therapy for rectal cancer：long-term follow-up of the Swedish rectal cancer trial. J Clin Oncol 2005；23：8697-8705.

13) Birgisson H, Påhlman L, Gunnarsson U, et al：Late adverse effects of radiation therapy for rectal cancer —a systematic overview. Acta Oncol 2007；46：504-516.

14) McLachlan SA, Fisher RJ, Zalcberg J, et al：The impact on health-related quality of life in the first 12 months：a randomised comparison of preoperative short-course radiation versus long-course chemoradiation for T3 rectal cancer (Trans-Tasman Radiation Oncology Group Trial 01.04). Eur J Cancer 2016；55：15-26.

15) Sakamoto J, Hamada C, Yoshida S, et al：An individual patient data meta-analysis of adjuvant therapy with uracil-tegafur (UFT) in patients with curatively resected rectal cancer. Br J Cancer 2007；96：1170-1177.

16) Oki E, Murata A, Yoshida K, et al：A randomized phase Ⅲ trial comparing S-1 versus UFT as adjuvant chemotherapy for stage Ⅱ/Ⅲ rectal cancer (JFMC35-C1：ACTS-RC). Ann Oncol 2016；27：1266-1272.

17) Hong YS, Kim SY, Lee JS, et al：Oxaliplatin-based adjuvant chemotherapy for rectal cancer after preoperative chemoradiotherapy (ADORE)：long-term results of a randomized controlled trial. J Clin Oncol 2019；37：3111-3123.

18) Bosset JF, Calais G, Mineur L, et al：Fluorouracil-based adjuvant chemotherapy after preoperative chemoradiotherapy in rectal cancer：long-term results of the EORTC 22921 randomised study. Lancet Oncol 2014；15：184-190.

19) Cercek A, Roxburgh CSD, Strombom P, et al：Adoption of total neoadjuvant therapy for locally advanced rectal cancer. JAMA Oncol 2018；4：e180071.

20) Garcia-Aguilar J, Patil S, Kim JK, et al：Preliminary results of the organ preservation of rectal adenocarcinoma (OPRA) trial. J Clin Oncol 2020；38：4008.

21) Verheij FS, Omer DM, Williams H, et al：Long-term results of organ preservation in patients with rectal adenocarcinoma treated with total neoadjuvant therapy：the randomized phase Ⅱ OPRA trial. J Clin Oncol 2024；42：500-506.

22) Bahadoer RR, Dijkstra EA, van Etten B, et al：Short-course radiotherapy followed by chemotherapy before total mesorectal excision (TME) versus preoperative chemoradiotherapy, TME, and optional adjuvant chemotherapy in locally advanced rectal cancer (RAPIDO)：a randomised, open-label, phase 3 trial. Lancet Oncol 2021；22：29-42.

23) Dijkstra EA, Nilsson PJ, Hospers GAP, et al：Locoregional failure during and after short-course radiotherapy followed by chemotherapy and surgery compared with long-course chemoradiotherapy and surgery: a 5-year follow-up of the RAPIDO trial. Ann Surg 2023；278：e766-e772.

24) Conroy T, Bosset JF, Etienne PL, et al：Neoadjuvant chemotherapy with FOLFIRINOX and preoperative chemoradiotherapy for patients with locally advanced rectal cancer (UNICANCER-PRODIGE 23)：a multicentre, randomised, open-label, phase 3 trial. Lancet Oncol 2021：22：702-715.

25) Conroy T, Castan F, Etienne PL, et al：Total neoadjuvant therapy with mFOLFIRINOX versus preoperative chemoradiotherapy in patients with locally advanced rectal cancer: long-term results of the UNICANCER-PRODIGE 23 trial. Ann Oncol 2024：35：873-881.

26) Konishi T, Shinozaki E, Murofushi K, et al：Phase II trial of neoadjuvant chemotherapy, chemoradiotherapy, and laparoscopic surgery with selective lateral node dissection for poor-risk low rectal cancer. Ann Surg Oncol 2019：26：2507-2513.

27) Schrag D, Weiser M, Saltz L, et al：Challenges and solutions in the design and execution of the PROSPECT Phase Ⅱ/Ⅲ neoadjuvant rectal cancer trial (NCCTG N1048/Alliance). Clin Trials 2019：16：165-175.

28) Schrag D, Shi Q, Weiser MR, et al：Preoperative treatment of locally advanced rectal cancer. N Engl J Med 2023：389：322-334.

29) Cercek A, Lumish M, Sinopoli J, et al：PD-1 blockade in mismatch repair-deficient, locally advanced rectal cancer. N Engl J Med 2022：386：2363-2376.

30) NCCN Clinical Practice Guidelines in Oncology(NCCN Guidelines®)：Rectal Cancer, Version4.2024. National Comprehensive Cancer Network® (NCCN®), 2024

31) Glynne-Jones R, Wyrwicz L, Tiret E, et al：Rectal cancer：ESMO clinical practice guidelines for diagnosis, treatment and follow-up. Ann Oncol 2017：28 (Suppl 4)：iv22-40.

32) Ochiai K, Bhutiani N, Ikeda A, et al：Total neoadjuvant therapy for rectal cancer: which regimens to use? Cancers 2024：16：2093.

33) Bhutiani N, Peacock O, Uppal A, et al：The current multidisciplinary management of rectal cancer. Ann Gastroenterol Surg 2024：8：394-400.

34) Fujita S, Mizusawa J, Kanemitsu Y, et al：Mesorectal excision with or without lateral lymph node dissection for clinical stage Ⅱ/Ⅲ lower rectal cancer (JCOG 0212)：a multicenter, randomized controlled, noninferiority trial. Ann Surg 2017：266：201-207.

35) Ogura A, Konishi T, Cunningham C, et al：Neoadjuvant (chemo) radiotherapy with total mesorectal excision only is not sufficient to prevent lateral local recurrence in enlarged nodes：results of the multicenter lateral node study of patients with low cT3/4 rectal cancer. J Clin Oncol 2018：37：33-43.

（小西 毅）

第2章　内視鏡診断と治療

大腸腫瘍の診断と治療に関わる諸問題として，①大腸内視鏡の挿入技術，②大腸腫瘍性病変の発見率，③大腸内視鏡診断学，④大腸内視鏡治療手技，⑤組織型別の生物学的悪性度の解明，があげられる.

前述①〜④においては，内視鏡機器や周辺機器の開発が大きく関わり，それに付随して進化し続けている．早期大腸癌に関する内視鏡診断学は，本邦においては多くのエビデンスが確立されている．また，大腸内視鏡的粘膜下層剝離術（endoscopic submucosal dissection；ESD）を代表とする内視鏡治療技術の向上は，浸潤癌（T1）癌に対する内視鏡治療の適応拡大に大きく貢献する．一方で，「大腸癌治療ガイドライン」でのSM浸潤距離の統一化により，内視鏡的切除後のpT1癌の根治度判定において，新たに浮き彫りとなった問題点もある.

また，⑤においては，特に鋸歯状病変由来癌の遺伝子変異や，Lynch症候群に発生する前癌病変の特異性について注目して観察研究を継続している．一般的な大腸腫瘍と高リスク疾患群の相違を認識することは，大腸検査の質および切除適応，サーベイランス間隔の整備に関わると考える.

I　大腸腫瘍の内視鏡診断

1　通常観察（白色光）による診断

大腸癌の発癌過程は，最初にadenoma-carcinoma sequenceであることが提唱され[1]，大きさと相関する腺腫内癌の割合が検討された．その後，腺腫を含まない小型の浸潤癌の発見により，*de novo* 発癌を類推する特徴的肉眼形態からの診断学も検討されるようになった[2,3]．通常観察（白色光）による内視鏡診断では，腫瘍の大きさや肉眼形態，発育形態分類，浸潤癌を示唆する特徴的な内視鏡所見に着目する必要がある.

1）大きさによる癌化の割合

当院における10,625例の集計において，大きさ10 mm未満の病変の癌化の割合は1％，10 mm以上では35％，20 mm以上からは10％ずつ増加し，大きさに相関して高くなる．粘膜内癌（Tis）の担癌率は，10 mm以上で22％，20 mm以上で37％であり，その多くは側方発育型腫瘍（laterally spreading tumor；LST）を含んでいる.

浸潤癌（T1）では20 mmまでは大きさに相関するものの，20 mm以上では23〜26％でほぼ類似した頻度となった（表2-1）．一方で，本邦における5 mm以下の大腸ポリープの担癌率は0.5％以下との既報が多く，切除適応や病理組織診断の必要性に関する議論において注目される[4,5]（表2-2）.

2）肉眼形態分類と発育形態分類

本邦での大腸表面型腫瘍の肉眼形態分類は，「大腸癌取扱い規約」に準じて行う[6]．しかし，早期大腸癌の治療方法を決めるうえでは，大腸ポリープの発育過程を類推した発育形態分類が留意されており，肉眼形態に並んで重要な情報となる．代表的な発育形態分類は，「陥凹を有する腫瘍群の中のIs＋IIc型」と「側方発育型腫瘍（LST）」がある（図2-1）.

①"Is＋IIc型"と"NPG由来癌"

肉眼所見のIs＋IIc型は，1987年に工藤らにより報告されたIIc型腫瘍に由来する病変群の発育進展の一過程で，「小さいうちから癌化して垂直方向への発育増生が強く，Is型様隆起部は，IIc

表2-1　大きさによる担癌の割合〔がん研有明病院　表在型腫瘍10,625病変（0-Ip除く）での集計〕

	<10 mm (9,293)	≧10 mm (1,332)	≧20 mm (355)	≧30 mm (141)	≧40 mm (47)
腺腫	9,197 (99%)	869 (65%)	129 (36%)	35 (24%)	8 (17%)
Tis	81 (0.8%)	289 (22%)	132 (37%)	73 (51%)	27 (57%)
T1	15 (0.2%)	174 (13%)	94 (26%)	33 (23%)	12 (25%)
担癌割合	1%	35%	63%	74%	82%

表2-2　大きさによる担癌の割合

ポリープの大きさ	病理診断			
	Category 4～5	Category 3	その他*	正常粘膜
極小（≦5 mm）（n＝2,151）	10 (0.46%)	1,921 (89.3%)	138 (6.4%)	82 (3.8%)
小（6～9 mm）（n＝1,451）	48 (3.3%)	1,334 (91.9%)	59 (4.1%)	10 (0.53%)
大（≧10 mm）（n＝1,017）	287 (28.2%)	681 (67.0%)	47 (4.6%)	2 (0.35%)

Category 3：低異型度腺腫，Category 4～5：Tis～T1．
*：過誤腫，平滑筋腫，Peutz-Jeghers型ポリープ，過形成ポリープ，炎症性ポリープ，若年性ポリープ．
〔Sakamoto T, Matsuda T, Nakajima T, et al：Clinicopathological feature of colorectal polyps：evaluation of the 'predict, resect and discard' strategies. Colorectal Dis 2013；15：e295-300 より〕

組織型，n（%）	大きさ（mm）			
	<5	≧5 and <10	≧10 and <20	≧20
低異型度腺腫	1,613 (97%)	2,035 (90%)	234 (49%)	17 (8%)
高異型度腺腫	44 (3%)	181 (8%)	136 (28%)	47 (23%)
粘膜内癌	3 (0.2%)	38 (2%)	81 (17%)	118 (59%)
粘膜下浸潤癌*	0 (0%)	6 (0.3%)	27 (6%)	19 (9%)
合計	1,660	2,260	478	201

*：粘膜下浸潤癌には高度粘膜下浸潤癌を含む．
〔Hatamori H, Chino A, Arai M, et al：Malignant potential of colorectal neoplasms in Lynch syndrome：an analysis of 325 lesions endoscopically treated at a single institute. Jpn J Clin Oncol 2021；51：737-743 より〕

型面から粘膜下層の癌が隆起した発育過程を類推する．また，病変の辺縁を拡大観察するとⅠ型pitで構成され，陥凹局面のみⅤ型pitからなることで確認できる」[7,8]（図2-2）と述べている．同じ時期に，池上らにより病理組織学的に提唱されたNPG（non polypoid growth）は，「腫瘍部粘膜の厚さが非腫瘍部粘膜より薄く，陥凹に移行する段差が見られるもの，また，腫瘍と非腫瘍の移行部がスムーズで段差のない病変も含む」と定義され，PG（polypoid growth）と対比される[3]（図2-3）．NPGの概念は，病変の辺縁は正常な粘膜模様を呈

しながら，腫瘍による陥凹を有する肉眼形を類推し，時に"NPG由来癌"として，Ⅰs＋Ⅱc型癌と同様に"小さくても深い癌"の診断予測に用いることがある．当院での，10 mm以下のSM癌39病変の検討では，陥凹を有する群（Ⅰs＋Ⅱc型，Ⅱa＋Ⅱc型，Ⅱc型）において，明らかな腺腫成分の併存がなく，脈管侵襲陽性率も高率であった[9]（表2-3）．

②側方発育型腫瘍（laterally spreading tumor；LST）

一方，1990年から議論されていた"いわゆる結節集簇様病変"は，2008年にLSTと呼称されるよ

肉眼形態分類

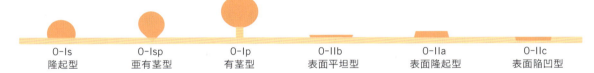

発育形態分類

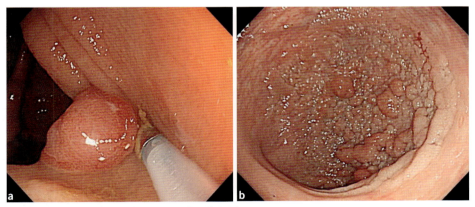

図2-1　大腸腫瘍の形態記載（肉眼形態分類と発育形態分類）
a：Is+Ⅱc型．陥凹を有する腫瘍群．b：LST（laterally spreading tumor）．側方発育する腫瘍群．

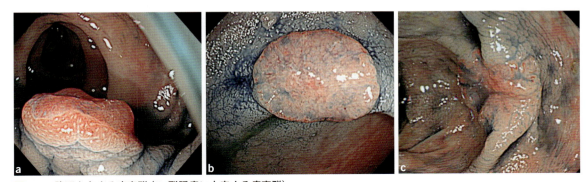

図2-2　陥凹を有する病変群（Ⅱc型腫瘍に由来する病変群）
a：Is+Ⅱc型．b：Ⅱa+Ⅱc型．c：Pure Ⅱc型．

うになり，平坦病変では，病変辺縁が花弁状または偽足様を呈し，側方に発育する発育過程を類推させる．腫瘍径に明確な定義はないが，目安として大きさ10 mm以上の病変群が対象となる．LSTの特徴は，垂直よりも水平方向への発育増生が極端に強く，大きいわりには腺腫部分を含み，癌の深達度は浅い病変が多いとされる[10]．2013年か らは「大腸癌取扱い規約」にも記載され，ESD（内視鏡的大腸粘膜下層剝離術）適応病変の代表となる重要な表現形となった[11]．

　LSTは，大きくgranular（LST-G）とnon granular（LST-NG）の2つに分けられ，さらに，4つの亜分類に分けられる．①顆粒均一型のhomogeneous type（Homo），②大きな結節が混在する結

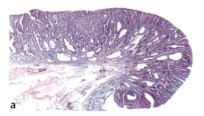
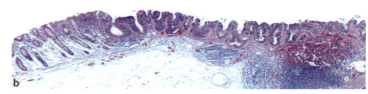

図2-3　PG（polypoid growth）とNPG（non polypoid growth）
a：PG．腫瘍部粘膜の厚さは周囲非腫瘍部粘膜と比較して明らかに高く，その移行部で隆起に移行する段差が見られる．
b：NPG．腫瘍部粘膜の厚さは非腫瘍部粘膜より薄く，陥凹に移行する段差が見られる．腫瘍と非腫瘍の移行部がスムーズで段差のない病変も含む．
〔池上雅博：PG，NPG（polypoid growth, non polypoid growth）．胃と腸 2012；47：822より改変〕

表2-3　がん研有明病院における10 mm以下のSM癌39病変の検査結果（2005〜2011年）

肉眼型別		Is, Isp n＝13	Ip n＝2	IIa n＝3	陥凹を有する群 Is＋IIc n＝7	IIa＋IIc n＝12	IIc n＝2	
部位	右側結腸（C, A, T）	1	0	0	5（71%）	5（42%）	1（50%）	
	左側結腸（D, S）	9（69%）	1（50%）	2（67%）	1	4	1	
	RS，Ra〜Rb	3	1	1	1	3*	0	
腺腫併存	in or with adenoma	11（85%）	2（100%）	1	2	2	0	←10 mm以下で腺腫成
	without adenoma	2	0	2（67%）	5（71%）	10（83%）	2（100%）	分を併存していない
深達度	SM＞1,000 μm	6（46%）	0	1（33%）	5（71%）	7（58%）	1（50%）	←小さいけど深い
	SM不明	1	0	1	0	0	0	
脈管侵襲	陽性	3（23%）	1（50%）	0	1（14%）	9（75%）	1（50%）	←脈管侵襲が多い
			4/18（22%）			11/21（52%）		
組織型	well（pup, tub）	8	1	3	3	6	1	
	moderate	5	0	0	4	5	1	
	por/sig/muc	0	1	0	0	1	0	
リンパ節転移	リンパ郭清例	7	1	3	6	9	1	
	n positive	0	0	1（33%）	0	1（8%）	0	
他臓器転移再発例	3年以内	0	0	0	0	0	0	

〔千野晶子，林裕子，五十嵐正広・他：大腸SM癌における『小さな大腸癌』の特徴（内科の立場から）10 mm以下SM癌の内視鏡的転移予測．INTESTINE 2012；16：323-330より〕

節混在型のnodular mixed type（Mix），③扁平隆起型のflat elevated（Flat），④色素撒布にて盆状陥凹を呈する，偽陥凹型のpseudo-depressed type（PD），である[11]．当院の集計では，病変頻度は，LST-G（Mix）とLST-NG（Flat）が高く，腫瘍径が大きいのはLST-G（Mix）であった[12]（図2-4）．4つに亜分類するメリットは，担癌率や癌の局在の傾向を知ることであり治療戦略に役立つ[12]（図2-5）．

また，LSTの担癌部およびSM浸潤部の局在において，LST-NGにおける担癌部位の特徴として，多中心性の浸潤傾向が多く，内視鏡診断による浸潤領域の局在の同定が困難とされ，早期大腸癌が疑われる20 mm以上のLST-NG病変は，分

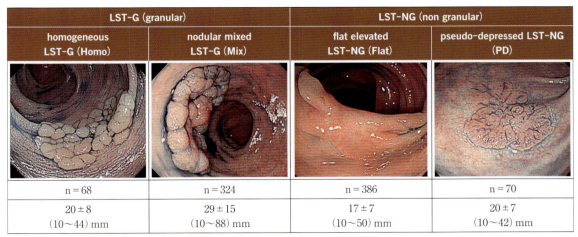

図2-4 側方発育型腫瘍（laterally spreading tumor；LST）の亜分類別の腫瘍径
がん研有明病院848病変（2005〜2010年）での集計．平均値±標準偏差（範囲）．
〔千野晶子, 森重健二郎, 石川寛高・他：発生部位に見たLSTの特徴．臨牀消化器内科 2015；30：1155-1162より〕

LST亜分類	homogenous type (Homo) n=68	nodular mixed type (Mix) n=324	flat elevated (Flat) n=386	pseudo-depressed type (PD) n=70
腺腫 pTis pT1a	68（100%）	283（87%）	369（96%）	38（54%）
pT1b	0（0%）	41（13%）	17（4%）	32（46%）
担癌割合	5（7%）	207（64%）	120（31%）	62（89%）

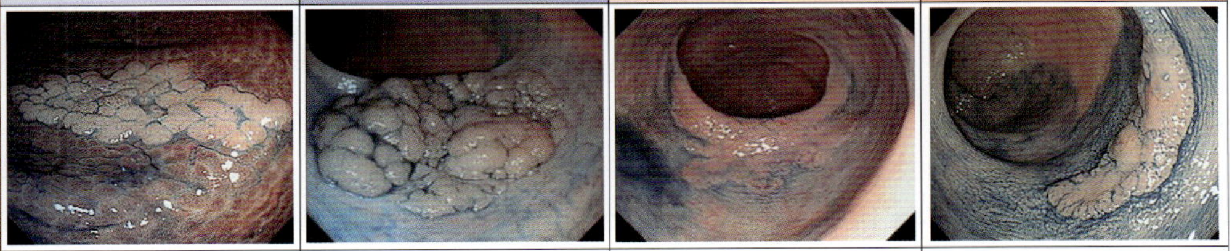

発生部位					
直腸	8%	69%	$p<0.05$	15%	8%
結腸	8%	32%	$p<0.05$	52%	8%

図2-5 LSTの亜分類別の担癌割合と発生部位の傾向
がん研有明病院848病変（2005〜2010年）での集計．
〔千野晶子, 森重健二郎, 石川寛高・他：発生部位に見たLSTの特徴．臨牀消化器内科 2015；30：1155-1162より改変〕

割切除を避けて大腸ESDによる一括切除の絶対適応とされるゆえんとなった[13]．

3) SM高度浸潤癌（T1b）の特徴的内視鏡所見

SM高度浸潤癌（T1b）を示唆する特徴的内視鏡所見は，著明な陥凹，陥凹内隆起，陥凹部凹凸不整，緊満感，伸展不良，粘膜下腫瘍様の辺縁隆起，台状挙上，ひだ集中があげられる[14,15]．

白色光観察所見は，関心領域を同定して次なるモダリティを選択するうえで，必要不可欠な情報

I 大腸腫瘍の内視鏡診断 13

表2-4　大腸内視鏡診断学に用いるモダリティにおける議論の変遷および正診率の比較

内視鏡診断のモダリティ	付属品	深達度診断の正診率	問題点・課題	参考年代
通常観察（白色光）（色素内視鏡含む）	インジゴカルミン0.2％希釈液	74.7±3.6％[15]	・判定医間の一致率＜50％	1995〜2007年
超音波内視鏡観察（EUS）	専用機器細径プローブ	53〜94％[16]	・描出率82％・読影の一致率	2000〜2004年
色素拡大観察（染色法）	クリスタルバイオレット0.05％希釈液	98.7％[17]	・目合わせ10年以上	1995〜2005年
NBI併用拡大観察		73.5〜97.4％[18]腺腫と癌の鑑別：91.7％[19]	・目合わせ10年・confidence rate	2005〜2015年
超拡大内視鏡観察	専用機器	96％[20]	・描出率の均てん化	2017〜2021年

となる．

4) 超音波内視鏡検査 (EUS) による深達度診断

超音波内視鏡検査（endoscopic ultrasonography；EUS）の深達度診断における正診率は53〜94％と施設によっては高い精度が期待できるが，描出率82％の問題点がある[16]（**表2-4**）．深部結腸や肛門管近傍などの水浸しにくい部位や，隆起型病変やひだ上の病変など，病変深部の超音波減衰やアーチファクトにより，描出困難な病変が一定数ある．また，粘膜下層の線維化や，リンパ濾胞などを浸潤癌と鑑別する読影技術も要するため，EUSの位置づけは，病変に応じた使い分けを要する．

② 拡大観察による診断

拡大観察による深達度診断は，白色光観察の診断に10％の上乗せ効果があるとされ，特にpit pattern分類による色素拡大観察においては，9割程度の高い正診率が得られる．そして，pit pattern分類やNBI（narrow band imaging）併用拡大観察の本邦における分類は，それぞれが提唱されてから約10年に及ぶ目合わせを行っており，一致率も高い（**表2-4**）．

1) NBI併用拡大観察 (JNET分類)

質的診断においては，NBI併用拡大観察のアドバンテージは高く，非腫瘍と腫瘍の鑑別のみなら

ず，効率的な腺腫と癌の鑑別においての正診率が高い[19]．本邦における the Japan NBI Expert Team による JNET 分類は，拡大観察による vessel pattern と surface pattern を加味することでより診断率が上がることを受け，多施設のエキスパートにより合議され，2015年に現行の分類に統一された[21〜23]（**表2-5**）．

当院における JNET 分類と病理組織診断の対比では，Type 1 と Type 3 の正診率は概ね98％以上と良好であるが，Type 2B においては，癌の質的診断はできているが，Tis・T1a・T1bの深達度診断は難しい傾向にある（**表2-6**）[24]．広島大学から報告された大腸腫瘍2,933病変における報告でも類似する結果であり，治療方針が分かれる境界病変に関しては，pit pattern 分類を用いたより精度の高いモダリティの併用が必要とされている[25]．

2) 色素拡大内視鏡 (pit pattern分類)

pit pattern 分類は，pit（上皮腺管開口部）の集合パターンと病理組織との対比により考案され，工藤・鶴田分類[26]として確立された．粘膜内の腫瘍性病変を示唆するⅡ〜Ⅳ型は，インジゴカルミンによる色素撒布での腺管コントラストでも診断できる（**表2-7**）．一方，Ⅴ型 pit pattern は，癌を示唆する浅く崩れた表面微細構造を呈し，クリスタルバイオレットによる染色後によく洗浄した状態でないと判定できない．

表2-5　NBI併用拡大観察所見を用いたJNET分類

	Type 1	Type 2A	Type 2B	Type 3
NBI併用拡大観察画像				
vessel pattern 血管模様	・認識不可[*1]	・口径整 ・均一な分布（網目/らせん状）[*2]	・口径不同 ・不均一な分布	・疎血管野 ・太い血管の途絶
surface pattern 表面模様	・規則的な黒色または白色点 ・周囲の正常粘膜と類似	・整（管状/樹枝状/乳頭状）	・不整または不明瞭	・無構造領域
予測する診断	過形成性ポリープ	腺腫〜低異型度癌（Tis）	高異型度癌（Tis/T1a）[*3]	高異型度癌（T1b〜）

*1：認識可能な場合，周囲正常粘膜と同一径．　*2：陥凹においては，微細血管が点状に分布されることが多く，整った網目・らせん状血管が観察されないこともある．　*3：T1bが含まれることもある．
〔佐野寧，田中信治，工藤進英・他：The Japan NBI Expert Team（JNET）大腸拡大Narrow Band Imaging（NBI）分類．INTESTINE 2015；19：5-13より改変〕

表2-6　JNET分類と病理組織診断の対比〔がん研有明病院におけるCIHで治療した6mm以上の3,834病変（2016年1月〜2017年6月）〕

		病理組織診断				
		HP/SSP	腺腫	Tis	T1a	T1b
JNET分類	Type 1（n＝324）	320（98.8%）	4（1.2%）			
	Type 2A（n＝3,255）	137（4.2%）	2,837（87.2%）	266（8.2%）	15（0.5%）	
	Type 2B（n＝206）		16（7.8%）	95（46.1%）	33（16.0%）	62（30.1%）
	Type 3（n＝49）				1（2.0%）	48（98.0%）

HP：過形成性ポリープ，SSP：鋸歯状ポリープ，Tis：粘膜内癌，T1a：軽度粘膜下浸潤癌，T1b：高度粘膜下浸潤癌．
〔鈴木桂悟，斎藤彰一，池之山洋平・他：当院における大腸腫瘍性病変に対するJNET分類の診断成績．日本大腸検査学会雑誌 2020；36：83-89より〕

　個々のpitの大小不同や配列の乱れ，または，荒廃や無構造などでV_I型とV_N型に分けられる[26〜28]．さらに，V型は，深達度診断に適応させるためV_I型高度不整を呼称する所見（内腔狭小，辺縁不整，輪郭不明瞭，表層被覆上皮の染色性の低下・消失，scratch sign）の合議と目合わせが重ねられ，V型の亜分類は2005年にコンセンサスが得られた[27]（図2-6）．

　V型pitの診断により担癌病変の鑑別が可能となり，V_I型軽度不整からV_I型高度不整を診断することで，約7割以上のT1bを予測し得る[28]（表2-8）．さらに，V_I型高度不整に領域性を加味することで正診率は98.8%と信憑性が高くなる[29]．

Ⅰ　大腸腫瘍の内視鏡診断　15

表2-7　色素拡大内視鏡による pit pattern 診断（工藤・鶴田分類）

I	類円形 round pit（normal pit）		Normal
II	星芒状 asteroid pit		Regular（II〜IV） 腺腫〜M癌 （軽異型度）
IIIs	正常より小さい管状 tubular or round pit that is smaller than the normal pit（Type I）		
IIIL	正常より大きい管状 tubular or round pit that is larger than the normal pit（Type I）		
IV	樹木状・分岐 dendritic or gyrus		
VI	大小不同，配列の乱れ（不整） irregular arrangement and sizes of IIIs, IIIL, IV type pit pattern		Irregular VI M癌〜SM高度 浸潤癌
VN	腺管の荒廃，無構造 loss or decrease of pits with an amorphous structure		Non-structure SM高度浸潤癌

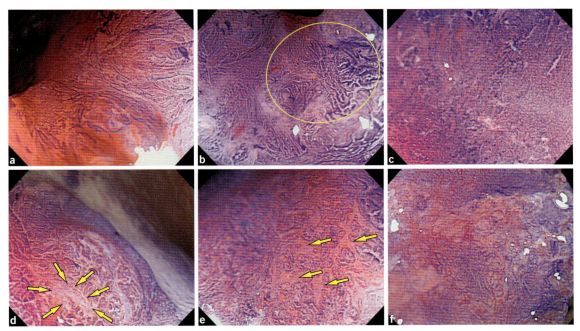

図2-6 V_I型高度不整の判定として目合わせが合議された所見
a：内腔狭小，b：辺縁不整，c：輪郭不明瞭，d, e：stromal area（表層被覆上皮）の消失・低下，f：pitの荒廃・破壊（scratch sign）．

表2-8 pit pattern分類による予測病理組織診断

pit pattern分類による予測病理組織診断

pit pattern	腺腫（dysplasia） low grade	腺腫（dysplasia） high grade	癌 M (Tis)	癌 SM (T1)	合計
III_L	8,232 (83.4%)	1,126 (11.3%)	533 (5.3%)	0 (0.0%)	9,891
IV	1,456 (47.4%)	768 (25.0%)	738 (24.0%)	108 (3.5%)	3,070
III_S	69 (58.9%)	16 (13.7%)	30 (25.6%)	2 (1.7%)	117
V_I	90 (8.1%)	117 (10.5%)	504 (45.1%)	406 (36.3%)	1,117
V_N	0 (0.0%)	0 (0.0%)	16 (5.2%)	292 (94.8%)	308

V型pit patternと予測病理組織診断および深達度診断

V_I	腺腫or Tis	T1a（軽度浸潤）	T1b（高度浸潤）	合計
V_I型Mild（軽度不整）	173 (73.3%)	39 (16.5%)	24 (10.2%)	236
V_I型Severe（高度不整）	14 (10.6%)	14 (10.6%)	104 (78.8%)	132

〔工藤進英，渡邉大輔，池原伸直：大腸癌の内視鏡診断・治療．日本大腸検査学会雑誌 2013；29：29-40より〕

3 特異的な背景因子をもつ大腸腫瘍

1）鋸歯状病変由来の大腸癌

　大腸癌の発癌経路において鋸歯状病変を前駆病変とする"serrated neoplastic pathway"が15〜20%の頻度で存在し，特に，SSL（sessile serrated lesion）は，MSI-H Ca（microsatellite instability high cancer）の前駆病変の一型とされ注目されるようになった．

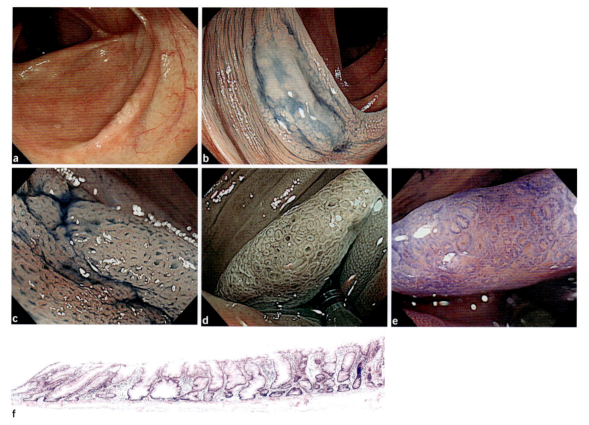

図2-7 SSL（sessile serrated lesion）の内視鏡所見と病理組織像
a：通常観察（白色光）．b：色素内視鏡観察．c〜e：拡大内視鏡観察（c：色素撒布，d：NBI，e：クリスタルバイオレット染色）．f：病理組織像．

①鋸歯状病変（serrated lesion）の腺管模様

病理組織学的に腺管外側または腺管内側に鋸歯状構造を呈し，通常の管状腺腫（conventional adenoma；CAD）と異なる遺伝子型の関与が指摘され，管状腺腫とは異なる生物学的特徴を有する可能性を指摘されている．

内視鏡による色素拡大観察では，先に述べた管状腺管と同様に上皮腺管開口部がpit patternに対比しており，特徴的な鋸歯状模様から組織型を推測し得ると考えられる．MSI-H Caの前駆病変として注目されるSSLは，通常白色光所見にて同色調〜白色やや透明感を有し，インジゴカルミンによる色素撒布にて粘液付着の多い平坦隆起主体の病変として，容易に通常管状腺腫と鑑別ができる．

SSLの病理組織構造は，腺底部の腺管の拡張，不規則分岐，水平方向への逆T字，L字型の変形を伴う現象が見られるため，腺管開口部（crypt opening）の開大や，大小不同の腺管が混在する拡大内視鏡所見と合致する（図2-7）．

SSLの診断に有用な，木村・山野ら[30]の報告した開Ⅱ型pit（TypeⅡ-Open）と伸Ⅱ型pit（TypeⅡ-Long）を，工藤・鶴田分類に追記する形で図2-8に示す．SSL以外の鋸歯状病変でも病理組織学的な鋸歯状構造は，フルズームでの拡大観察による腺管模様の観察で認識することが可能であり，当院では，管状腺腫（ⅢL・Ⅳ型）に鋸歯状変化を伴う"with serration"をそのまま付記する形で，ⅢL

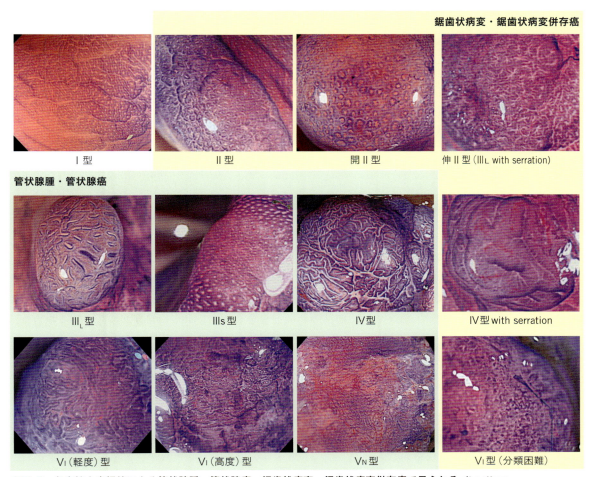

図2-8 色素拡大内視鏡による管状腺腫・管状腺癌，鋸歯状病変・鋸歯状病変併存癌で見られるpit pattern

with serration・Ⅳ with serrationとして表現している．

②SSLの担癌率と内視鏡診断学

鋸歯状病変は，2010年のWHO分類第4版にて，①HP（hyperplastic polyp），②TSA（traditional serrated adenoma），③SSA/P（sessile serrated adenoma/polyp）の3つに亜分類され，SSA/P〔2019年のWHO分類第5版にてSSL（sessile serrated lesion）と改名〕は，腫瘍性病変へと概念が変更された[31,32]．SSA/Pの担癌率について，当院で切除されたHPとSSA/P，TSA，混在型病変（mixed serrated polyp；MIX）を含む1,858病変を病理組織学的に見直し，併存癌の頻度を集計したところ，それぞれ0.1％，1％，1％，18％であり，同施設でのCADの併存癌6％と比較した（表2-9）[33]．併存癌の頻度が高率であったMIXには，時代の変遷に伴い，2019年のWHO分類第5版で改名されたSSLD（SSL with dysplasia），いわゆる"異型を有するSSL"が含まれている．

"SSLD"の内視鏡診断については，通常観察（白色光）による病変内の発赤，不均一形状を関心領域とし，NBI拡大観察にて可視血管（visible vessel）の同定により，異型を有する領域に着目することで，色素拡大観察の工程に進み，担癌病変を診断するというストラテジーについて報告した[34]．

表2-9 鋸歯状病変（SSA/P，TSA，MIX）と，管状腺腫（CAD）の担癌割合の比較

	HP	SSA/P	TSA	MIX	CAD
associated lesions	1,160	430	212	56	18,667
HGD intramucosal carcinoma Tis (frequency)	0	3 (0.7%)	3 (1%)	9 (16%)	964 (5%)
submucosal invasive carcinoma Tl (frequency)	1 (0.1%)	1 (0.2%)	0	1 (2%)	166 (1%)
HGD and early cancer (frequency)	1 (0.1%)	4 (1%)	3 (1%)	10 (18%)	1,131 (6%)

HP：hyperplastic polyp，SSA/P：sessile serrated adenoma/polyp，TSA：traditional serrated adenoma，MIX：mixed serrated polyp，CAD：conventional adenoma，HGD：high-grade dysplasia.
〔Chino A, Yamamoto N, Kato Y, et al：The frequency of early colorectal cancer derived from sessile serrated adenoma/ polyps among 1858 serrated polyps from a single institution. Int J Colorectal Dis 2016；31：343-349 より〕

③症例提示（SSL併存浸潤癌）

70歳代の女性の上行結腸，40 mm大の扁平隆起を主体とする病変である．病変辺縁に硬さを有する発赤調の隆起部分を認め（図2-9-a），同部の内側はさらに陥凹を有し関心領域と考える（図2-9-b）．平坦部のNBI併用拡大観察（黄枠）では，血管の視認は悪く，腺管模様もはっきりとしない．平坦部の色素拡大観察（緑枠）では，開大したⅡ型や伸びたⅡ型など，不揃いな鋸歯状腺管を認め，SSLを主体とする病変であることがわかる．関心領域のNBI併用拡大観察（赤枠）では，口径不同の不整血管と断片化，途絶が観察され，腺管密度の低下よりJNET Type 3と診断した．同部の色素拡大観察（赤枠）では，腺管構造の荒廃によりⅤI型高度不整から一部ⅤN型の混在もあると判断した（図2-9-c）．

以上より，SSLに併存した浸潤癌（clinical T1b）と診断し，腹腔鏡補助下右半結腸切除術を選択した．病理組織診断は，adenocarcinoma with SSL，pT1b（SM浸潤距離3,000 μm），簇出1，脈管侵襲陽性（Ly1，V1），郭清リンパ節陰性（0/23）であった．

▌2）Lynch症候群の大腸腫瘍

Lynch症候群は，生殖細胞系列においてミスマッチ修復遺伝子に病的バリアントをもつ常染色体優性遺伝性疾患で，主な原因遺伝子は*MLH1*・*MSH2*・*MSH6*・*PMS2*・*EPCAM*があげられる．大腸癌の累積発生率は30〜74%で，加齢によっても増加する．

当院では，臨床遺伝医療部との連携により，初発癌を契機にLynch症候群と診断される場合や，発端者を契機に同胞者診断される症例に対し，遺伝性大腸癌診療ガイドラインに準じて，大腸内視鏡サーベイランスの継続を推奨している[35]．

①Lynch症候群の大腸内視鏡サーベイランスで発見される大腸腫瘍

2005年6月〜2018年5月の期間に大腸内視鏡サーベイランスをされていたLynch症候群107例のうち，治療された大腸ポリープ325病変において，臨床病理学的特徴について検討した．

肉眼形態は，表面型病変が70%と多く，本研究において高異型度腺腫，粘膜内癌，浸潤癌をAN（advanced neoplasia）として定義すると，腫瘍径別のANの頻度は直径5 mm未満でも約14%，5 mm以上10 mm未満で約34%，10 mm以上では約95%と高率であった[5]（表2-10）．

②症例1：Lynch症候群の表面型病変（図2-10-症例1）

50歳代，男性．結腸異時性多発癌術後であり，定期検査は1年ごとに行っていた．吻合部肛門側の横行結腸に，通常観察（白色光）でわずかな発赤調の色調変化で気づき，インジゴカルミンによる色素撒布で境界不明瞭な表面型腫瘍として認識された．同病変は，NBI非拡大観察による brown-

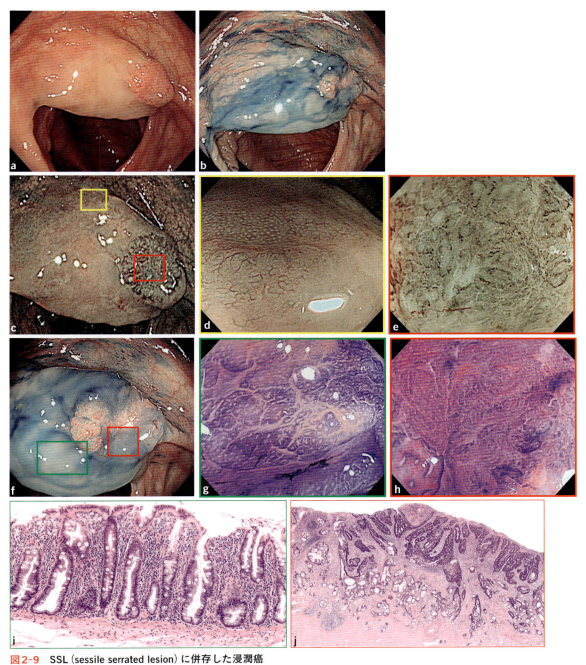

図 2-9　SSL（sessile serrated lesion）に併存した浸潤癌
a：通常観察（白色光）．b：色素内視鏡．c〜e：NBI併用拡大観察（黄枠SSL，赤枠癌）．
f〜h：色素拡大観察（緑枠SSL，赤枠癌）．i, j：病理組織像（緑枠SSL，赤枠癌）．

表2-10 Lynch症候群の大腸サーベイランスで発見され，治療された大腸腫瘍の臨床病理学的特徴

	低異型度腺腫 (n=206)	高異型度腺腫 (n=69)	粘膜内癌 (n=34)	軽度粘膜下 浸潤癌 (n=3)	高度粘膜下 浸潤癌 (n=13)	合計 (n=325)
年齢（平均値±標準偏差）	56±13	61±13	54±13	68±19	49±9	57±13
変異型						
MLH1	59 (29%)	20 (29%)	8 (24%)	0 (0%)	7 (54%)	94 (29%)
MSH2	139 (67%)	48 (70%)	24 (71%)	3 (100%)	6 (46%)	220 (68%)
MSH6	8 (4%)	1 (1%)	2 (6%)	0 (0%)	0 (0%)	11 (3%)
部位						
近位	99 (48%)	34 (49%)	11 (32%)	1 (33%)	10 (77%)	155 (48%)
遠位	74 (36%)	22 (32%)	13 (38%)	2 (67%)	3 (23%)	114 (35%)
直腸	33 (16%)	13 (19%)	10 (29%)	0 (0%)	0 (0%)	56 (17%)
大きさ（mm），中央値 （範囲）	5 (2〜20)	6 (3〜20)	13 (3〜30)	7 (7〜25)	15 (7〜40)	5 (2〜40)
形態						
ポリープ型	51 (25%)	26 (38%)	11 (32%)	2 (67%)	7 (54%)	97 (30%)
非ポリープ型	155 (75%)	43 (62%)	23 (68%)	1 (33%)	6 (46%)	228 (70%)

組織型	大きさ (mm)			
	<5	≧5 and <10	≧10 and <20	≧20
低異型度腺腫	94 (86%)	110 (66%)	1 (3%)	1 (7%)
高異型度腺腫	14 (13%)	44 (27%)	10 (28%)	1 (7%)
粘膜内癌	1 (0.9%)	9 (5%)	17 (47%)	7 (50%)
粘膜下浸潤癌*	0 (0%)	3 (2%)	8 (22%)	5 (36%)
合計	109	166	36	14

*：粘膜下浸潤癌には高度粘膜下浸潤癌を含む.

〔Hatamori H, Chino A, Arai M, et al：Malignant potential of colorectal neoplasms in Lynch syndrome：an analysis of 325 lesions endoscopically treated at a single institute. Jpn J Clin Oncol 2021：51：737-743 より〕

ish areaでも同定は可能であるが，境界はやや不明瞭である.

色素拡大観察を行い，大小不同のⅢL型腺管の混在するpitを認めた．内視鏡的粘膜切除術（endoscopic mucosal resection：EMR）による切除を行い，病理組織診断は，tubular adenoma with moderate atypiaであった.

③症例2：Lynch症候群の隆起型病変（図2-11-症例2）

30歳代，女性．大腸癌未発症例であり，1〜2年ごとの定期検査を継続していた．上行結腸に0-Is型，大きさ7mmの隆起型病変を認め，インジゴ

カルミンによる色素撒布で陥凹面は認めず，NBI併用拡大観察でも明らかに担癌病変を疑うirregular vesselは認めなかったが，色素拡大観察による精密検査を追加した．pit patternは，ⅢL型とⅣ型の混在するようなpitで配列はやや不揃いであり，分類に迷うpitであった．EMRによる切除を行い，病理組織診断は，adenocarcinoma, Tisであった.

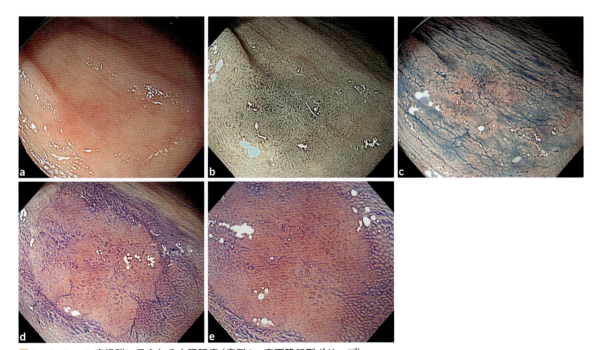

図 2-10 Lynch 症候群に見られる大腸腫瘍（症例1：表面隆起型ポリープ）
a：通常観察（白色光），b：NBI 観察，c：色素撒布像，d：クリスタルバイオレット染色像，e：色素拡大観察．

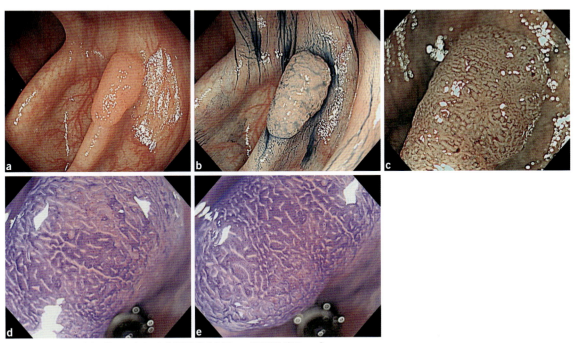

図 2-11 Lynch 症候群に見られる大腸腫瘍（症例2：隆起型ポリープ）
a：通常観察（白色光），b：色素撒布像，c：NBI 併用拡大観察，d，e：色素拡大観察．

Ⅰ　大腸腫瘍の内視鏡診断　23

II 大腸腫瘍の内視鏡治療

1 大腸腫瘍別の適応手技

現在,大腸腫瘍の内視鏡的治療は,さまざまな手技が工夫され進化し続けている.大腸腫瘍別の適応として,当院で提案している目的に応じた手技の選択を図2-12に紹介する.標的となる大腸ポリープのうち AN (advanced neoplasia; high grade dysplasia または Tis, villous component, invasive cancer)[36], SSLD を含む病変群を指標に,腫瘍径を加味し,安全性・簡便性・治療成績のバランスを考慮したうえで手技を整理した.prevention の対象となるのは癌を伴わないと診断される病変で,R0 resection の対象となるのは,担癌病変を含む AN と考える.治療成績のエビデンスに基づき,大腸ポリープ診療ガイドラインおよび大腸 ESD/EMR ガイドラインに明記されているのは,CSP (cold snare polypectomy) と ESD であり[14,37,38],それぞれ遵守した形になっているが,一部技術面や安全面での適応を広げている病変もある(図2-12).

2 内視鏡的治療の手技

現在,大腸内視鏡的治療には,通電を加えるポリペクトミー (hot snare polypectomy) や CSP,大腸腫瘍粘膜切除術 (EMR)[39], under water EMR[40], pre-cutting EMR[41], gel-immersion EMR[42], ESD が用いられており,腫瘍の特徴に応じて術者により選択されている.近年,汎用されている内視鏡的切除方法のうち,代表的な CSP と ESD について説明する.

1) CSP (cold snare polypectomy) (図2-13)

比較的新しい手技である CSP は,安全面や簡便性から患者のメリットが高く,本邦において瞬く間に汎用されるようになったが,容認しうる治療成績は,正確な治療前内視鏡診断と,的確な手技により得られることを忘れてはならない[43,44].

〈CSP の手技〉

CSP は粘膜のみ,または粘膜筋板の一部が引きちぎられて切除されるため,担癌病変の場合,病理組織学的に深達度診断ができなくなる.よって,CSP 手技の選択において最も重要なのは,内視鏡診断で非癌病変と診断することである[45].

図2-13に,位置取り (a),診断 (b),スネアリング (c, d),切除断端の確認 (e, f) までの画像を示した.

2) ESD (endoscopic submucosal dissection)

大腸 ESD は,2012年4月から保険収載された.

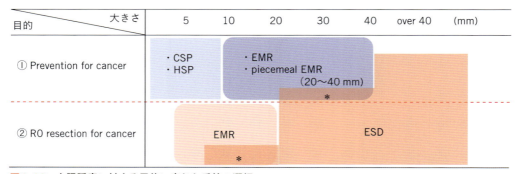

図2-12 大腸腫瘍に対する目的に応じた手技の選択
①非癌: tubular adenoma, SSL (sessile serrated lesion).
②癌を含む AN (advanced neoplasia): Tis, T1, SSLD (sessile serrated lesion with dysplasia).
＊:重複部;技術的・安全面での理由.

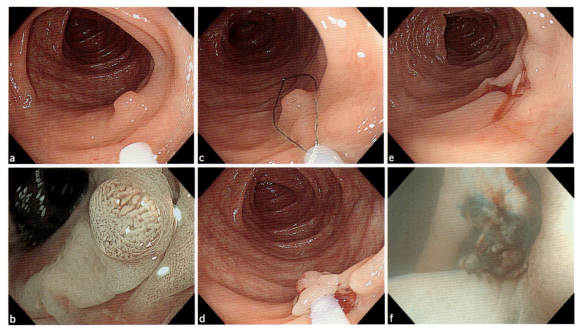

図2-13 CSP（cold snare polypectomy）
a：スネアリング時の位置取り（5〜6時方向）．b：非癌病変の確認には，NBI併用拡大観察が有用．
c：水平断端陰性となるスネアリング．d：垂直断端陰性となる絞扼．e，f：回収後の切除面の確認と止血．

2018年4月から保険適用範囲が改定され，2019年の「日本消化器内視鏡学会」誌において大腸ESD/EMRガイドラインの改訂版（第2版）が公表されている[37,38]．適応病変は，「術前診断により内視鏡的一括切除が重要で，かつ，技術的にEMRでの一括切除が困難な病変」とされ，2cm以上の早期癌の大きさの上限が外された．また，2cm未満でも線維化を伴う腫瘍性病変でも適応とされる．ESDの最大のメリットは，遺残再発率が分割EMRよりも低いことと，病理組織診断での水平断端の評価ができることである．

ESDのアプローチでは，接線方向や時に病変が12時方向に位置する状況でも，常に腸管の形と筋層のアーチをイメージすることが安全な治療に必要である．

ESDにおいても，処置具の理解は必須であり，粘膜下層の安全な剝離を継続するためには，組織膨隆時間を維持できる分子量の大きい局注液が適している．当院では，0.4％ヒアルロン酸ナトリウム，またはアルギン酸ナトリウムを使用している．また，ESDで使用するデバイスの形状とデバイスごとに適した高周波電流の設定も調節する必要がある．一般的な病変に対するESDのストラテジーは専門書を参考にされたい．

①大腸ESDの困難例や技術の均てん化に対する取り組み

近年，治療ストラテジーの効率化や安全性，治療時間の短縮のため，さまざまな補助的な工夫が報告され，初学者でも的確な指導下にて安定した摘除を得られるようになっている．しかし，粘膜下層に高度な線維化を有する病変や，ひだをまたぐような全景視困難な病変，操作性不良が原因となり技術的難易度が高い困難例も多い．

大腸ESDの普及とともに，安全かつ効率的な治療ストラテジーの指導に加えて，補助的手段の併用の有用性が注目されている．代表的な補助的

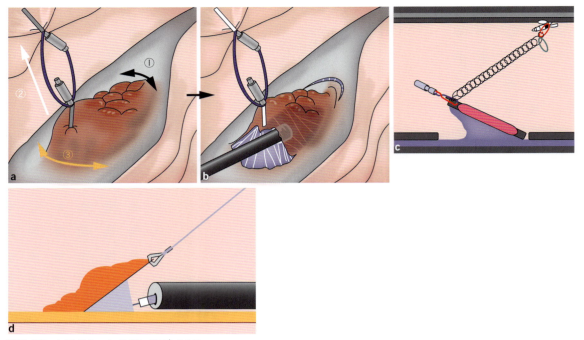

図2-14 トラクションに用いるデバイス
トラクションデバイスによるPCM．a〜c：体内式，d：体外式．〔a, b：Ide D, Ohya TR, Saito S, et al：Clinical utility of the pocket-creation methods with a traction device for colorectal endoscopic submucosal dissection. Surg Endosc 2021；35：2110-2118 より．c：Sakamoto N, Osada T, Shibuya T, et al：Endoscopic submucosal dissection of large colorectal tumors by using a novel spring-action S-O clip for traction (with video). Gastrointest Endosc 2009；69：1370-1374 より．d：Yamasaki Y, Takeuchi Y, Uedo N, et al：Efficacy of traction-assisted colorectal endoscopic submucosal dissection using a clip-and thread technique：A prospective randomized study. Dig Endosc 2018；30：467-476 より〕

手段として，切ろうとする組織に対して牽引・反対牽引をかけることに着目し，さまざまなトラクションデバイス（TD）の開発が試みられている．TDの有用性に関しては，いずれもTDを使用しない従来法との比較や，エキスパートと非エキスパートとの比較で，治療時間の短縮や穿孔率の減少などの報告が多数ある．

トラクションは，腸管内での病変体側に牽引する体内式トラクションと，病変側に付けた糸を肛門の外から牽引する体外式トラクションに分けられ，双方の手技の解説や使用TDについて報告されている[46〜50]（図2-14）．また，そのようなTDを使用せずに，先端フードで剝離部の粘膜下層に牽引をかけるトンネル法[51]や，局注液の漏出を最小限にとどめ，効率的な剝離を可能にするPCM（pocket-creation method）[52,53]の併用も有用である．さらに，当院より困難例の克服や技術の均てん化に向けてTDを併用した"PCM with TD"の手順を追求し，初学者にとって大腸ESDのハードルは大きく低減されると報告した[46]．

② ESDの手技

比較的難易度が高く，補助的な工夫が有用な場合のESDについて示す（図2-15）．

(1) 腫瘍径や発生部位により全景視できない病変では，静止画だけではなく，治療前精査として病変の細部まで観察し，癌の最深部の領域や線維化の併発，病変の広がりとひだとの関係，スコープの操作性などを考慮し，事前にストラテジーを構想する．粘膜下層への剝離を始める側の反対側からゴールを決め，切開を開始する．

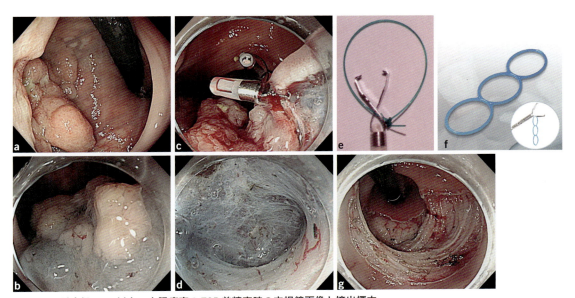

図2-15　腫瘍径8 cm以上の大腸病変のESD前精査時の内視鏡画像と摘出標本
a：治療前精査時に治療ストラテジーの構想を立てる．b：周辺切開時の局所注入は病変辺縁より離れたところから開始する．c, d：病変全景の視野確保が困難な病変は，補助的手技の併用が有用（c：トラクション法，d：トンネル法）．e：糸付きクリップ．f：multi loop traction device（Boston Scientific 社）．g：切除面の筋層の損傷や拍動性血管の有無の確認．

(2) 病変が大きくて視野確保が困難な場合では，先に紹介したPCM with TDの併用やトンネル法などの補助的な手技を積極的に併用する．当院で使用するTDは，クリップにナイロン糸を付けただけの簡易的なものや，トラクション用に開発された処置具を使用しているが，事前に準備が必要である．剥離を開始する病変辺縁の正常部分にクリップを装着し，対側腸管側へ牽引し，クリップの付着部に粘膜切開を小さく加えることで，ポケット形成への移行がしやすくなる[46]．粘膜下層への潜り込みができて，粘膜下層からの筋層アーチと剥離深度が把握できれば，反対側のゴールとなる粘膜筋板の切開後にトンネル法への移行が可能となる．

(3) 完全摘除が完遂したら，切除面（筋層損傷や拍動性血管の有無）を確認する．

③ 検体の取り扱い

図2-16に腫瘍径8 cm以上の大腸病変のESD前精査時の内視鏡画像と摘出標本を示す．治療前内視鏡診断で，早期大腸癌と診断されている病変の検体は，正確な深達度（浸潤距離）を評価するための垂直断端陰性と，転移リスク因子（脈管侵襲・簇出・組織型）の評価が必要である．そのため，粘膜筋板が平行になるように伸ばして固定したうえで提出する．また，病理組織学的検査では，割面をどこに置くか，内視鏡診断時や切除後の実体顕微鏡で判定した関心領域を病理医に伝えることで，より正確な確定診断が得られる[37,38]（図2-16）．

3 内視鏡的切除後のpT1癌の治療方針

2005年初版の「大腸癌治療ガイドライン」が作成されるまでは，SM高度浸潤癌（現T1b）の定義は統一されておらず，浸潤距離500 μmや1,000 μm，1,500 μm以上とする施設や，筋層までの3等分でSM1～3で判定する施設があり，それぞれの施設の基準において追加外科的切除が検討され，転移率が評価されていた．当院では，浸潤距離200～300 μm以下での転移率0%であることを理由に

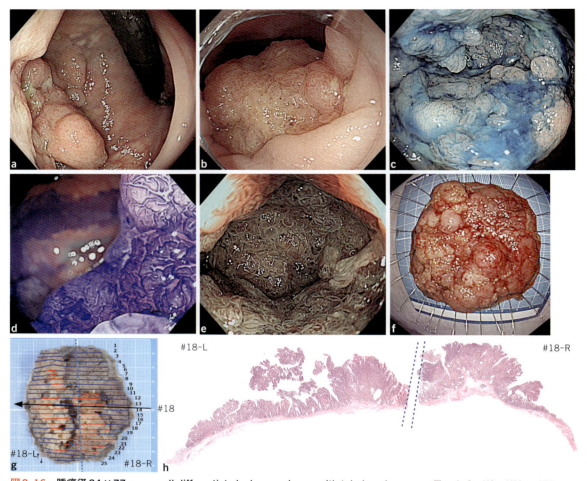

図2-16 腫瘍径84×77 mm, well differentiated adenocarcinoma with tubular adenoma, pTis, Ly0, V0, HM−, VM−

300μm以上を"がん研基準SM2"とし, 追加外科治療の対象として議論していた.

2005年以降のガイドラインでSM高度浸潤癌（現T1b）の定義が浸潤距離1,000μm以上と示され，先に述べた内視鏡診断による深達度診断精度の向上のみならず，pT1bの転帰に関する多くのエビデンスが構築されることになった. さらに，同ガイドラインの妥当性の検証により，浸潤距離以外の転移リスク因子が加えられ，内視鏡的切除後のpT1癌の治療方針として提示されている[54]（図2-17）.

1) pT1癌のリンパ節転移リスク因子

pT1bの浸潤距離が1,000μm以上と統一されたことにより，多施設により同じ条件下でのpT1bのリンパ節転移リスク因子の検討が進められた[55]. そして，新たな問題点として浮き彫りとなったのが，転移リスク因子（浸潤距離, 脈管侵襲, 簇出, 組織型）別の転移率の差を考慮した根治度判定および追加治療の見直しである.

2005年1月〜2016年12月までの間に，当院で内科・外科治療されたpT1癌846例におけるpT1b（浸潤距離1,000μm以上）の同時性リンパ節転移率は10.6%であったが，その多くは脈管侵襲陽性や

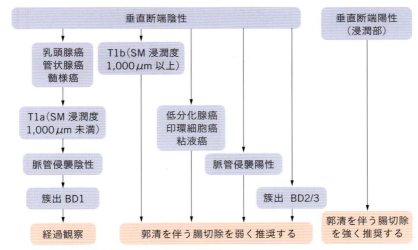

図2-17　内視鏡的切除後のpT1癌の治療方針
〔大腸癌研究会（編）：大腸癌治療ガイドライン　医師用2024年版．p71，金原出版，2024より〕

簇出が重複した結果が含まれており、浸潤距離単独因子での転移率（LNM）は1.6%であった[56]（**表2-11**）．多施設共同研究でも、浸潤距離単独因子での転移率は1.3%と報告されている[57]．このような報告が注目されるようになり、追加治療が患者背景によっては過剰治療となる可能性が指摘されているが、2024年の「大腸癌治療ガイドライン医師用2024年版」では、標準的治療を遵守するのではなく、弱く推奨するという文言において、患者背景に合わせた選択肢を設けている[54]．

2) 内視鏡治療適応とする病変に対する解釈の相違

ESDをはじめとする内視鏡治療技術の向上で、一括切除が可能なT1bが増えたため、"切除可能なT1b"と"根治可能なT1b"の解釈に相違が生じている可能性がある．T1（SM）癌の内視鏡治療適応拡大においては、摘除生検（excisional biopsy）を行う目的を明確にし、予測できる病理組織診断や転帰に関する情報提供や患者の意思を確認したうえで、丁寧なインフォームドコンセント（患者同意，IC）が必要と考える．

本邦で確立された大腸内視鏡診断学と、さまざまな大腸腫瘍に対する目的に応じた治療手技の選択，現在も進化し続ける内視鏡治療手技に加えて、内視鏡的切除後のpT1癌の治療方針の問題点に対し、当院での対応を述べた．

一般対象例に対する標準的治療を提示されるのが各種ガイドラインに明記されることではあるが、高齢化社会や多様性への考慮を重視される現代において、当院としてより患者に対してのメリットが大きい治療方針の追求が必要と考え、治療選択の際に必要な情報提供を行うべく、治療成績や異時性転移再発率、予後因子などのデータの集積の継続が必要と考えている．

文献

1) Day DW, Morson BC：The adenoma-carcinoma sequence. Major Probl Pathol 1978；10：58-71.
2) 下田忠和，池上雅博，鄭鳳鉉・他：早期大腸癌の病理学的検討．胃と腸 1987；22：967-976.
3) 池上雅博，廣岡信一，中村麻予・他：PG typeとNPG type早期大腸癌の相異—発育・進展洋式を含めて．胃と腸 2019；54：810-818.
4) Sakamoto T, Matsuda T, Nakajima T, et al：Clinicopathological feature of colorectal polyps：evaluation of the 'predict, resect and discard' strategies. Colorectal Dis 2013；15：e295-300.

表2-11 がん研有明病院での内科外科治療されたpT1癌846例（2005年1月～2016年12月）における同時性リンパ節転移率

リンパ節転移の危険因子の単変量解析

	LNM（+）group	LNM（-）group	*p*値
SM浸潤距離（≧1,000 μm）			
陽性	69（10.6%）	584（89.4%）	<0.001
陰性	5（2.6%）	188（97.4%）	
脈管侵襲			
陽性	65（18.1%）	294（81.9%）	<0.001
陰性	9（1.8%）	478（98.2%）	
簇出			
陽性	37（20.2%）	146（79.8%）	<0.001
陰性	37（5.6%）	626（94.4%）	
組織型（por/sig/muc）			
陽性	22（23.7%）	71（76.3%）	<0.001
陰性	52（6.9%）	701（93.1%）	

リスク因子の数とリンパ節転移の関係

リスク因子	LNM（-）group	LNM（+）group	合計	LNMの発生率（%）
（1）浸潤距離≧1,000 μm	254	4	258	1.6
（2）脈管侵襲	17	3	20	15.0
（3）簇出	1	0	1	0
（4）組織型（por/sig/muc）	3	0	3	0
（1）+（2）	165	24	189	12.7
（1）+（3）	37	3	40	7.5
（1）+（4）	15	1	16	6.3
（2）+（3）	1	0	1	0
（2）+（4）	1	0	1	0
（3）+（4）	1	0	1	0
（1）+（2）+（3）	67	18	85	21.2
（1）+（2）+（4）	12	5	17	29.4
（1）+（3）+（4）	8	1	9	11.1
（2）+（3）+（4）	2	0	2	0
（1）+（2）+（3）+（4）	29	15	44	34.1

SM：粘膜下層，LNM：リンパ節転移，por：低分化腺癌，sig：印環細胞癌，muc：粘液癌．
〔Yasue C, Chino A, Takamatsu M, et al：Pathological risk factors and predictive endoscopic factors for lymph node metastasis of T1 colorectal cancer：a single-center study of 846 lesions. J Gastroenterol 2019；54：708-717 より〕

5) Hatamori H, Chino A, Arai M, et al：Malignant potential of colorectal neoplasms in Lynch syndrome：an analysis of 325 lesions endoscopically treated at a single institute. Jpn J Clin Oncol 2021；51：737-743.
6) 大腸癌研究会（編）：大腸癌取扱い規約（第9版）．金原出版，2019.
7) 工藤進英，高野征雄，丸山明則・他：微小Ⅱc型早期

大腸癌の1例．胃と腸 1987；22：883-887.
8) 工藤進英，小松泰介，山野泰徳・他：Is型大腸sm癌の成り立ち―内視鏡の立場から．胃と腸 1997；32：1461-1472.
9) 千野晶子，林裕子，五十嵐正広・他：大腸SM癌における『小さな大腸癌』の特徴（内科の立場から）10 mm以下SM癌の内視鏡的転移予測．INTESTINE 2012；

16：323-330.

10) Kudo SE, Lambert R, Allen JI, et al：Nonpolyposid neoplastic lesions of the colorectal mucosa. Gastrointest Endosc 2008；68(Suppl)：S3-47.

11) 大腸癌研究会(編)：大腸癌取扱い規約(第8版). 金原出版，2013.

12) 千野晶子，森重健二郎，石川寛高・他：発生部位にみたLSTの特徴. 臨林消化器内科 2015；30：1155-1162.

13) Uraoka T, Saito Y, Matsuda T, et al：Endoscopic indications for endoscopic mucosal resection of laterally spreading tumors in the colorectum. Gut 2006；55：1592-1597.

14) 日本消化器病学会(編)：大腸ポリープ診療ガイドライン2020(改訂第2版). 第4章 診断BQ4-3, 南江堂，55-56, 2020.

15) 斉藤裕輔，田中信治，藤谷幹浩・他：大腸sm癌深達度診断の現状—前向き検討—集計結果の解析と臨床的考察. 胃と腸 2006；41：1241-1249.

16) 小林清典，大岡正平，迎美幸・他：早期癌深達度診断のストラテジー—EUS重視の立場から. 消化器内視鏡 2013；25：1213-1220.

17) Kudo S, Hirota S, Nakajima T, et al：Colorectal tumours and pit pattern. J Clin Pathol 1994；47：880-885.

18) 永田務，鶴田修，草場喜雄・他：大腸NBI拡大観察の基本と最新知見. 胃と腸 2019；54：9-16.

19) 田顔夫佑樹，井出大資，千野晶子・他：スクリーニング；発見(detection)から質的診断(characterization)—NBIを中心に. 消化器内視鏡 2017；29：2192-2199.

20) Kudo SE, Mori Y, Wakamura K, et al：Endocytoscopy can provide additional diagnostic ability to magnifying chromoendoscopy for colorectal neoplasms. J Gastroenterol Hepatol 2014；29：83-90.

21) 寺本彰，岩館峰雄，栃尾智正・他：NICE分類からJNET分類へ. 胃と腸 2019；54：28-37.

22) 佐野寧，田中信治，工藤進英・他：The Japan NBI Expert Team(JNET)大腸拡大Narrow Band Imaging(NBI)分類. INTESTINE 2015；19：5-13.

23) Sano Y, Tanaka S, Kudo SE, et al：Narrow-band imaging(NBI)magnifying endoscopic classification of colorectal tumors proposed by the Japan NBI Expert Team. Dig Endosc 2016；28：526-533.

24) 鈴木桂悟，斎藤彰一，池之山洋平・他：当院における大腸腫瘍性病変に対するJNET分類の診断成績. 日本大腸検査学会雑誌 2020；36：83-89.

25) Sumimoto K, Tanaka S, Shigita K, et al：Clinical impact and characteristics of the narrow-band imaging magnifying endoscopic classification of colorectal tumors proposed by the Japan NBI Expert Team. Gastrointest Endosc 2017；85：816-821.

26) Tanaka S, Kaltenbach T, Chayama K, et al：High-magnification colonoscopy(with videos). Gastrointest Endosc 2006；64：604-613.

27) 工藤進英，小林泰俊，樫田博史・他：大腸腫瘍に対する拡大観察—Ⅵ型pit patternの分析および診断に関するコンセンサス—工藤班研究成果を踏まえて. 胃と腸 2006；41：1751-1761.

28) 工藤進英，渡邉大輔，池原伸直：大腸癌の内視鏡診断・治療. 日本大腸検査学会雑誌 2013；29：29-40.

29) Matsuda T, Fujii T, Saito Y, et al：Efficacy of the invasive/non-invasive pattern by magnifying chromoendoscopy to estimate the depth of invasion of early colorectal neoplasms. Am J Gastroenterol 2008；103：2700-2706.

30) Kimura T, Yamamoto E, Yamano HO, et al：A novel pit pattern identifies the precursor of colorectal cancer derived from sessile serrated adenoma. Am J Gastroenterol 2012；107：460-469.

31) Snover DC, Ahnen DJ, Burt RW：Serrated polyps of the colon and rectum and serrated polyposis. In：Bosman FT(ed), World Health Organization Classification of Tumors of the Digestive System, 4th ed. IARC press, Lyon, 160-165, 2010.

32) Pai RK, Makinen MJ, Rosty C：Colorectal serrated lesions and polyps. In：WHO Classification of Tumours Editorial Board(ed), World Health Organization Classification of Tumors of the Digestive System, 5th ed. IARC press, Lyon, 163-169, 2019.

33) Chino A, Yamamoto N, Kato Y, et al：The frequency of early colorectal cancer derived from sessile serrated adenoma/polyps among 1858 serrated polyps from a single institution. Int J Colorectal Dis 2016；31：343-349.

34) Chino A, Osumi H, Kishihara T, et al：Advantage of magnifying narrow-band imaging for diagnosing colorectal cancer coexisting with sessile serrated adenoma/polyp. Dig Endosc 2016；28(Suppl.1)：53-59.

35) 大腸癌研究会(編)：遺伝性大腸癌診療ガイドライン2020年版. 金原出版，2020.

36) Regula J, Rupinski M, Kraszewska M, et al：Colonoscopy in colorectal-cancer screening for detection of advanced neoplasia. N Engl J Med 2006；355：1863-1872.

37) 日本消化器内視鏡学会(編)：大腸ESD/EMRガイドライン(第2版). Gastroenterol Endosc 2019；61：1323-1344.

38) Tanaka S, Kashida H, Saito Y, et al：Japan Gastroenterological Endoscopy Society guideline for colorectal endoscopic submucosal dissection/endoscopic mucosal resection. Dig Endosc 2020；32：219-239.

39) 山野泰穂，黒田浩平，佐藤健太郎・他：早期癌に対する内視鏡治療—大腸—スネア法. 胃と腸 2006；41：545-549.

40) Yamashina T, Uedo N, Akasaka T, et al：Comparison of underwater vs conventional endoscopic mucosal resection of intermediate-size colorectal polyps. Gastroenterol 2019；157：451-461.

41) Yoshii S, Kudo M, Matsumoto M, et al：Efficacy and safety complete endoscopic resection of colorectal neoplasia using a stepwise endoscopic protocol with SOUTEN, a novel multifunctional snare. Clin Endosc 2020；53：206-212.

42) Takada K, Hotta K, Imai K：Gel immersion endoscopic mucosal resection with acetic acid spray for sessile serrated lesion extending close to the appendiceal orifice. Digestive Endosc 2022；34：e115-e116.

43) Kawamura T, Takeuchi Y, Asai S, et al：A comparison of the resection rate for cold and hot snare polypectomy for 4-9 mm colorectal polyps：a multicenter randomized controlled trial(CRESCENT study). Gut

2018；67：1950-1957.

44）Suzuki S, Gotoda T, Kusano C, et al：Width and depth of resection for small colorectal polyps：hot versus cold snare polypectomy. Gastrointest Endosc 2018；87：1095-1103.

45）中田昂，栗林志行，浦岡俊夫・他：Cold snare polypectomyとhot snare polypectomyのメリット・デメリット．臨牀消化器内科 2019；34：1112-1119.

46）Ide D, Ohya TR, Saito S, et al：Clinical utility of the pocket-creation methods with a traction device for colorectal endoscopic submucosal dissection. Surg Endosc 2021；35：2110-2118.

47）Sakamoto N, Osada T, Shibuya T, et al：Endoscopic submucosal dissection of large colorectal tumors by using a novel spring-action S-O clip for traction（with video）. Gastrointest Endosc 2009；69：1370-1374.

48）Mori H, Kobara H, Nishiyama N, et al：Novel effective and repeatedly available ring-thread counter traction for safer colorectal endoscopic submucosal dissection. Surg Endosc 2017；31：3040-3047.

49）Yamasaki Y, Takeuchi Y, Uedo N, et al：Efficacy of traction-assisted colorectal endoscopic submucosal dissection using a clip-and thread technique：A prospective randomized study. Dig Endosc 2018；30：467-476.

50）Takashiro H, Saito H, Tawada K, et al：Efficacy of early clip-with-line method for colorectal endoscopic submucosal dissection. Surg Endosc 2022；36：321-327.

51）小山恒男，友利彰寿，堀田欣一・他：早期癌に対する内視鏡治療―食道―ESD．胃と腸 2006；41：491-497.

52）Hayashi Y, Sunada K, Takahashi H, et al：Pocket-creation method of endoscopic submucosal dissection to achieve en bloc resection of giant colorectal subpedunculated neoplastic lesions. Endoscopy 2014；46（Suppl 1）：E421-422.

53）林芳和，砂田圭二郎，山本博徳・他：Pocket-creation methodによるESD. Gastroenterol Endosc 2019；61：178-185.

54）大腸癌研究会（編）：大腸癌治療ガイドライン 医師用2024年版．金原出版，CQ1：70-72，2024.

55）Kawachi H, Eishi Y, Ueno H, et al：A three-tier classification system based on the depth of submucosal invasion and budding/sprouting can improve the treatment strategy for T1 colorectal cancer：a retrospective multicenter study. Mod Pathol 2015；28：872-879.

56）Yasue C, Chino A, Takamatsu M, et al：Pathological risk factors and predictive endoscopic factors for lymph node metastasis of T1 colorectal cancer：a single-center study of 846 lesions. J Gastroenterol 2019；54：708-717.

57）味岡洋一，大倉康男，池上雅博・他：T1b癌（1,000 μm 以深SM癌）リンパ節転移リスク層別化の検討．杉原健一（編集主幹），五十嵐正広，渡邊聡明，大倉康男（編），大腸疾患NOW 2016．日本メディカルセンター，63-68，2016.

（千野 晶子）

第3章　画像診断

　本章では2020年時点でのがん研有明病院の直腸癌画像診断について，MRIを中心にまとめる．

　1986年に直腸間膜全切除（total mesorectal excision；TME）を成功させる鍵はCRM（circumferential radial margin）の確保にある[1]とされた．当時は注腸造影が全盛で，MRI評価がその目的に貢献することは想像し難かったと予想する．1990年に直腸コイルを用いてMRIで層構造を描出[2]できることがわかり，1999年に高精細MRIによる筋層外浸潤評価の確度が示され[3]，治療法の発展と変遷に同調して，直腸癌治療戦略のうえでMRIは欠かせない手段となった．

　2004年までに，MRIによる直腸癌診断の信頼性はほぼ確立し[4]，2006年に，治癒切除予測の信頼性に関する前向き観察研究（MERCURY part I）の報があり[5]，2016年のthe MERCURY II studyで，集学的治療効果と，過剰治療回避，臓器温存のための術前治療後のMRI再病期決定の重要性が報告された[6]．2018年には，MRIでの筋層外静脈浸潤（mr-extramural vascular invasion，以下mr-EMVI）評価が，術前治療後の進行直腸癌術後の再発および予後の危険因子となるとされ[7,8]，近く，watch and waitに関する調査報告も示されると思われる．

■ 検査の流れ・前処置：プロトコル

1）画像検査の流れ

　多くは，健診での便潜血陽性，血便や排便困難などの自覚症状を契機に受診し，注腸X線造影検査や内視鏡検査で直腸癌と診断される．内視鏡治療対象の早期直腸癌を除き，治療方針を決定するために骨盤部MRIを行う．並行して，経腹超音波検査と造影CTで遠隔転移を評価する．肝転移や肝膿瘍などの肝病変が疑われたら，腹部MRI〔可能な限りMRI用肝細胞特異性造影剤ガドキセト酸ナトリウム（EOB・プリモビスト®，以下，EOB-MRI）を使用〕を追加する．CT所見や局所進行度に応じてFDG（fluorodeoxyglucose）-PET/CT（positron emission tomography with CT）で遠隔転移を評価する．局所の閉塞や高度狭窄により内視鏡の通過が困難な症例は，重複腫瘍を検出するために，CTやFDG-PET/CTを役立てる．

2）直腸MRI検査の前処置

　当院では直腸MRIの前処置を行っていない．検査1時間前の浣腸や，同日大腸内視鏡検査前処置後の内視鏡検査前や，内視鏡検査終了時の内容物吸引後など，画質改善の工夫はあるものの，当院の全体検査数と治療開始遅延の回避を考慮して行っていない．鎮痙剤は適宜使用している．局所のMRIは非造影[9~11]で行うため，腎機能が不明な初診直後でも検査実施の制限は少なく，一連の術前検査の最初に施行されることもある．

3）撮像プロトコル[12,13]

　当院では，現在5台（3T 4台，1.5T 1台）のMRI装置を保有している．表3-1に現在の直腸癌のMRI検査プロトコルを示す．入室〜退室まで30分という制限の中，欧州のMERCURY Study Groupと，北米放射線学会の推奨基準を下回らないよう努めている．薄層撮像の冠状断は下部直腸および肛門評価に特化させ，1 mmほどのiso-voxelの3Tの3Dの撮像範囲（基本冠状断）は骨盤に限定している．

1　検査の流れ・前処置：プロトコル　33

表3-1　がん研有明病院の直腸癌MRIプロトコル（2021年時点）

	GE	Siemens	Philips	Canon	
	Discovery 750w	Skyra	Ingenia Elition	EXCELART Vantage	Vantage Titan
	3.0T	3.0T	3.0T	1.5T	3.0T
T2強調像　矢状断					
Sequence/ETL	FSE/14	TSE/11	TSE/18	FSE/23	FSE/19
FOV	280*280	280*280	280*280	280*280	280*280
slice thickness/gap	3/0	3/0	3/0	*4/0.8	3/0.6
slice	30	36	36	26	33
Matrix	352*288	512*307	388*265	320*256	352*256
ave	4	3	1	1	2
TR/TE	*5059/102	4500/92	4195/85	4803/90	*6688/100
Pixel Bandwidth	390.6	391	435.4	326	390.6
Receiving Coil	Body 48 (36) AA	Body 60ch	MULTICOIL	TORSO 8ch	BDY SPN
Phase Direction	HF	AP	HF	HF	AP
Acq time	3：07	2：21	2：23	1：51	1：34
T2強調像　軸位断					
Sequence/ETL	FSE/12	TSE/11	TSE/14	FSE/23	FSE/19
FOV	340*340	320*320	320*320	360*300	360*300
slice thickness/gap	3/0	3/0	3/0	5/1	3/0
slice	90	84	90	44	90
Matrix	448*384	384*269	364*270	368*288	384*320
ave	1	2	1	1	1
TR/TE	*9800/102	8600/86	7554/90	4650/90	*9200/100
Pixel Bandwidth	244.1	395	404	326	244.1
Receiving Coil	Body 48 (36) AA	Body 60ch	MULTICOIL	TORSO 8ch	BDY SPN
Phase Direction	RL	RL	RL	RL	RL
Acq time	3：06	5：01	3：16	2：20	3：22
**3D-T2強調像　3T-冠状断　1.5T-適宜					
Sequence/ETL	CUBE/150	SPACE/139	3D-VIEW/80	FASE 3D	MPV/180
FOV	340*340	340*340	340*340	360*300	360*300
slice thickness/gap	1.2/0.6	0.9/0.9	1/0.5	1.4	1.2/0.6
slice	352	224	400	60	320
Matrix	340*340	384*326	340*340	256*320	304*352
ave	1	1	1	1	2
TR/TE	3000/85	3000/257	1500/200	2000/78	2500/506
Pixel Bandwidth	390	500	782	488	651
Receiving Coil	Body 48 (36) AA	Body 60ch	MULTICOIL	TORSO 8ch	BDY SPN
Phase Direction	RL	RL	RL	RL	RL
Acq time	4：28	3：48	3：51	4：26	4：25

（つづく）

表3-1 がん研有明病院の直腸癌MRIプロトコル（2021年時点）（つづき）

	GE	Siemens	Philips	Canon	
	Discovery 750w	Skyra	Ingenia Elition	EXCELART Vantage	Vantage Titan
	3.0T	3.0T	3.0T	1.5T	3.0T
T2強調像 腸管軸直交/斜軸位断					
Sequence/ETL	FSE/16	TSE/10	TSE/14	FSE/17	FSE/19
FOV	240*240	240*240	240*240	240*240	240*240
slice thickness/gap	3/0	3/0	3/0	3/0	3/0
slice	30	24（～40）	30	20	24
Matrix	352*288	384*269	308*260	320*256	320*288
ave	4	2	2	2	2
TR/TE	*5230/90	4000/87	3500/100	3676/90	*4895/100
Pixel Bandwidth	162.7	395	379.3	244	244.1
Receiving Coil	Body 48（36）AA	Body 60ch	MULTICOIL	TORSO 8ch	BDY SPN
Phase Direction	RL	RL	RL	RL	RL
Acq time	2：53	2：28	3：02	2：46	2：37
T2強調像 肛門挙筋直交/斜冠状断					
Sequence/ETL	FSE/15	TSE/10	TSE/14	FSE/23	FSE/21
FOV	240*240	240*240	240*240	240*240	240*240
slice thickness/gap	3/0	3/0	3/0	4/0.8	3/0.6
slice	24	24（～40）	24	26	20
Matrix	320*320	384*269	308*245	320*256	304*256
ave	4	2	2	2	2
TR/TE	*4300/120	4000/87	3500/100	4802/90	*4847/100
Pixel Bandwidth	244.1	395	359.1	326	390.6
Receiving Coil	Body 48（36）AA	Body 60ch	MULTICOIL	TORSO 8ch	BDY SPN
Phase Direction	RL	RL	RL	RL	RL
Acq time	2：39	2：28	2：34	2：10	1：47
拡散強調像 軸位断					
Sequence/ETL	EPI/1	EPI/35	EPI/51	EPI/60	EPI/48
FOV	340*290	320*265	320*276	340*300	360*300
slice thickness/gap	6/0	5/1	5/1	6/0	6/0
slice	30	30	36	30	30
Matrix	112*112	140*100	120*102	112*96	144*128
ave	6	8	3	3	3
TR/TE	7000/73	6970/68	6142/73	4750/100	*10936/70
Pixel Bandwidth	1953	1700	2551	1302	1953.1
Receiving Coil	Body 48（36）AA	Body 60ch	MULTICOIL	TORSO 8ch	BDY SPN
Phase Direction	AP	AP	AP	AP	AP
Acq time	2：40	3：24	3：17	2：52	3：17

*：watch and waitの場合3mm厚とし設定を変更.
**：3D画像再構成にて評価.

1 検査の流れ・前処置：プロトコル 35

T2強調像主体の撮像である．T2強調像矢状断と骨盤全体の拡散強調像横断撮像から開始し，病変部の腸管に直交する軸位断をT2強調像で撮像する．肛門挙筋および肛門括約筋（puborectalis sling/sphincteric complex）と病変の関係評価を目的にT2強調像で斜冠状断（恥骨直腸筋に直交する尾骨と恥骨下縁を結んだ線に直交）を撮像する．さらに，骨盤全体のT2強調像横断と，3T装置では骨盤全体の3D撮像を，1.5T装置では局所の3D撮像を，追加する．3D撮像は任意断面の再構成画像を作成できるので便利である．

痔瘻癌，他臓器直接浸潤，術後再発や膿瘍合併症例などは造影検査が有用なことが多く，**表3-1**の非造影の3D撮像を省略し，造影前のT1強調像横断，場合によってはダイナミック撮像，造影後の3D撮像を適宜選択している．術後の定期検査では，術前のプロトコルにT1強調像撮像を追加し，3D撮像は必要時に撮像するなど，一部変更している．

2 直腸MRI局所解剖と目的

1) MR解剖 [14〜17]

①直腸

仙骨岬角以下〜S2仙椎下縁，腹膜反転部，恥骨直腸筋上縁で，それぞれ直腸S状部（Rs），上部直腸（Ra），下部直腸（Rb）に分ける．壁構造は，内腔から，高信号を示す表面の粘液，低信号の粘膜および粘膜筋板，高信号の粘膜下層，低信号の固有筋層で，さらに外側を直腸固有間膜が取り囲む[2]．

②腹膜反転部（anterior peritoneal reflection；APR）

精嚢と子宮頸角が目印で[15]，病変の局在，術式，腫瘍浸潤経路を考えるうえで重要になる．通常視認可能．術後，画質不良，motion artifactが強い場合，子宮後屈，脂肪過少，および巨大な直腸S状結腸腫瘍の場合に同定困難となる．正中矢状断が撮像されていないと，高位に視認される．

③直腸固有間膜と層（図3-1）

直腸固有間膜は，直腸固有筋膜（mesorectal fascia；MRF）に包まれ，直腸壁に分布する上直腸動静脈，およびリンパ網（直腸傍リンパ節）を内包する．前方に，前立腺と直腸の間に介在するDenonvilliers筋膜（DVF）があり，女性の場合は直腸腟中隔に相当する．

④No.263 NVB領域を含む内腸骨リンパ節領域（図3-1-a，B層）

DVF後内側から連続する下腹神経前筋膜と，腎筋膜後葉から連続する膀胱下腹筋膜に包まれる．下腹神経と骨盤内臓神経に連続する骨盤神経叢がある．中直腸動脈が貫くことがある．

⑤No.283閉鎖リンパ節領域（図3-1-b, c，B層の外側）

膀胱下腹筋膜と閉鎖筋膜の間，青矢頭の外側．

⑥sphincter complex/puborectalis sling（図3-1-b, c）

恥骨直腸筋底部の係蹄（puborectalis sling）に腫瘍が及ぶと容易に外肛門括約筋や図3-1のB層に浸潤する．

2) 直腸MRIの目的

直腸MRIの目的の一つには，局所進行直腸癌（T3c〜T3d，N1，2）を選出し，術前治療を行い，さらに治療効果を判定することがあり，"watch and wait"の追跡評価でも用いられる[17]（**表3-2**，**図3-2**）．

3 深達度評価

1) cT分類

MRI画像診断報告書は「大腸癌取扱い規約 第9版」に則って作成するが，実際にはTNM分類第8版（**表3-3**）に基づいて戦略が立てられている．T3細分類はESMO（European Society for Medical Oncology）のガイドライン[18]を参考にする．

2) cT1，T2筋層浸潤とその程度

T2強調像低信号を示す筋層に，腫瘍浸潤が及

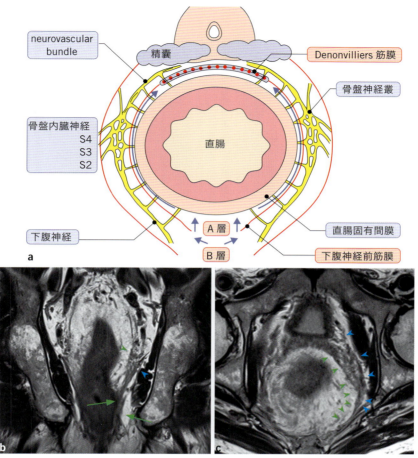

図 3-1

a：TME 剝離層．重要境界構造は直腸固有筋膜，下腹神経前筋膜，膀胱下腹筋膜．
(Kinugasa Y：Surgical plane for reliable preservation of urogenital function in rectal surgery. 第16回臨床解剖研究会記録, 2012, 09.)

b, c：神経血管束浸潤疑いの進行下部直腸癌（mr-AV 1.8 cm, 腸管軸長5 cm, 亜全周性）の症例．b：斜冠状断，c：軸位断．puborectalis sling/sphincter complex 浸潤（bの緑矢印）から，前方～上方に向かう左B層の神経叢浸潤があり，直腸固有筋膜＋下腹神経前筋膜（緑矢頭）と膀胱下腹筋膜（青矢頭）が視認できる．

表 3-2　直腸 MRI の目的

1	腫瘍局在と形態評価 ・mr-AV 肛門縁からの距離 ・腫瘍の腸管軸長 ・環周範囲と位置（前壁正中を0時方向）
2	cTN 分類
3	EMVI 検出
4	sphincter complex（図3-2, 13）との関係評価
5	MRF 浸潤の有無

EMVI：extramural vascular invasion, MRF：mesorectal fascia.

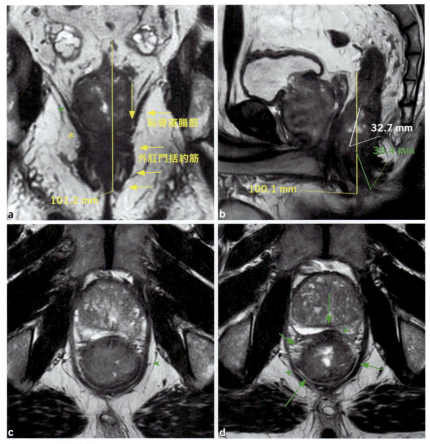

図 3-2　Rb 直腸癌
mr-AV 3.6 cm，腸管軸長 3.3 cm，亜全周性 11 時半〜12 時半方向で筋層外浸潤，前部 CRM ＜1 mm，8 時方向，EMVI＋肛門挙筋と直腸筋層距離 1 mm＜の部位は腫瘍の筋層外浸潤なし．
＊：puborectalis sling/sphincter complex．黄線は外肛門括約筋下縁と腹膜反転部．

んでいなければ T1 以下，及んでいれば T2 以上である．sm 全層浸潤の T1 最深病変と mp 表層浸潤の T2 最浅病変は判定が難しい．同様に，mp 全層浸潤の T2 最深病変と，T3a 病変の区別はできない．実際には，病変の大きさ，内視鏡所見，病変の局在が，少なからず判定に影響している．境界病変が NAT（neoadjuvant therapy）で縮小した場合に，ypT1 や ypT2 病変が，cT2 や cT3a であった可能性は残る（図 3-3，4）．

3）cT3 筋層外浸潤とその程度[7, 8, 17, 19〜24]

筋層外浸潤 5 mm 以上の場合，読影者間でのばらつきは少なく，再現性の高い評価が可能という報告があること，T2 と T3a の境界病変の判定ではばらつきが生じること，NAT が広まる以前より病理学的に筋層外浸潤が 5 mm＞，かつ，pN0 症例において後療法の是非について議論がなされた経緯があること，MRI 上で 5 mm を超えた筋層外浸潤病変に対して NAT が推奨されることを踏まえて，当院でも cT3ab≦5 mm と cT3cd＞5 mm に区別して治療戦略が立てられることが多いよう

表 3-3　TNM 分類（UICC 8th 2017）

T- 原発腫瘍	
Tx	原発腫瘍の評価が不可能
T0	原発腫瘍を認めない
Tis	上皮内癌：粘膜固有層に浸潤
T1	粘膜下層に浸潤する腫瘍
T2	固有筋層に浸潤する腫瘍
T3	漿膜下層，または腹膜被覆のない結腸もしくは直腸の周囲組織に浸潤する腫瘍
a*	＜1 mm
b*	1〜5 mm
c*	5 mm＜ and ≦15 mm
d*	＞15 mm
T4	
a	臓側腹膜を貫通する腫瘍
b	他の臓器または構造に直接浸潤する腫瘍
N- 領域リンパ節	
Nx	領域リンパ節の評価が不可能
N0	領域リンパ節転移なし
N1	
a	1個の領域リンパ節転移
b	2〜3個の領域リンパ節転移
c	漿膜下層または腹膜被覆のない結腸もしくは直腸の周囲軟部組織内に腫瘍デポジットすなわち衛星結節があるが，領域リンパ節転移なし
N2	
a	4〜6個の領域リンパ節転移
b	7個以上の領域リンパ節転移
M- 遠隔転移	
M0	遠隔転移なし
M1	遠隔転移あり
a	1臓器（肝臓，肺，卵巣，領域リンパ節以外のリンパ節）に限局する転移で腹膜転移なし
b	2つ以上の臓器への転移または腹膜転移
c	他の臓器への転移の有無にかかわらず腹膜への転移

*：T3細分類はESMOのガイドラインを使用．

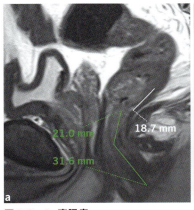
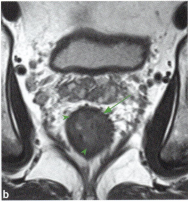

図 3-3　Ra 直腸癌
mr-AV 5.3 cm，腸管軸長1.9 cm，1時半方向（bの緑矢印）で筋層浅層浸潤の可能性．cT2以下．pT1b（5,000 μm），N0. 20×15 mm.

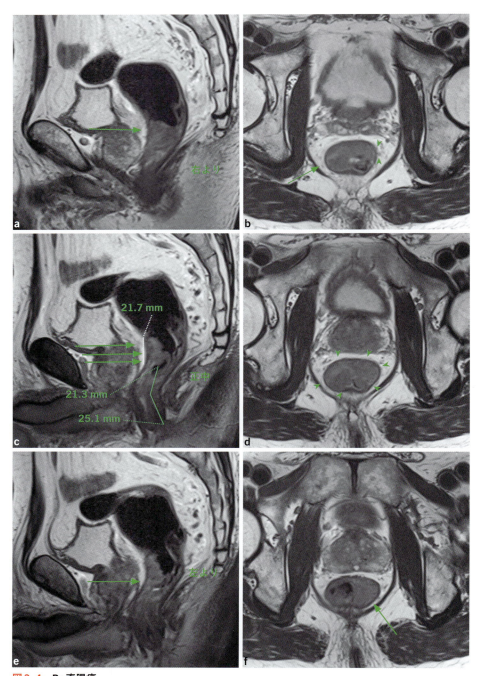

図 3-4　Ra 直腸癌

mr-AV 4.6 cm，腸管軸長 2.2 cm．筋層浸潤を疑う筋層低信号，浅層側に不整はあるものの断裂なし．cT2．上部断面 2 時半方向（b の緑矢頭）に EMVI Score 3 疑い巣があるが確証なし．pT2，N0，V1b．

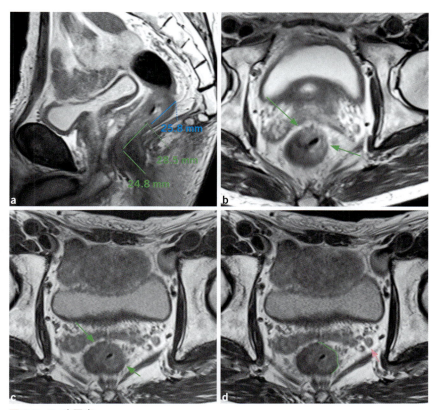

図 3-5 Ra 直腸癌
mr-AV 5.3 cm，腸管軸長 2.6 cm，横断（b）では広がりが筋層全層程度だが，軸位断（c, d）では仮想筋層外縁よりわずかに筋層外へ浸潤している．pT3a．d のピンク矢印は同時性前立腺癌転移であることを手術で確認．

である（図 3-5, 6）．

　cT3 以上では，直腸周囲切除断端（CRM）を評価する．筋層外浸潤巣と直腸固有筋膜との距離が 1 mm 未満であれば CRM を確保できず断端陽性，つまり CRM 陽性と判定する[23,25]．腹膜反転部浸潤と，Ra 病変の漿膜浸潤は T4a，漿膜外浸潤のない Ra 直腸癌の CRM は，Rb 領域から延長した後方の直腸固有筋膜との距離になる（図 3-7）．

　CRM は筋層外浸潤の深さとは異なる評価項目である．直腸間膜は肛門に近づくにつれて狭くなるため，直腸壁と直腸固有筋膜の間に病変が存在していなくてもその距離は 1 mm を下回る．よって，Rb 下部に病変が及ぶと，たとえ T3a 程度の筋層外浸潤でも CRM は陽性になりうる．

4) EMVI 筋層外静脈浸潤[21,26,27]

　MRI-EMVI scoring system[21,26] を参考に，腫瘍の筋層を越えた脈管浸潤について記載する．EMVI は腫瘍細胞が固有筋層を越えて静脈内に存在する状態で，腫瘍から静脈内に腫瘍信号が連続する場合（Score 3），腫瘍から連続する静脈内腫瘍浸潤により径が拡大し，結節を形成している場合（Score 4）を mr-EMVI 陽性とされる．また，CRM は主腫瘍と mr-EMVI 疑い結節でより MRF に近い領域で計測する（表 3-4[28]，図 3-7〜12）．

　mr-EMVI が肝転移や局所再発などの予後に関連する因子になることが証明されている[7,8]．mr-EMVI の特異度は高いが，感度は中等度とされる．連続性を追跡できなければ間膜内のリンパ節

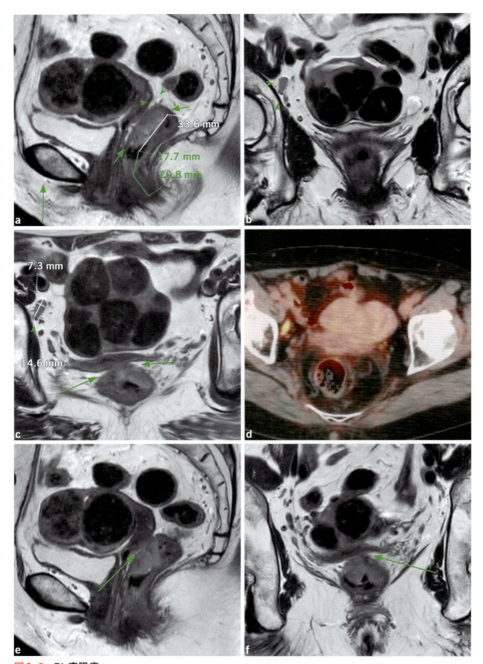

図 3-6　Rb 直腸癌

mr-AV 3.9 cm，腸管軸長 3.4 cm，環周 9 時半〜2 時半方向．a：恥骨結合から少しずれた矢状断．b：腹膜反転部（緑矢頭）．c：No.283Rt 辺縁不整，中間信号で転移疑い．d：SUVmax 4.92．e, f：CRM＜1 mm cT3b．

表3-4　mr-EMVI

MRI score	Morphology features on MRI	Schematic illustration	MRI status
0	Pattern of tumor extension through the rectal wall is not nodular ; no adjacent vessels		Negative
1	Minimal extramural stranding ; no adjacent vessels		Negative
2	Stranding in proximity of vessels but no tumor signal in normal calibre lumen		Negative
3	Intermediate signal in lumen of vessels ; slight vessel expansion		Positive
4	Irregular vessel contour ; definite tumor signal		Positive

EMVI：extramural venous invasion，MRI：magnetic resonance imaging，mr-EMVI：MRI-defined EMVI.
〔Chand M, Swift RI, Tekkis PP, et al：Extramural venous invasion is a potential imaging predictive biomarker of neo-adjuvant treatment in rectal cancer. Br J Cancer 2014；110：19-25．Smith NJ, Barbachano Y, Norman AR, et al：Prognostic significance of magnetic resonance imaging-detected extramural vascular invasion in rectal cancer. Br J Surg 2008；95：229-236．より一部改変〕

転移と区別が難しく，TD（tumor deposit）として扱う．

　造影MRIで連続する血管を明瞭に描出することで信頼度が上がるとされるが，当院ではMRI-EMVI判定を目的としたガドリニウム造影剤の使用はない．

　EMVIがある場合は，腫瘍本体が筋層外浸潤を生じているT3相当以上が多いとされるが，T2病変にもEMVIは存在し得る．なお，desmoplastic fibrosis内に腫瘍は存在しないとされており，細い線状の筋層外脂肪内の構造を筋層外浸潤とすることは避ける．

4 N，M分類

1）直腸間膜内のリンパ節転移と側方リンパ節転移

　当院では側方リンパ節郭清施行の基準を長径7mmに設定してきた経緯がある（→56頁）が，術前MRIでは間膜・側方リンパ節いずれも短径5mmを拾い上げの基準とし，性状と局在評価を加味して判定している．①辺縁不整や節外浸潤像，②内部壊死，粘液貯留や石灰化析出などを含む内部信号の不均一性，③円形/球状の形態[29]があれば，大きさを問わずN陽性として扱う．ただし，性状陰性の確信度が高くはないので，5mm以上のものは存在を記載するように努めている．加えて，NVB（neurovascular bundle）領域やNo.263D領域底部など通常視認されることが少ない領域のリンパ節は，5mm未満で性状評価が困難

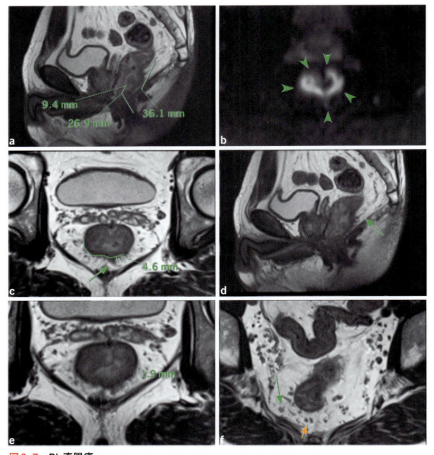

図3-7　Rb直腸癌
mr-AV 3.6 cm，腸管軸長3.6 cm．b：環周12時半〜11時方向，5時半方向でCRM 1.9 mm，cT3b（4.6 mm）．c, d：軸位断（c）では筋層外浸潤巣と静脈内浸潤が区別できずEMVI score 4相当に見えるが，矢状断（d）でEMVI Score 3相当の浸潤と判定した．f：緑矢印は短径4.6 mmの間膜リンパ節だが，辺縁不整，中間信号および球状の性状を有し転移の可能性がある．術前治療施行のため正誤は不明．橙矢印は非転移性リンパ節疑い．

な場合でも存在を記載するように努めている．

　読影の実際は，拡散強調像で高信号の結節を拾い上げた後，T2強調像で局在と性状を評価することが多い．拡散強調像での強い高信号は，転移を判定するのに，必ずしも特異的ではなく，非転移性リンパ節のほうが高信号の場合も見られる．可能な限り上記①〜③の性状で判定したいが，悩ましいことは多い．当院では，この性状評価を目的として全骨盤のT2強調像横断を3T装置では3 mm厚に設定している（**表3-1**）．なお，原発巣が粘液産生性の高いT2強調像高信号を示す腫瘍の場合は，リンパ節やEMVIも同様に高信号となることが多い．

　リンパ指向性造影剤である極小超磁性体酸化鉄（ultrasmall particles of iron oxide：USPIO）は，MRIでの①〜③などの性状評価と比較して，感度と陰性的中率において有意差はないが，特異度と陽性的中率において有効性が証明されている[30,31]．同製剤は本邦では未承認であり，当院での使用経験はない．また，FDG-PET/MRIの当

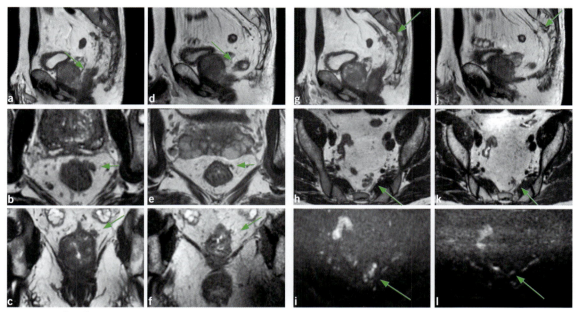

図 3-8　Rb 直腸癌
左列が初回，右列が NAT 後，ISR 前．cT3cd．腫瘍から連続し，flow void を伴い，間膜内を上直腸動脈に沿って分布する数珠状多発結節があり EMVI Score 4 相当病変で，EMVI 病変により CRM＜1 mm．治療により縮小．リンパ節転移もあるが，EMVI と区別できない結節もある．
a, b, c, g, h, i：初回，d, j：NAT 後，e, k：ISR 前，f, l：cT3cd.

院での治療対象症例での使用経験はない（図 3-8, 9, 13, 14）[32]．

2）遠隔転移

　全症例で，可能な限り造影検査を含む胸腹骨盤部 CT で，領域外リンパ節，肝臓，肺，骨や副腎などの他臓器転移や腹膜播種を評価している．CT による局所の筋層外浸潤の評価に限界があるように，CT でのリンパ節転移評価にも多くの場合限界を感じる[33]．CT で遠隔転移が疑われた場合には，FDG-PET/CT を追加し，肝病変があれば EOB-MRI で精査する．リンパ節同様，FDG-PET/MRI の当院での治療対象症例での使用経験はない[32]．

　原発巣の粘液産生性が高いと転移性肝腫瘍も T2 強調像で強い高信号を示し，CT や EOB-MRI では囊胞と誤診してしまうことがある．特に経過を比較できない初回検査で 1 cm 程度の病変が検出されると，囊胞と区別することは難しい．原発巣と近接した間膜内リンパ節やリンパ管浸潤も同様に T2 強調像高信号となることが多い（図 3-14, 15）．

　EMVI は同時性遠隔他臓器転移の危険因子になることが示唆されており，より太い血管への浸潤でより高まるとされているが[34]，MRI-EMVI Score 4 相当症例であるという理由で EOB-MRI をその全症例に施行してはいない．

　欧米を中心に発展した直腸癌の MRI は，本邦でも広く利用されている．ただし，判定の精度には，ばらつきがある．

　本章および第 9 章では，「2020 年現在の」がん研有明病院の直腸癌の画像評価の状況についてまとめた．

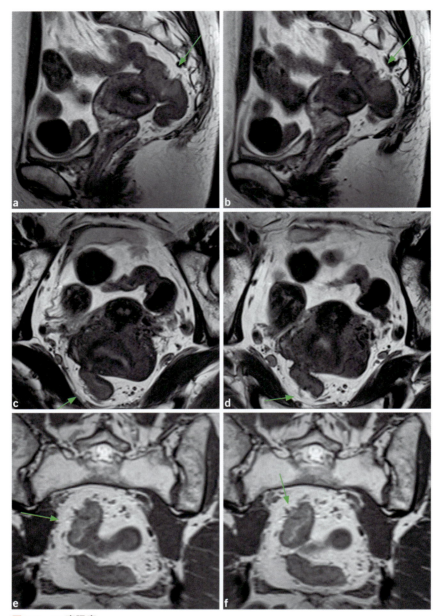

図3-9 Ra直腸癌
cT3/pT3（SS），V1c，EMVI Score 3．3D撮像の冠状断ではEMVIの壁内連続性が明瞭．

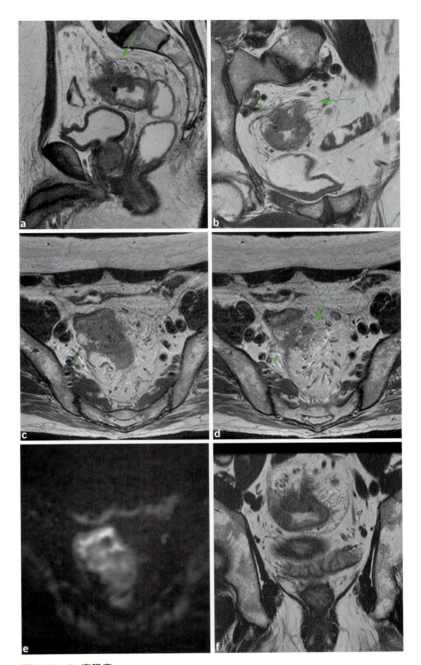

図3-10 Rs直腸癌
pT3N0,V1c,前上方にEMVI Socre 4相当（緑矢印）病変がある．骨盤壁に連続する不整な構造（緑矢頭）は先進部に膿瘍を伴った癒着と炎症および瘢痕だった．拡散強調像は腫瘍本体と比較し骨盤壁沿いの構造は信号が低いが，術前に腫瘍の広がりを診断するのは難しかった．

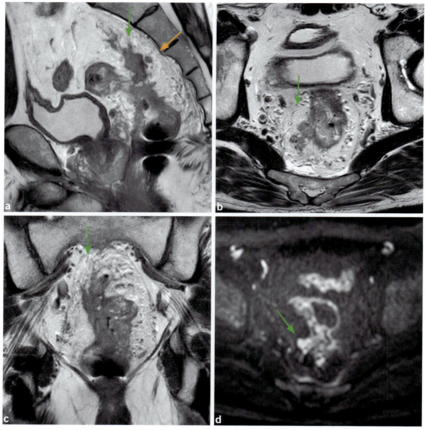

図3-11 Rabs直腸癌
EMVI Score 4 相当病変（緑矢印）．近傍にリンパ節転移疑い（橙矢印）．

文献

1) Heald JR, Ryall RD：Recurrence and survival after total mesorectal excision for rectal cancer. Lancet 1986；1（8496）：1479-1482.
2) Imai Y, Kressel HY, Saul SH, et al：Colorectal tumors：an in vitro study of high-resolution MR imaging. Radiology 1990；177：695-701.
3) Brown G, Richards CJ, Newcombe RG, et al：Rectal carcinoma：thin-section MR imaging for staging in 28 patients. Radiology 1999；211：215-222.
4) Beets-Tan RG, Beets GL：Rectal cancer：review with emphasis on MR imaging. Radiology 2004；232：335-346.
5) MERCURY Study Group：Diagnostic accuracy of preoperative magnetic resonance imaging in predicting curative. BMJ 2006；14；333（7572）：779.
6) Battersby NJ, How P, Moran B, et al；MERCURY II Study Group：Prospective validation of a low rectal cancer magnetic resonance imaging staging system and development of a local recurrence risk stratification model：the MERCURY II study. Ann Surg 2016；263：751-760.
7) Zhang XY, Wang S, Li XT, et al：MRI of extramural venous invasion in locally advanced rectal cancer：relationship to tumor recurrence and overall survival. Radiology：2018；289：677-685.
8) Zech CJ：MRI of extramural venous invasion in rectal cancer：A new marker for patient prognosis? Radiology 2018；289：686-687.
9) Vliegen RF, Beets GL, von Meyenfeldt MF, et al：Rectal cancer：MR imaging in local staging--Is gadolinium-based contrast material helpful? Radiology 2005；234：179-188.
10) Gollub MJ, Lakhman Y, McGinty K, et al：Does gadolinium-based contrast material improve diagnostic accuracy of local invasion in rectal cancer MRI? A multireader study. AJR Am J Roentgenol 2015；204：W160-167.
11) Bipat S, Glas AS, Slors FJ, et al：Rectal cancer：local staging and assessment of lymph node involvement

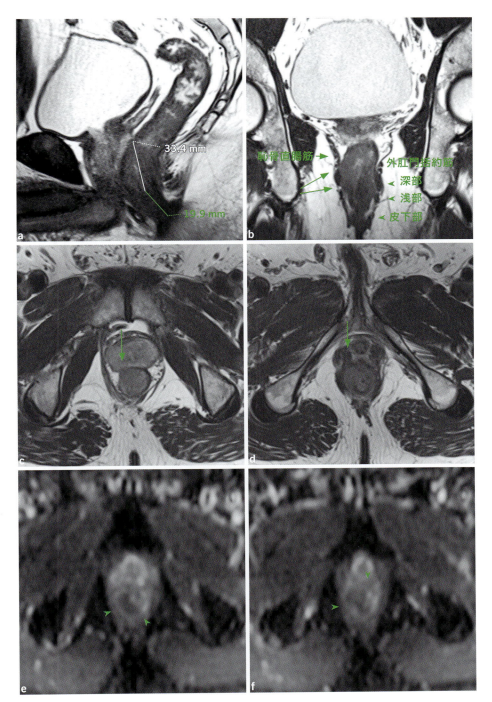

図 3-12　Rb 直腸癌
cT4b/Ai（puborectalis sling/sphincter complex・前立腺，c, d の緑矢印）mr-AV 2 cm，腸管軸長 3.3 cm，環周 5 時半〜12 時半方向，筋層外浸潤 7 時〜11 時方向．EMVI Score 2（−），puborectalis sling 浸潤あり．外肛門括約筋膜浸潤は疑い．e, f は ADC map．

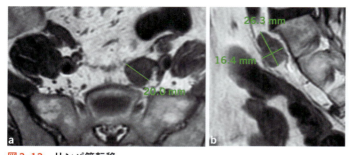
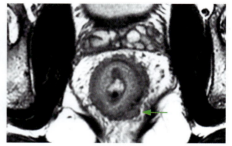

図3-13 リンパ節転移
No.263P Lt. 短径2 cm, 内部不均一信号で辺縁不整な球状腫瘤.

図3-14 CRT後切除（第9章図9-11と同一症例）
粘液が充満したリンパ節で腫瘍細胞陰性, pN0.

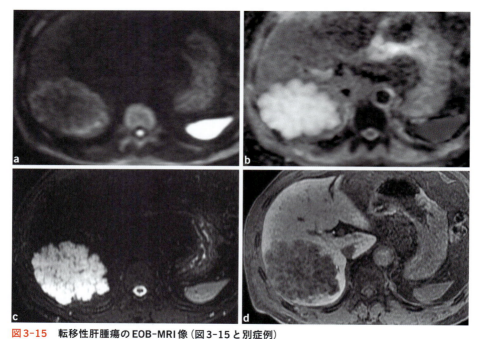

図3-15 転移性肝腫瘍のEOB-MRI像（図3-15と別症例）
a, b：拡散強調像（b値＝1,500），ADC map．c：heavilyT2強調像，d：肝細胞相．分葉状の粗大病変で，網状の内部構造もあり単純囊胞ではない．網状構造は拡散強調像高信号，ADC低値．粘液産生性の高い腫瘍を疑う．

with endoluminal US, CT, and MR imaging--a meta-analysis. Radiology 2004；232：773-783.
12) Smith NJ, Shihab O, Arnaout A, et al：MRI for detection of extramural vascular invasion in rectal cancer. AJR Am J Roentgenol 2008；191：1517-1522.
13) Taylor FG, Swift RI, Blomqvist L, et al：A systematic approach to the interpretation of preoperative staging MRI for rectal cancer. AJR Am J Roentgenol 2008；191：1827-1835.
14) Kinugasa Y：Surgical plane for reliable preservation of urogenital function in rectal surgery. 第16回臨床解剖研究会記録, 2012, 09.
15) Gollub MJ, Maas M, Weiser M, et al：Recognition of the anterior peritoneal reflection at rectal MRI. Am J Roentgenol 2013；200：97-101.
16) Nougaret S, Reinhold C, Mikhael HW, et al：The use of MR imaging in treatment planning for patients with rectal carcinoma：have you checked the "DISTANCE"? Radiology 2013；268：330-344.
17) Horvat N, Carlos Tavares Rocha C, Clemente Oliveira B, et al：MRI of rectal cancer：tumor staging, imaging techniques, and management. Radiographics. 2019；39：367-387.
18) Glynne-Jones R, Wyrwicz L, Tiret E, et al：ESMO

Guidelines Working Group : Rectal cancer : ESMO Clinical Practice Guidelines for diagnosis, treatment and follow-up. Ann Oncol 2013 ; 24 (Suppl 6) : vi81-88.

19) Smith N, Brown G : Preoperative staging of rectal cancer. Acta Oncol 2008 ; 47 : 20-31.

20) Smith NJ, Shihab O, Arnaout A, et al : MRI for detection of extramural vascular invasion in rectal cancer. AJR Am J Roentgenol 2008 ; 191 : 1517-1522.

21) Smith NJ, Barbachano Y, Norman AR, et al : Prognostic significance of magnetic resonance imaging-detected extramural vascular invasion in rectal cancer. Br J Surg 2008 ; 95 : 229-236.

22) Merkel S, Mansmann U, Siassi M, et al : The prognostic inhomogeneity in pT3 rectal carcinomas. Int J Colorectal Dis 2001 ; 16 : 298-304.

23) Pedersen BG, Moran B, Brown G, et al : Reproducibility of depth of extramural tumor spread and distance to circumferential resection margin at rectal MRI : enhancement of clinical guidelines for neoadjuvant therapy. Am J Roentgenol 2011 ; 197 : 1360-1366.

24) Patel UB, Brown G, Rutten H, et al : Comparison of magnetic resonance imaging and histopathological response to chemoradiotherapy in locally advanced rectal cancer. Ann Surg Oncol 2012 ; 19 : 2842-2852.

25) Taylor FG, Quirke P, Heald RJ, et al : One millimetre is the safe cut-off for magnetic resonance imaging prediction of surgical margin status in rectal cancer. Br J Surg 2011 ; 98 : 872-879.

26) Jhaveri KS, Hosseini-Nik H, Thipphavong S, et al : MRI detection of extramural venous invasion in rectal cancer : correlation with histopathology using elastin stain. AJR Am J Roentgenol 2016 ; 206 : 747-755.

27) Talbot IC, Ritchie S, Leighton MH, et al : The clinical significance of invasion of veins by rectal cancer. Br J Surg 1980 ; 67 : 439-442.

28) Chand M, Swift RI, Tekkis PP, et al : Extramural venous invasion is a potential imaging predictive biomarker of neoadjuvant treatment in rectal cancer. Br J Cancer 2014 ; 110 : 19-25.

29) Brown G, Richards CJ, Bourne MW, et al : Morphologic predictors of lymph node status in rectal cancer with use of high-spatial-resolution MR imaging with histopathologic comparison, Radiology 2003 ; 227 : 371-377.

30) Koh DM, Brown G, Temple L, et al : Rectal cancer : mesorectal lymph nodes at MR imaging with USPIO versus histopathologic findings initial observations. Radiology 2004 ; 231 : 91-99.

31) Koh DM, George C, Temple L, et al : Diagnostic accuracy of nodal enhancement pattern of rectal cancer at MRI enhanced with ultrasmall superparamagnetic iron oxide : findings in pathologically matched mesorectal lymph nodes. AJR Am J Roentgenol 2010 ; 194 : W505-513.

32) Yoon JH, Lee JM, Chang W, et al : Initial M staging of rectal cancer : FDG PET/MRI with a hepatocyte-specific contrast agent versus contrast-enhanced CT. Radiology 2020 ; 294 : 310-319.

33) Nerad E, Lahaye MJ, Maas M, et al : Diagnostic Accuracy of CT for Local Staging of Colon Cancer : A Systematic Review and Meta-Analysis. AJR Am J Roentgenol 2016 ; 207 : 984-995.

34) Sohn B, Lim JS, Kim H, et al : MRI-detected extramural vascular invasion is an independent prognostic factor for synchronous metastasis in patients with rectal cancer. Eur Radiol 2015 ; 25 : 1347-1355.

（平塚 真生子）

第4章　手術療法
―治療選択のアルゴリズムと技術的pit fall

4-1　術式の選択

　直腸癌治療においては，集学的治療施行の有無にかかわらず，外科手術の果たす役割は非常に大きい．それは，根治切除時のTME（total mesorectal excision）の質[1]や，CRM（circumferential resection margin）確保の有無[2,3]，正確な術前診断に基づいて必要なリンパ節郭清が行われたかどうかが，その後の長期予後に直接的に影響を及ぼすからである．特にTMEについては，1982年にHealdらによって提唱されて以来，直腸癌手術において必要不可欠な習熟すべき手術手技となった．直腸間膜を損傷することなく，"holy plane"と呼ばれる剥離層でTMEを完遂することが求められるが[4]，狭い骨盤内で直視下にこの"holy plane"での剥離を遠位側まで追求することは容易ではない．近年の低侵襲手術の普及に伴って，拡大効果による精緻で微細な解剖の理解と，それによってより正確かつ繊細な剥離や切離が可能となり，腹腔側から肛門管内まで剥離を進めることも可能となってきた．

　一方で，手術による腫瘍学的根治性の追求と術後機能温存は時に相反するものであり，患者の希望や社会的背景，全身状態，術後の生活の質（quality of life；QOL）なども十分考慮・説明したうえで術式選択を行う必要がある．

　近年，直腸癌に対する手術アプローチ法も多様化しており，開腹手術，腹腔鏡手術，ロボット支援手術に加え，経肛門的に腹腔鏡操作を用いるTaTME（trans anal total mesorectal excision）も広く行われるようになっている[5]．各アプローチ法のメリット・デメリットを理解して，症例ごとに適切な方法を選択する必要がある．

　本項では主に原発性初発直腸癌に対する手術術式の選択について述べるが，実臨床においてはケース・バイ・ケースでの判断によるところが大きい．「肛門側断端が何cm以上あれば肛門温存可能」などの一般的な基準に加えて，術後の排便障害や人工肛門再造設の頻度など，術式選択の際に考慮すべき機能障害や人工肛門に関連した過去の報告，側方リンパ節郭清の適応，比較的新しい手術手技であるTaTMEのメリットと問題点などについて提示する．

■1　術式の選択

1）肛門温存手術か直腸切断術か

　直腸癌に対する手術術式として，（超）低位前方切除術〔(very) low anterior resection；(V) LAR〕，括約筋間切除術（inter-sphincteric resection；ISR），Hartmann手術，直腸切断術（abdominoperineal resection；APR）などがあげられる．十分なdistal marginおよびCRMが確保できるのであれば，肛門温存手術も選択可能であるが，腫瘍学的な根治性が担保できなければ，APRを選択せざるを得ない．

　Rb直腸癌で肛門側への直腸壁内および間膜内の腫瘍進展が2 cmを超える頻度は2.2%とまれであるため，確保すべき肛門側切離長の目安となっている[6]．VLARかISRかの選択には判断に迷うこともあるが，まずは十分なdistal marginが確保できるかという点を重視し，そのうえで可能な範囲で遠位側まで剥離を進め，腹腔側から直腸切

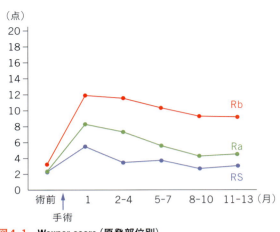
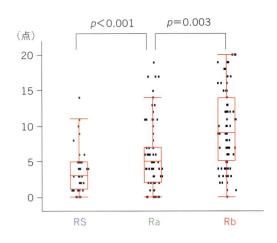

図 4-1　Wexner score（原発部位別）
Rb：下部直腸，Ra：上部直腸，RS：直腸S状部．

除が可能かどうかによって術式選択をすることになる．

また，ISRでは，術後の排便障害に加え，腫瘍の壁深達度が深くなるにつれ，局所再発率が高くなることが報告されている[7]．直腸診の所見やMRIなどで腫瘍深達度を正しく評価し，distal marginのみならず，CRMが確保できなければAPRを選択すべきであり，術式選択には特に慎重を期す必要がある．肛門管近傍の下部直腸癌で原発巣がT2以深の症例にISRを行うと，CRMはほとんど確保できないはずである．

2）術後排便機能と術式選択

術前治療による腫瘍縮小効果や，低侵襲手術の進歩・普及によって，VLARやISRなどの低位吻合が可能になり，以前には肛門温存が不可能であった症例にも，技術的には肛門温存手術を選択肢として提示できるようになった．

肛門温存手術が可能な場合，術後の排便障害についても考慮し，術前に十分な説明を行う必要がある．

術後の排便機能について，Wexner score（0〜20点，高値であるほど排便障害が強い）を用いて検討を行ったので，その結果を以下に示す．2018年6月〜2019年12月までに当科で原発性直腸癌に対して根治切除を施行され，術後排便機能のアンケート調査で回答が得られた277例を対象とした．結果は，原発部位が肛門側直腸に位置するほど術後Wexner scoreは高値であった（図4-1）．Rb直腸癌の場合，術後1年の時点で，Wexner scoreの平均が10点程度であり，月に1回以上の（固形便，液状便など）失禁があり，パッド装用を要する状態だと思われる．術式別では，VLARよりもISRで有意にWexner scoreが高く，術前放射線療法の有無では，前治療を行われた症例のほうが有意に高値であった（図4-2）．低位吻合と術前放射線療法は術後排便機能に大きな影響を及ぼすため[8]，治療方針・術式選択の際に考慮すべきである．

また，術後のQOLに関する他のアンケート調査の結果では，術式間でQOLに差はなく，術前治療後のISR症例とAPR症例のQOLも同等であった[9]．すなわち，肛門温存が可能であったとしても，著しい排便障害が残る可能性について術前治療を選択する前から提示すべきであるし，APR後であってもQOLが低下しないことを外科医側が理解し，患者に提示する必要がある．

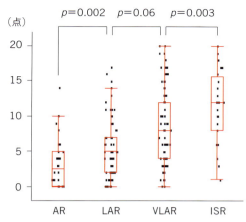
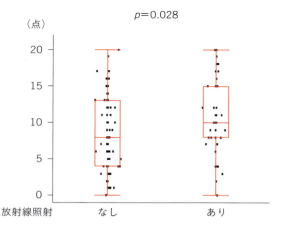

図 4-2　Wexner score（術式別/術前放射線療法有無）
AR：前方切除術，LAR：低位前方切除術，VLAR：超低位前方切除術，ISR：括約筋間切除術．

3) 一時的・永久人工肛門造設について

当院では，吻合部が肛門縁から4cm以内のVLARやISR症例と，化学放射線療法（chemoradiotherapy；CRT）などの術前治療導入症例には，終末回腸を用いた一時的双孔式人工肛門造設を行っている．また，術中所見（自動吻合器での吻合部リング形成の状態，リークテストの結果など）や，原発巣の狭窄・前処置の程度，糖尿病，ステロイド使用歴，年齢などの患者因子をもとに，術者判断で一時的人工肛門造設の要否を決定している．男性の一時的回腸人工肛門造設症例において，人工肛門開口部での通過障害（出口イレウス）発生の危険因子として，腹直筋の厚さが2cm以上であることを報告している[10]．このような症例では，腹直筋貫通部分をやや広めに取る必要がある．

技術的・腫瘍学的に肛門温存手術が可能であったとしても，周術期合併症や原疾患の再発，機能障害，患者の希望の変化などによって，一時的な人工肛門を閉鎖することができなかったり，ストーマ再造設を要する症例を経験することがある．過去の報告では，根治切除が施行された直腸癌（腫瘍位置が肛門縁から10cm以内）577例のうち，肛門温存手術が487例（84.4%）に施行され，APRまたはHartmann手術は90例（15.6%）であった[11]．

肛門温存手術を施行された症例のうち，54例（9.3%）は最終的に永久人工肛門となっており（一時的人工肛門の閉鎖が行われなかった15例を含む），縫合不全などの吻合部合併症によるものが31例（5.4%），再発に伴うものが17例（2.9%），排便障害によるものは6例（1.0%）であった[11]．施設によって多少の差はあると思われるが，肛門温存手術ができても，1割程度の症例が永久人工肛門となってしまう報告があることは，術前に提示しておいてよいかもしれない．

永久人工肛門を作製する際の腸管の挙上経路に，直達式と後腹膜経路の2パターンがある．後腹膜経路の作製は手技的にやや煩雑であり，特に腹腔鏡下に安全に行うためには習熟を要する．腹膜貫通部内で腸管の捻れが起こらないようにするなど，直達式とは異なる注意点もある．特に肥満症例では後腹膜経路での挙上が困難なこともあるが，直達式と比べて傍ストーマヘルニアの発生率が有意に低いとされており[12]，施行可能であればそのメリットは大きい．当院でも術者の術中判断で，可能な症例には後腹膜経路での挙上を行っている．

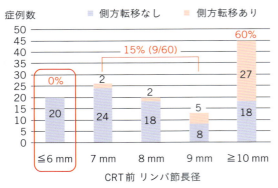 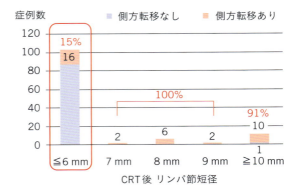

図4-3 側方リンパ節のサイズと病理学的転移の有無

4) 側方リンパ節郭清

「大腸癌治療ガイドライン 医師用2024年版」[13]には，側方リンパ節郭清の適応基準について，「腫瘍下縁が腹膜反転部より肛門側にあり，かつ壁深達度がT3以深の症例」と記載されている．側方リンパ節腫大を認めない症例に対する側方リンパ節郭清の意義については，JCOG0212試験の結果から[14]，側方郭清を「弱く推奨」（推奨度2・エビデンスレベルB）とし，側方リンパ節転移陽性の場合は郭清を行うことを強く推奨している（推奨度1・エビデンスレベルC）．

当科では，腫瘍下縁が腹膜反転部より肛門側にあるcStage Ⅱ～Ⅲ直腸癌に対しては，術前治療を行った後に，根治切除を施行している．側方リンパ節郭清については，治療前の画像診断にて長径7 mm以上を転移陽性として，治療後にリンパ節の縮小が得られたとしても腫大側の片側または両側の郭清を行っている（選択的側方リンパ節郭清）[15]．側方リンパ節のサイズと病理学的な転移有無の関係について検討を行った結果を図4-3に示す．CRT前の画像診断にて側方リンパ節の長径6 mm以下のものは，郭清後の病理学的な転移を認めなかった．また，CRT後の側方リンパ節短径が6 mm以下に縮小したものでも，15％に病理学的側方リンパ節転移を認めた．したがって，当科の転移陽性基準である長径7 mmは妥当であり，前治療によってリンパ節縮小が得られても，側方リンパ節郭清を省略するべきではない．転移リンパ節の周囲への浸潤程度に応じて，内腸骨動脈本幹や骨盤神経叢の合併切除を要する場合もある．当科では全例，腹腔鏡下またはロボット支援下に側方リンパ節郭清を行っているが，開腹手術も含め，各施設・医師の習熟度に合わせたアプローチ法を選択すべきである．

5) TaTME

直腸癌手術の新たなアプローチ法として，経肛門的に鏡視下の操作を用いて，逆行性にTMEを行うTaTMEが広く認知されている．深部骨盤内での操作が困難な症例（高度肥満，狭骨盤，骨盤腔を占める巨大腫瘍など）に対して非常に有用で，当院でも男性のISR症例などを対象に，腹腔操作と経肛門操作を2チームで同時に行い，手術時間の短縮を図っている．

また，経肛門的な鏡視下操作から骨盤内臓全摘や側方リンパ節郭清を行ったとする報告もあり[16,17]，経肛門鏡視下手術のメリットはTMEのみにとどまらず，拡大手術にも活かされる可能性がある．図4-4に示す症例は，BMI 32 kg/m^{2}の男性で，原発巣は肛門縁から3 cm程度のType 0-Isp病変で，粘膜下層深部への進展が疑われた．直腸間膜リンパ節腫大を認めず，T1b，N0，M0，cStage Ⅰで術前治療導入の必要性はなく，腹腔鏡下ISRとdiverting ileostomyの方針とした．術前

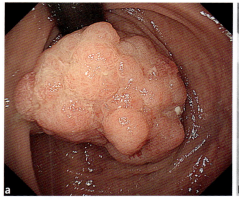
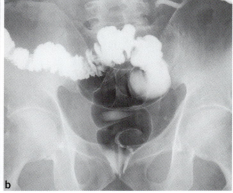

図4-4　下部直腸癌．男性，BMI 32 kg/m^2, T1b, N0, M0, cStage I
a：下部消化管内視鏡像．b：注腸X線造影像．

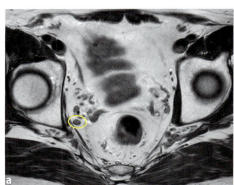
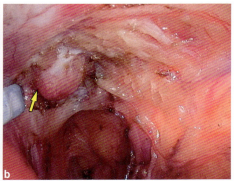

図4-5　右側方リンパ節，画像および手術所見
a：骨盤単純MRI像．円部は腫大リンパ節．b：経肛門的右側方リンパ節サンプリング．矢印は腫大リンパ節．

のMRIにて，Alcock管よりも尾側で長径8 mmの右側方リンパ節が認められた（図4-5）．転移も否定できず同リンパ節のみ生検の方針としたが，腹腔側からのアプローチだと最も骨盤深部に位置するため，転移陰性であった場合，近位側の郭清操作が過大侵襲になる．肥満男性のISR症例であり，腹腔側と肛門側TaTMEの2チームで手術を行った．肛門操作の際，鏡視下に同リンパ節の生検を行い（図4-5），迅速組織診断で転移陰性を確認し，右側方リンパ節郭清を省略することができた．手術時間は4時間52分で，出血量は10 mLであった．

このように，TaTMEを用いることで手術時間短縮や腫瘍学的な根治性向上など，経肛門的な鏡視下アプローチが有用な症例は確かに存在する．しかし，単孔式手術と同じように可動制限がある中での鉗子操作や，独特な視野・解剖の理解を要するなど，一朝一夕に習得できる手術手技ではない．また，ノルウェーからの報告に見られるように，術後短期成績および腫瘍学的な安全性が確立されているとは言い難い[18]．ノルウェーでは2014年8月～2018年10月までの間に，157例にTaTMEを施行し，短期および長期成績について，同国内の登録症例の結果と比較検討が行われた．TaTME症例では再手術を要する縫合不全を8.4%に認め，術後30日の死亡率（mortality）などもTaTME症

例で有意に高率であった．また，術後の局所再発もTaTME群で有意に高率で，その多くが多巣性の再発を来していた．TaTMEの導入に関しては，術前に十分なトレーニングを行い，術中，腫瘍肛門側腸管の閉鎖を確実に行うことに特に留意する必要がある．

6) 術前放射線療法後の手術

局所進行下部直腸癌に対して，局所再発予防目的に，術前放射線療法を施行した後に，原発巣切除を行うことがある．術前放射線療法は，別項に記載がある通り，5週間かけて行うlong course CRTと，5日間で25 Gyを照射する短期放射線療法（short course radiotherapy；short-RT）が主に行われている．腫瘍縮小効果や，それに伴うCRM確保目的にlong course CRTを選択することが多い．治療期間が5週間と長いため，通院継続が困難な場合や，高齢者で抗癌剤併用による有害事象が懸念される場合は，short-RTを選択する．通常は，short-RT終了後1～2週間程度で原発巣切除を行うが，腫瘍縮小効果を期待して，4週間の待機期間をおいてから手術を行う場合もある（delayed surgery）．術前照射線療法後の手術では，局所の炎症や浮腫のため，術中滲出液が多く，剝離面検索に難渋することがある．short-RT後のdelayed surgeryの場合，特にそのような傾向が顕著であり，頻回な術野内滲出液の吸引操作を要することや，浮腫性変化を来した腸管の切離や吻合再建に際して，アプローチ法とデバイスの選択について十分に留意する必要がある．

直腸癌における術式の選択は非常に重要である．精嚢や前立腺，神経血管束や骨盤神経叢，腟，尾骨，仙骨など，隣接臓器への浸潤が疑われれば，合併切除を考慮しなければならないし，骨盤内臓全摘が必要になる場合もある．集学的治療後は，各種画像所見に術前治療による修飾が加わり，腫瘍進展の残存なのか炎症性瘢痕なのか，判断が難しいことも珍しくない．治療前の画像診断をもとに，正しく腫瘍進展範囲やリンパ節転移の有無を見極め，過不足のない切除を行うことが肝要である．今回提示した当科でのデータなどを参考に，術式選択/治療戦略について検討していただければ幸いである．

文献

1) Nagtegaal ID, van de Velde CJ, van der Worp E, et al：Macroscopic evaluation of rectal cancer resection specimen：clinical significance of the pathologist in quality control. J Clin Oncol 2002；20：1729-1734.
2) Trakarnsanga A, Gonen M, Shia J, et al：What is the significance of the circumferential margin in locally advanced rectal cancer after neoadjuvant chemoradiotherapy? Ann Surg Oncol 2013；20：1179-1184.
3) Tilney HS, Rasheed S, Northover JM, et al：The influence of circumferential resection margins on long-term outcomes following rectal cancer surgery. Dis Colon Rectum 2009；52：1723-1729.
4) Heald RJ：The 'Holy Plane' of rectal surgery. J R Soc Med 1988；81：503-508.
5) Ma B, Gao P, Song Y, et al：Transanal total mesorectal excision（taTME）for rectal cancer：a systematic review and meta-analysis of oncological and perioperative outcomes compared with laparoscopic total mesorectal excision. BMC Cancer 2016；16：380.
6) Shimada Y, Takii Y, Maruyama S, et al：Intramural and mesorectal distal spread detected by whole-mount sections in the determination of optimal distal resection margin in patients undergoing surgery for rectosigmoid or rectal cancer without preoperative therapy. Dis Colon Rectum 2011；54：1510-1520.
7) 山田一隆，緒方俊二，佐伯泰愼・他：括約筋間直腸切除術（ISR）の適応と長期成績．杉原健一，五十嵐正広（編）．大腸疾患NOW2017-2018．日本メディカルセンター，pp 125-130，2017.
8) Qin Q, Huang B, Cao W, et al：Bowel dysfunction after low anterior resection with neoadjuvant chemoradiotherapy or chemotherapy alone for rectal cancer：a cross-sectional study from China. Dis Colon Rectum 2017；60：697-705.
9) Honda M, Akiyoshi T, Noma H, et al：Patient-centered outcomes to decide treatment strategy for patients with low rectal cancer. J Surg Oncol 2016；114：630-636.
10) Sasaki S, Nagasaki T, Oba K, et al：Risk factors for outlet obstruction after laparoscopic surgery and diverting ileostomy for rectal cancer. Surg Today 2021；51：366-373.
11) Kim S, Kim MH, Oh JH, et al：Predictors of permanent stoma creation in patients with mid or low rectal cancer：results of a multicenter cohort study with preoperative evaluation of anal function. Colorectal Dis 2020；22：399-407.
12) Kroese LF, de Smet GH, Jeekel J, et al：Systematic review and meta-analysis of extraperitoneal versus transperitoneal colostomy for preventing parastomal

hernia. Dis Colon Rectum 2016；59：688-695.
13）大腸癌研究会（編）：大腸癌治療ガイドライン 医師用 2024年版．金原出版，2024.
14）Fujita S, Mizusawa J, Kanemitsu Y, et al：Mesorectal excision with or without lateral lymph node dissection for clinical stage Ⅱ/Ⅲ lower rectal cancer（JCOG0212）；a multicenter, randomized controlled, noninferiority trial. Ann Surg 2017；26：201-207.
15）Akiyoshi T, Ueno M, Matsueda K, et al：Selective lateral pelvic lymph node dissection in patients with advanced low rectal cancer treated with preoperative chemoradiotherapy based on pretreatment imaging. Ann Surg Oncol 2014；21：189-196.

16）Aiba T, Uehara K, Mukai T, et al：Transanal extended rectal surgery with lateral pelvic lymph node dissection. Tech Coloproctol 2018；22：893-894.
17）Nonaka T, Tominaga T, Akazawa Y, et al：Feasibility of laparoscopic-assisted transanal pelvic exenteration in locally advanced rectal cancer with anterior invasion. Tech Coloproctol 2021；25：69-74.
18）Wasmuth HH, Faerden AE, Myklebust TÅ, et al：Transanal total mesorectal excision for rectal cancer has been suspended in Norway. Br J Surg 2020；107：121-130.

（長嵜 寿矢）

4-2　低侵襲手術の実際と手技のコツ

4-2-1　腹腔鏡下手術

　1982年にHealdらによりTME（total mesorectal excision）の概念が報告され[1]，1991年にはJacobsらにより腹腔鏡下TMEが報告された[2]．それ以来，手術機器や手技，解剖理解の深化によってTMEの精度は高い水準に達した．

　今日，直腸癌に対する手術アプローチ法には開腹，腹腔鏡，ロボット手術があるが，それぞれの利点と欠点を理解し，患者ごとに適切なアプローチを選択することが重要である．腹腔鏡手術の強みは，①拡大視効果，②狭い骨盤内における良好な視野，③汎用性の高さ，であるが，開腹やロボット手術と異なり，直線的に制約される鉗子操作と，二次元映像の三次元変換に習熟が必要である．腹腔鏡下直腸癌手術は側方リンパ節郭清，骨盤内臓全摘術（total pelvic exenteration：TPE）をはじめとする拡大手術，TaTMEなど多岐にわたるが，最も基本かつ重要な手技である腹腔鏡下TMEの要点について解説する．

1 手術手技

　腹腔鏡下手術では，鉗子はポートを支点として動く．すなわち，手元を上げると鉗子の先端は下がり，鉗子を深く挿入するに従い上下左右の動きは手元の動きよりも大きくなる．一方で前後方向については手元と鉗子の先端で動きの向き，大きさともに変わらない．鉗子の動きを理解し，助手との連携で常に奥行きを作るように手順を組み立てることで，精度の高い手術が可能となる．

　当科で行っている腹腔鏡下TMEについては他書でも解説している[3]．今回は助手の動きにも焦点を当て，他臓器浸潤のない下部進行直腸癌に対する腹腔鏡下超低位前方切除術（very low anterior resection：VLAR）を図説する（各図中の緑矢印は助手，青矢印は術者）．

■ Step 1：内側アプローチ（図4-6）

　助手は左手で上直腸動脈（superior rectal artery：SRA）を間膜越しに把持，右手でS状結腸間膜を把持し，腹側やや左側に牽引する（a）．S状結腸間膜を切開し，間膜と下腹神経前筋膜の間の層を探し，層を保ったまま下腸間膜動脈（inferior mesenteric artery：IMA）の根部に向けて剥離を進める．根部に近づくにつれ，助手は左手を押し込みながら先端を腹側に持ち上げてSRAを立てるようにすると，大動脈前面とIMAの剥離が容易になる（b）．このとき，S状結腸間膜を把持する助手の右手は不要となるためIMA根部の小腸を排除してもよい（c）．腰内臓神経からIMAに沿って分枝する枝のみを切離するとIMAが露出される（d）．IMAを根部で切離する．

■ Step 2：下行結腸間膜の授動（図4-7）

　IMAを切離したら，助手は右手で下腸間膜静脈（inferior mesenteric vein：IMV），左手は切離したIMA断端の近傍を把持し，間膜を腹側に牽引する（a）．IMA根部は腰内臓神経よりも深い層にあるため，外側への剥離を進める際は浅い層に戻らなければならない．IMA根部より頭側でIMV右側の腹膜を切開すると，容易に下行結腸間膜と腎前筋膜の間の層に入ることができる（b）．この層を保ちながら尾側外側へ剥離を行えば神経，尿管，性腺動静脈は自然に背側に温存される．外側への剥離は結腸が見えるまで，頭側は膵下縁まで進めておけば十分である．外側へ剥離が進むと剥離層に緊張がかかりにくくなる．助手の右手鉗子を必要に応じて間膜の背側に入れて腹側に持ち上

60　第4章　手術療法—治療選択のアルゴリズムと技術的pit fall

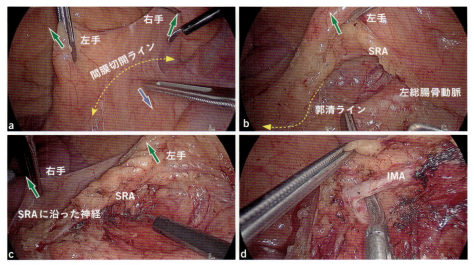

図 4-6 Step 1：内側アプローチ
緑矢印：助手，青矢印：術者．

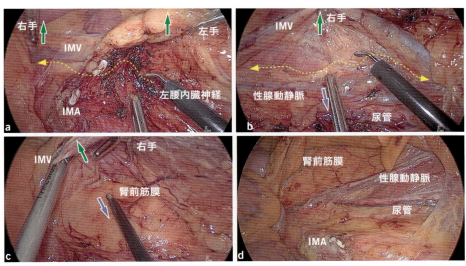

図 4-7 Step 2：下行結腸間膜の授動
緑矢印：助手，青矢印：術者．

げ，術者左手で腎前筋膜を背側手前に牽引するとよい（c）．IMV と左結腸動脈（left colic artery：LCA）を切離して次のステップに移る（d）．

Step 3：外側剥離（図 4-8）

内側から十分に剥離を行っていれば，S 状結腸-下行結腸屈曲部（SD junction）で S 状結腸外側の生理的癒着を剥離すると，容易に内側の剥離と交通する．助手は左手鉗子で女性なら卵巣動静脈，男性なら膀胱付近の腹膜を把持して頭側尾側に展開すると，SD junction の剥離が容易になるが，内側からの授動が十分に行われていれば，助手のアシストはほぼ不要である（a）．下行結腸に沿って脾彎曲に向けて下行結腸の授動を進める．

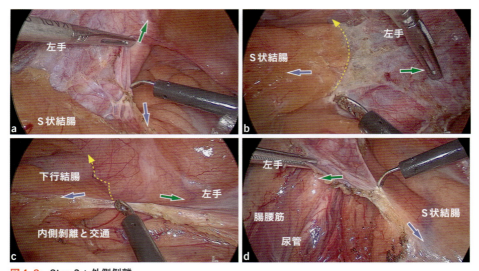

図4-8 Step 3：外側剥離
緑矢印：助手，青矢印：術者．

　術者が左手で下行結腸を手前に牽引し，右手の電気メスは動かさずに膜のみを切離できるとよい(b, c)．内側からの剥離に合わせて頭側まで授動を行ったら，直腸左側へも膜の切開を延長する．助手は膜の切れ端を手前外側へ牽引し，術者はS状結腸間膜を抱き込むように直腸左側を展開する(d)．ただし，この視野での剥離は進めすぎないようにする．

Step 4：直腸後腔剥離（図4-9）

　助手の左手はSRAのpedicle，右手は直腸間膜の右側を把持し，直腸が左右に傾かないようにまっすぐ腹側頭側に牽引する(a)．助手の右手で肛門側直腸を腹側右側に持ち上げると，直腸背側の層が開き，剥離層を見つけやすくなる(b)．Step 2で剥離した層を保ったまま，上下腹神経叢および左右の下腹神経を温存して直腸後腔の剥離を行う(c)．

　進行癌であれば，左右の下腹神経の間で下腹神経前筋膜の背側に入り，強い膜を切除側に付ける(d)．剥離が肛門側に進むにつれて，助手の左手鉗子を肛門側に持ち直す．しかし，下腹神経前筋膜背側で剥離する場合は術者左手による直腸間膜のpush upで直腸後腔に十分なテンションをかけることができるため，頻繁な持ち替えは不要である(e)．剥離が進むと直腸後腔のトンネルに入るため画面の天地がずれやすくなる．誤って内腸骨静脈を損傷しないよう，スコピストは正中仙骨静脈をメルクマールに画面の天地を保つ(f)．

　剥離層が不明瞭になる直腸仙骨靱帯を突破し，肛門挙筋筋膜を温存した状態で挙筋上腔を広く剥離するとS4神経と中直腸動脈が認識でき，ここで直腸後腔剥離は終了となる．S4は側壁剥離の際に重要なメルクマールとなる(g)．

Step 5：左側壁剥離（図4-10）

　直腸側壁の剥離は左右どちらからでもよいが，左側は術者が左手で直腸を抱え込んで牽引の向きと力を調整しやすい．また，狭骨盤で梨状筋が発達している男性では右側剥離の際に骨盤壁が干渉して操作が困難となる．その場合，左側の剥離を先に行うと直腸を骨盤から引き出すことができ，右側の操作が楽になる．以上の理由から，筆者は左側から剥離を行っている．また，右下ポートを下腹壁動脈より内側に挿入すると，直腸右側へも術者右手鉗子が到着しやすい．狭骨盤の男性に対し

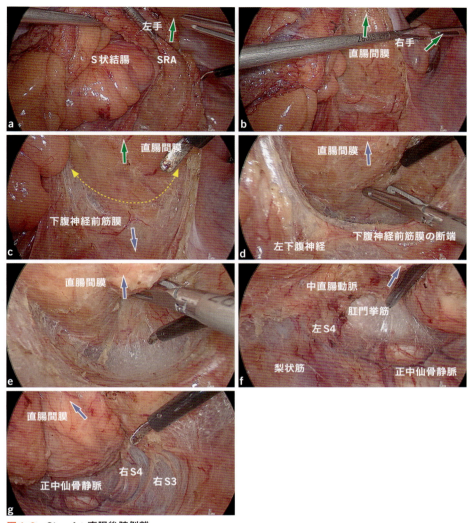

図 4-9 Step 4：直腸後腔剥離
緑矢印：助手，青矢印：術者．

ては特に効果的である．

　助手は左手でS状結腸の脂肪垂を大きく把持し，間膜が裂けないように直腸を骨盤内から引き抜くイメージで右側頭側に押し込む(a)．これを筆者らは「テコ抜き」と呼ぶ．助手右手は左骨盤壁の腹膜断端を把持し，頭側外側に引く(b)．直腸間膜の丸みを意識しながら神経（＝白）と間膜（＝黄）の色調の違いをよく観察し，その間を正確に切離する．切離の進行に合わせて助手の左手は少しずつテコ抜きを加えながら剥離層へのテン

ションを維持する．また，助手の右手は骨盤神経叢を骨盤壁側に押し当てつつ手前に引き抜くことで神経を温存する(c)．後壁の剥離が肛門挙筋まで達していれば視野に立体感が出るため，色調の違いや神経の走行が明瞭になる．S4を確認し，その尾側から間膜内に流入する中直腸動脈を切離すると(d)，挙筋上腔で直腸背側の剥離と連続する(e)．一方，左前側方で腹膜を腹膜翻転部に沿って切開すると精嚢が現れる(f)．下腹神経前筋膜から精嚢の前面に連続するDenonvilliers筋

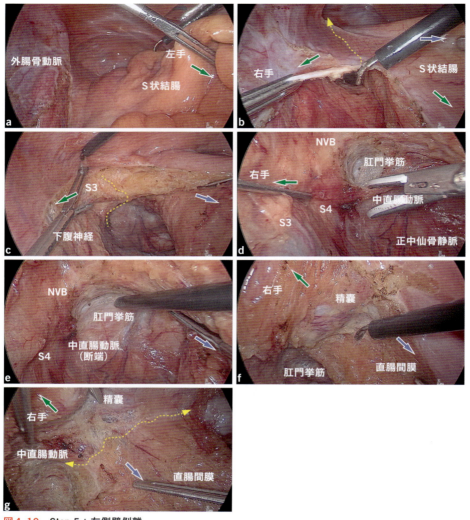

図 4-10 Step 5：左側壁剝離
緑矢印：助手，青矢印：術者．

膜の白色と間膜の黄色の間を丁寧に剝離するとNVB（neurovascular bundle）は完全に温存される（g）．Denonvilliers筋膜は男性やCRT後では厚くなっている．直腸の前壁をしっかり露出するつもりで切りきることが大切である．NVBからは前立腺動脈由来の中直腸動脈の枝が2時と10時方向から間膜内に入る．出血しないよう確実に焼灼し切離する．

Step 6：前壁～肛門管剝離 (図4-11)

男性の場合，腹膜翻転部を開放した後に正中の腹膜断端を腹壁から糸で吊り上げる（a）．助手は両手の鉗子で左右の精嚢を腹側頭側に展開（左手が右，右手が左側）し，直腸と前立腺の間に剝離層を作る（b）．このとき，助手の鉗子が奥に押し込まれてしまうと，剝離層が不明瞭になるだけでなく，精嚢や前立腺の小血管を損傷しやすい．手前に引き抜くよう常に意識する．左右の剝離層を保ちつつ前壁の剝離を進めると，肛門管上縁の2時

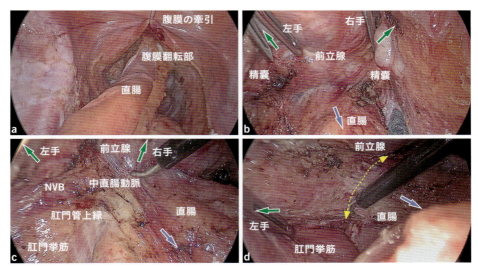

図4-11 Step 6：前壁〜肛門管剥離
緑矢印：助手，青矢印：術者．

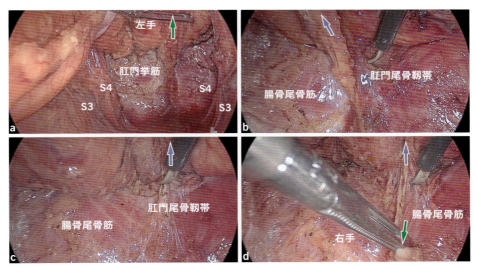

図4-12 Step 7：肛門管背側の剥離
緑矢印：助手，青矢印：術者．

と10時方向からさらに血管が直腸へ流入する(c)．丁寧に処理すると肛門管内に入る．ここを起点に左右から背面に回り込むように肛門管内を剥離する(d)．助手は，左側剥離時には左手で肛門管上縁の肛門挙筋を把持し外側に展開し，右側剥離時には左手で直腸を抱え込みながら肛門管を展開する．直腸の前壁剥離を可及的に肛門側に進

める．

Step 7：肛門管背側の剥離（図4-12）

前壁と側壁で可及的に肛門管の剥離を行った後に後壁を再び展開する(a)．前壁，側壁から十分に剥離が進んでいれば，後壁は正中に衝立状の組織のみが残っている状態である(b)．肛門尾骨靱

4-2 低侵襲手術の実際と手技のコツ　65

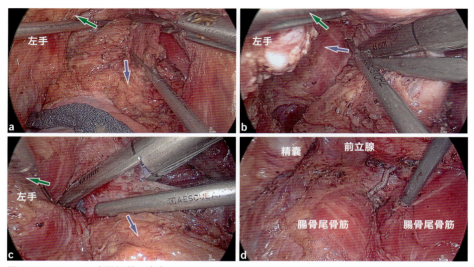

図4-13　Step 8：直腸切離・吻合
緑矢印：助手，青矢印：術者．

帯を切離し，恥骨尾骨筋および恥骨直腸筋と肛門管後壁の間を可及的に剝離すると肛門管の授動が完了する(c)．この際，助手は左手で直腸を腹側に展開し，可能なら右手で正中の肛門挙筋を把持して背側に引き下げる(d)．

Step 8：直腸離断・吻合（図4-13）

直腸の離断を確実に行うために最も重要なことは，直腸の授動を十分に行っておくことである．助手の左手は直腸前壁の間膜を愛護的に把持し，頭側に引き抜く(a)．右手は前壁を展開し，腸管クランプ鉗子や自動縫合器が前壁腹膜に当たらないようにする．自動縫合器を挿入する際は縫合器の先端が肛門挙筋に刺さらないように組織を避ける(b)．肛門管上縁での切離は計画的2回切離を行う(c, d)．自動吻合器は肛門挙筋や腟を巻き込まないよう25 mmを選択することが多い．吻合の際は吻合部にテンションがかからないよう細心の注意を払う．多くの場合，自動吻合器は押し込まれ，頭側を向いている．本体とアンビルヘッドがドッキングした後は，本体を背側に向け少し引き抜くようにしてから吻合器を締め込むようにしている．

TMEのクオリティは患者の予後に直結する．腹腔鏡下TMEは助手との協調なくして完遂は困難であり，術者と助手が解剖や術野展開の共通認識を持ち手術を進めることが重要である．本稿がその一助になれば幸いである．

文献

1) Heald RJ, Husband EM, Ryall RD：The mesorectum in rectal cancer surgery. The clue to pelvic recurrence? Br J Surg 1982；69：613-616.
2) Jacobs M, Verdeja JC, Goldstein HS：Minimally invasive colon resection (laparoscopic colectomy). Surg Laparosc Endosc 1991；1：144-150.
3) 山口俊晴（監）：がん研スタイル 癌の標準手術 結腸癌・直腸癌．メジカルビュー社，2017．

〈向井 俊貴〉

4-2-2　ロボット支援下手術

　集学的治療が必要な下部直腸癌では，狭い骨盤深部での剝離操作が必要である．腹腔鏡下手術の場合，電気メス先端が曲がらないことで本来剝離したい角度で電気メス先端を組織に当てることが困難なことがある．また，電気メスを奥深くに挿入することで手振れすることがある．

　ダビンチサージカルシステム（インテュイティブサージカル社製）を用いたロボット手術は，三次元高解像度画像の下，モーションスケーリングや手振れ補正機能を有した多関節鉗子を使用する．右手のTIP-UPフェネストレイテッドグラスパ（以下，TIP-UP）と左手のフェネストレイテッドバイポーラ（以下，バイポーラ鉗子）で組織を十分な緊張で圧排することが可能なため，多関節機能を有する右手のモノポーラカーブドシザーズ（以下，モノポーラ鉗子）と併用することで，狭い骨盤深部において正確で精緻な手術が可能となる[1〜4]．ただし，集学的治療後は腫瘍の縮小が得られるが，骨盤内は浮腫によって腹水やミストが増量することがあり，効果的な吸引が必要になるなど特有の問題もある．

　本項では，集学的治療後のロボット支援下直腸手術について手技のコツを解説する．

1　体位・ポート配置

　体位は，頭低位15°前後，右下5°前後で上腹部から骨盤までの全操作を行う．小腸排除が難しい場合や，後に説明する「脾彎セッティング」の場合は右下10°前後まで下げる．その場合は骨盤授動の開始前に左右水平にする．

　集学的治療後は，吸引で腹水やミストを除去しながら剝離を進める必要があるため，助手ポートは2本留置している（図4-14）．小開腹先行を行い，創縁保護材に手袋を着け，カメラ用の8mmダビンチポートを挿入する[5]．手袋を使用することでカメラポートを上下左右自由にずらすことができる．ストーマサイトマーキングに3番ポートを挿入することが多いが，その場合，2番ポートを外側にずらすことで2番と3番の距離を保つことができる．右下から左上に向かう4つのダビンチポート以外に，5mmの助手用ポートを留置する．助手Aは直腸を巻くガーゼを把持し，助手Bは3番，4番アームのポートの中点から約5cm頭側に留置し，吸引・止血・展開を行う．臍より頭側に留置すると仙骨前面を吸引する際，シャフトが岬角に当たって吸引できないため，なるべく臍の高さ，またはそれより尾側に留置する．吸引・

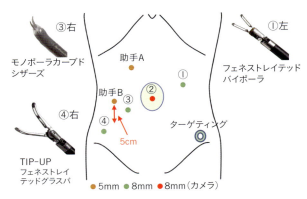

図4-14　通常のポート配置

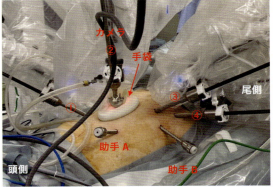

小開腹先行

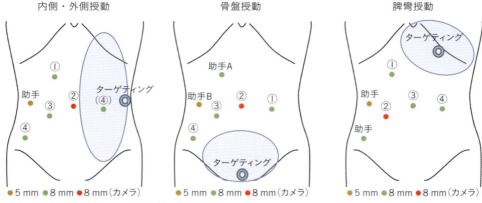

図4-15　脾彎セッティング時のポート配置

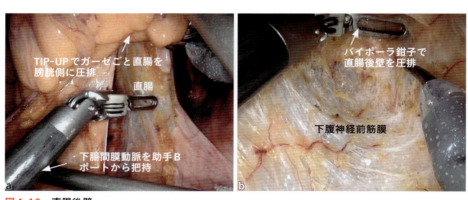

図4-16　直腸後壁
a：直腸後壁開始時の展開，b：直腸後壁剝離．

止血・展開が同時に可能なHiQ Plus送水・吸引管（オリンパス社製）を使用している．

　脾彎授動または脾臓下極まで十分に授動が必要な症例は，「脾彎セッティング」で行う（図4-15）．脾彎授動が必要かどうかの判断は，肛門管内剝離して腹腔内から直腸切離できるかどうか判断した段階で行うことがある．腹腔内から直腸切離できた場合は，脾彎授動は不要なことがほとんどである．また，括約筋間直腸切除の場合でもS状結腸が長い場合は必ずしも脾彎授動は行っていない．よって，内側授動時に十分膵前面まで，外側授動時に脾臓下極まで授動は行うが，大網切離して完全に脾彎授動を行うのは骨盤授動が終わった段階で判断する．脾彎授動を行うことを決めている場合は，上腹部操作で脾彎授動を完了する．脾臓近くで3番と4番の鉗子やアームが干渉する場合は，TIP-UPを左側腹部ポートに挿入すると干渉がなくなる．

2　骨盤授動

　直腸をガーゼで巻き，助手Aポートから鉗子でガーゼを把持し膀胱側に展開する．4番アームから挿入したTIP-UPでガーゼごと直腸を膀胱側に圧排し，下腸間膜動脈（IMA）を助手Bポートから把持して直腸後壁が見えるようにする（図4-16-a）．左手のバイポーラ鉗子を逆L字型に90°屈曲させ，鉗子の広い面を利用して直腸後壁を圧排し後壁授動を行う（図4-16-b）．電気メスの通電に

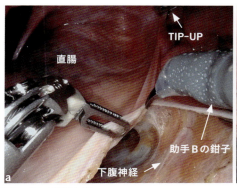
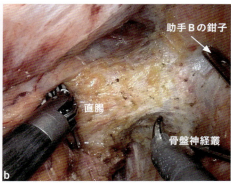

図4-17　直腸右壁
a：直腸右側（TIP-UPと助手Bの鉗子で外側を展開），b：直腸右側（鉗子で骨盤神経叢を展開）．

よる下腹神経損傷を起こさないよう，筆者は主に下腹神経前筋膜温存の層を剥離する．直腸授動において最も重要なことは，直腸固有筋膜とその外側の構造物との間に，どれだけ幅広い白い疎性結合組織を出せるかである．直腸固有筋膜側でその疎性結合組織を剥離することで，外側の神経や血管を損傷することなく剥離が可能である．骨盤内の出血は，モノポーラ鉗子またはバイポーラ鉗子で止血するが，第2～3仙骨あたりになると助手BはIMAの把持をやめ，HiQ Plus送水・吸引管でミストの吸引や視野展開だけでなく，ソフト凝固止血も行う[6,7]．

直腸右側の剥離に移る．助手Aが直腸を左側に展開すると，直腸が緩んでしまうので，直腸を骨盤から引き抜きながら少し左に展開してもらうと，十分な緊張が右側にかかる．TIP-UPと，助手Bの鉗子で剥離したい部位の外側を展開する（図4-17-a）．術者は直腸固有筋膜に沿って腹膜を切離すると，その背側に泡のような剥離層が広がり，直腸固有筋膜に沿った剥離層を安全に剥離することができる．腹膜翻転部まで腹膜を切離する．

ロボット手術は腹腔鏡下手術より右側の剥離が容易であるため，このまま可能であれば直腸固有筋膜に沿った剥離層で肛門挙筋筋膜が見えるあたりまで剥離するが，基本は後壁→前壁→側壁の順が直腸側壁と骨盤神経叢との間の剥離層を同定しやすい（図4-17-b）．

直腸左側の剥離開始時は，TIP-UPで直腸間膜を内側尾側に展開し，バイポーラ鉗子で左骨盤腹膜を左頭側に展開して剥離を行う（図4-18-a）．腹膜翻転部に近づくと，TIP-UPで左骨盤壁側を，バイポーラ鉗子で直腸間膜を右側頭側に圧排して剥離を行う（図4-18-b）．

直腸前壁は，TIP-UPを開き，先端に緊張をかけながら膀胱から前立腺（または子宮から腟）を腹側やや頭側に持ち上げる．バイポーラ鉗子で直腸を背側頭側に圧排し，男性ではDenonvilliers筋膜，女性では直腸腟中隔を温存する層で剥離する（図4-19）．NVB（neurovascular bundle）や腟の静脈叢はDenonvilliers筋膜や直腸腟中隔の腹側にあるため，これらを温存する層の剥離を左右に広げることで，出血を来すことが少なくなる．前壁の腫瘍の場合はCRM（circumferential resection margin）を十分に確保できないことがある．術前MRIでCRMが確保できないと判断した場合は，Denonvilliers筋膜を切除したり，前立腺・腟合併切除したりすることも躊躇しない．先端が曲がるモノポーラ鉗子を使用すれば，直腸前方臓器の剥離時，適切な角度で剥離したい部位を剥離することが可能である．前壁は，前立腺や腟との間の血管から出血させると術野が赤くなり剥離層が見えなくなるので，特に慎重な剥離が必要である．

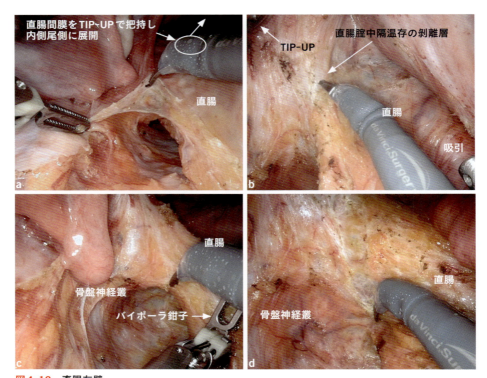

図4-18　直腸左壁
a：直腸左側剝離開始時，b：直腸左前壁，c：直腸左側，d：直腸左背側．

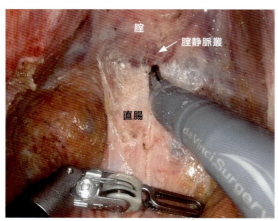

図4-19　直腸前壁

　ガーゼを腹膜翻転部直上に巻き直す．通常は1回の巻き直しで十分である．肛門挙筋が見えるレベルにおいて，直腸右側は視野が比較的よく，剝離に難渋することは少ないが，骨盤神経叢や骨盤内臓神経の損傷には注意が必要なため，助手にそれら神経を外側に圧排してもらうと挙筋レベルの視野がさらによくなる．直腸左背側は，TIP-UPで左骨盤壁側を，バイポーラ鉗子で直腸間膜を右側頭側に圧排したとき，モノポーラ鉗子とバイポーラ鉗子のシャフトが干渉することがある．その場合，バイポーラ鉗子先端を腹側に向け（逆L字型），こまめに圧排する部位を変えることでシャフトとの干渉が解除できる（図4-18-c）．ただし，左背側の剝離時（図4-18-d），モノポーラ鉗子がバイポーラ鉗子に接触する場合は，後壁の視野に変えると左背側の剝離が容易なことがある．
　最後に直腸後壁に視野を移して肛門尾骨靱帯を切離し，必要に応じて肛門管内まで剝離する．肛門管内剝離は，助手が直腸を十分骨盤内から引き抜き，TIP-UPで直腸を肛門管内からさらに引き抜くイメージで後壁に当てて持ち上げるとよい．内外括約筋間を剝離する際，バイポーラ鉗子で肛門挙筋から外肛門括約筋を把持し，直腸壁とは反

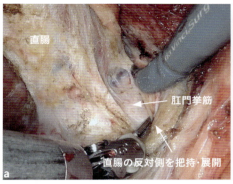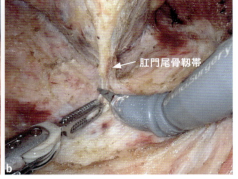

図4-20 肛門管内剥離
a：直腸右側の肛門管内剥離，b：肛門尾骨靱帯．

対側に展開すると泡の剥離層が出現するので，細かい血管から出血させないよう注意しながら，外肛門括約筋側を剥離する（図4-20）．ロボット手術の場合，腹腔鏡下手術より肛門管内剥離を安定して奥深くまで可能となる症例をしばしば経験する．

3 間膜処理〜吻合

間膜処理は，側方郭清や脾彎授動を行うためにベッセルシーラーエクステンドを使用しているとき以外は，モノポーラ鉗子とバイポーラ鉗子で行う．いわゆる「受け」を作るため左側から行う．TIP-UPで直腸壁を圧排し，間膜処理する部位にしっかり緊張をかける（図4-21-a）．直腸壁を露出後，間膜をバイポーラ鉗子で把持し，モノポーラ鉗子で直腸壁を圧排するように剥離し，バイポーラ鉗子で凝固，モノポーラ鉗子で切離する（図4-21-b）．

直腸のクランプと切離は，直腸を長軸方向に対して水平に切離しやすい4番ポートから行うことが多い．腸管クリップは，バイポーラ鉗子で直腸前壁，3番ポートから挿入したTIP-UPで後壁を挟むようにすると挿入しやすい．肛門管近傍で切離する場合，会陰側から肛門を押してもらうと，切離予定部位が手前にくる．ただし，腸管クリップが右骨盤壁に接触するような狭骨盤や肛門管近傍での切離の場合は，ガットクランパー（大野社・神戸バイオメディクス社製）を3番ポートから挿入し，同ポートから直腸を切離する．術前治療後は，直腸壁が厚くなっていることがあるので，通常より高い高さのステープラーで切離することがある．主に45 mmを2発使用した計画的2回切離で行うが，狭骨盤で肛門管近傍にて切離する場合は，1発目を30 mmで切離する[8]（図4-21-c,d）．

4 直腸切断術

直腸切断術（abdominoperineal resection；APR）の場合，下行結腸の授動が終了した段階で，後腹膜経路にてストーマ造設する際のトンネルを作製する．TIP-UPと助手の鉗子で腹膜の断端を把持し，腹膜に沿って先端が自由に曲がるモノポーラ鉗子で剥離する．途中から，TIP-UP先端を開くようにしながらストーマサイトマーキング近傍まで剥離する（図4-22-a）．後腹膜経路は直達経路と比較して，傍ストーマヘルニアと腸閉塞が少ないことを自験例で報告している[9]．

肛門挙筋は腹腔内からできる限り切離しておくと，会陰側から剥離する際に容易に腹腔内と交通可能である（図4-22-b）．

5 側方郭清

当院では側方転移陽性と診断した症例に対し

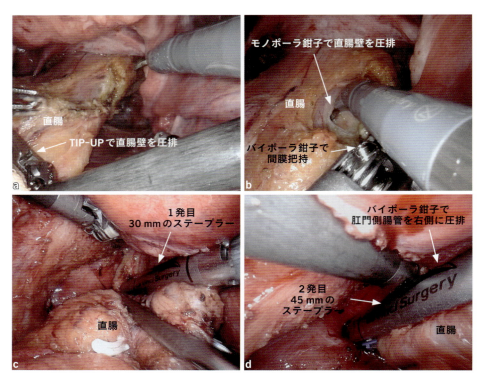

図4-21　直腸間膜処理と切離
a：右側間膜処理（TIP-UPで展開），b：バイポーラ鉗子で間膜を把持，c：直腸切離1発目（30 mmのステープラー），d：直腸切離2発目（45 mmのステープラー）．

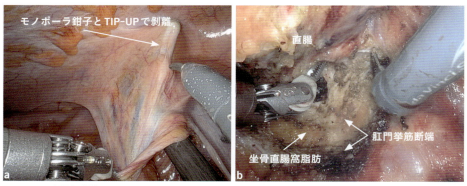

図4-22　直腸切断術
a：後腹膜トンネル作製（モノポーラ鉗子とTIP-UP併用），b：肛門挙筋切離（右背側）．

て，術前治療後に腫大側のみ側方郭清を行う[10〜12]．下膀胱血管周囲のリンパ節転移の場合は下膀胱血管合併切除を行い，それ以外の場合は基本的に内腸骨血管臓側枝を温存する．

郭清範囲は内腸骨リンパ節，閉鎖リンパ節と

し，総腸骨リンパ節は転移を疑うリンパ節がない限りは郭清していない．①下腹神経前筋膜の面，②膀胱下腹筋膜の面（内腸骨動脈臓側枝），③骨盤壁の面，④底面，の4つの面を意識して郭清する（図4-23-a）[13〜17]．尿管をテーピングし，尿管と

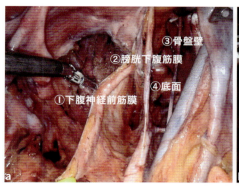
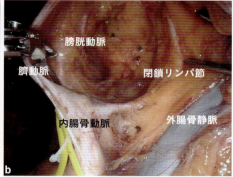

図4-23　右側方郭清
a：意識すべき4つの面，b：右内腸骨動脈と閉鎖リンパ節の間．

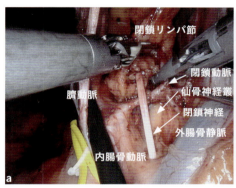
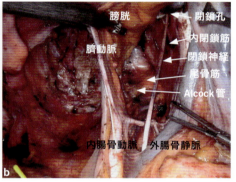

図4-24　右側方郭清
a：閉鎖リンパ節の頭側，b：郭清終了後．

下腹神経・骨盤神経叢・骨盤内臓神経を含む自律神経系の面（下腹神経前筋膜）を内側に剥離して神経を確実に温存する．尿管は，男性では精管，女性では子宮円索との交叉部まで剥離する．外側は外腸骨静脈・大腰筋・内閉鎖筋を露出しながら底面に向かって剥離する．骨盤壁に向かう細い血管はバイポーラ鉗子またはベッセルシーラーで凝固切離する．剥離を尾側に進めると，閉鎖孔が確認できる．

内腸骨動脈を露出し，臍動脈から膀胱動脈の外側を剥離する（図4-23-b）．内腸骨動脈と外腸骨静脈の交叉部を閉鎖リンパ節の頭側縁とし，閉鎖神経確認後に同部位をベッセルシーラーで凝固切離する．閉鎖リンパ節を貫通する閉鎖神経を温存しつつ，閉鎖リンパ節から内腸骨リンパ節の背側を郭清する．このときのメルクマールは，内腸骨動静脈本幹，本幹から分岐し骨盤壁に向かう血管，一層の脂肪で覆われた仙骨神経などである．

閉鎖動静脈の中枢側を切離する（図4-24-a）．内腸骨静脈系からの出血に対しては，HiQ Plus送水・吸引管でソフト凝固止血を行う．それでも出血がコントロールできない場合は，イオアドバンス電極―灌流機能付き電極（東京医科電機製作所社製）を使用するとよい[6,7]．また，気腹圧を上げたり，骨盤高位で静脈圧を下げたりすることで出血量を減らすことも可能である．

内腸骨動脈の外側を剥離しながらAlcock管に向かう．転移リンパ節の部位によって，内腸骨動

脈の臓側枝（特に下膀胱血管）を合併切除するか否かを決定する．閉鎖神経を温存し，閉鎖孔にて閉鎖動静脈の末梢側を切離する．閉鎖孔より尾側は，坐骨棘に付着する肛門挙筋腱弓，肛門挙筋を露出する層で剥離する．やや内側においては膀胱とリンパ節との間を剥離する．背側は内陰部動静脈が尾骨筋背側に流入するため，同部位で尾骨筋を同定し，その前面を剥離すればリンパ節が一塊となって郭清できる（図4-24-b）.

文献

1) Yamaguchi T, Kinugasa Y, Shiomi A, et al：Learning curve for robotic-assisted surgery for rectal cancer：use of the cumulative sum method. Surg Endosc 2015；29：1679-1685.

2) Yamaguchi T, Kinugasa Y, Shiomi A, et al：Robotic-assisted vs. conventional laparoscopic surgery for rectal cancer：short-term outcomes at a single center. Surg Today 2016；46：957-962.

3) Yamaguchi T, Kinugasa Y, Shiomi A, et al：Short- and long-term outcomes of robotic-assisted laparoscopic surgery for rectal cancer：results of a single high-volume center in Japan. Int J Colorectal Dis 2018；33：1755-1762.

4) Yamaguchi T, Kinugasa Y：Robotic-assisted laparoscopic surgery for rectal cancer. Recent Advances in the Treatment of Colorectal Cancer 2019；5：49-58.

5) Hiyoshi Y, Yamaguchi T, Matsuura N, et al：Advantages of the umbilical minilaparotomy-first approach in robotic rectal cancer surgery. Tech Coloproctol 2023；27：71-74.

6) 山口智弘，福長洋介，長山聡・他：ロボット支援下直腸癌手術における術中出血の予防と対処法．手術 2020；74：1139-1144.

7) 野口竜剛，山口智弘，向井俊貴・他：ロボット支援下低位前方切除術：術中トラブル対応と開腹移行．手術 2023；77：1613-1619.

8) 清住雄希，山口智弘，太田絵美・他：ロボット手術で使用する縫合・吻合デバイスの種類と特徴．臨外 2020；75：22-23.

9) Ota E, Yamaguchi T, Nagasaki T, et al：Laparoscopic extraperitoneal colostomy has a lower risk of parastomal hernia and bowel obstruction than transperitoneal colostomy. Int J Colorectal Dis 2022；37：1429-1437.

10) Akiyoshi T, Ueno M, Matsueda K, et al：Selective lateral pelvic lymph node dissection in patients with advanced low rectal cancer treated with preoperative chemoradiotherapy based on pretreatment imaging. Ann Surg Oncol 2014；21：189-196.

11) Akiyoshi T, Toda S, Tominaga T, et al：Prognostic impact of residual lateral lymph node metastasis after neoadjuvant（chemo）radiotherapy in patients with advanced low rectal cancer. BJS Open 2019；3：822-829.

12) Akiyoshi T, Yamaguchi T, Hiratsuka M, et al：Oncologic impact of lateral lymph node metastasis at the distal lateral compartment in locally advanced low rectal cancer after neoadjuvant（chemo）radiotherapy. Eur J Surg Oncol 2021；47：3157-3165.

13) Yamaguchi T, Kinugasa Y, Shiomi A, et al：Robotic-assisted laparoscopic versus open lateral lymph node dissection for advanced lower rectal cancer. Surg Endosc 2016；30：721-728.

14) Yamaguchi T, Kinugasa Y, Shiomi A, et al：Oncological outcomes of robotic-assisted laparoscopic versus open lateral lymph node dissection for locally advanced lower rectal cancer. Surg Endosc 2018；32：4498-4505.

15) Nakanishi R, Yamaguchi T, Akiyoshi T, et al：Laparoscopic and robotic lateral lymph node dissection for rectal cancer. Surg Today 2020；50：209-216.

16) Yamaguchi T, Akiyoshi T, Fukunaga Y, et al：Robotic extralevator abdominoperineal resection with en bloc multivisceral resection and lateral lymph node dissection for rectal cancer. Tech Coloproctol 2020；24：1093-1094.

17) 山口智弘：ロボット支援下側方リンパ節郭清．山口茂樹（編）：新DS NOW 13リンパ節郭清手技を極める「下部消化管編」．メジカルビュー社，112-127，2022.

（山口 智弘）

4-3 周術期管理

直腸癌手術では，癌の深達度や肛門縁からの距離，術前治療の効果，側方リンパ節転移の有無，患者の全身状態などを総合的に考慮して，さまざまな術式の中から最も根治性の高い術式を選択する．また，直腸癌手術のアプローチは，開腹手術から腹腔鏡下手術へと変遷し，さらに近年ではロボット支援下手術が増加しており，周術期管理の注意点も術式やアプローチによって異なる．

術後合併症は，患者のQOLを損なうだけでなく長期予後にも影響するため，適切な周術期管理による合併症予防と治療成績向上を目指すことが重要である．特に，集学的治療を要する下部進行直腸癌症例では，術前の放射線療法や化学療法に伴う周術期合併症のリスクや，しばしば必要となる拡大手術による合併症リスクなどを考慮する必要がある．さらに，近年の高齢化社会に伴い，併存疾患を多く有する高リスク患者に対する手術も増えてきており，より注意深い周術期管理が求められる．

本項では，筆者らの行っている直腸癌手術の周術期管理について概説する．

1 術前検査 (表4-1)

1) 診察

腹部診察では，腫瘤，腹部膨満，圧痛，手術痕の有無などを確認する．直腸診では，腫瘍の位置，大きさ，可動性の他に，肛門括約筋トーヌスの評価，肛門病変の有無の確認も行う．問診では，既往歴や家族歴，内服薬の確認はもちろんのこと，排便習慣の確認，便秘や腹痛などの狭窄症状の有無も確認する．

また，前医で下部消化管内視鏡検査を受けた患者には，前処置の下剤服用で腹痛や嘔吐などの症状が出現しなかったかどうかも確認する．

2) 耐術能評価

耐術能評価として，血液検査，胸腹部単純X線検査，運動負荷心電図，呼吸機能検査を行う．

運動負荷心電図で異常を認めた場合や，高齢者，および冠動脈リスクの高い患者には，心臓超音波検査も行い，必要に応じて循環器内科および麻酔科にコンサルトして耐術能評価を行う．貧血や狭窄の程度によって，適宜酸化マグネシウムや鉄剤の処方を開始するが，高度狭窄症例では早めの入院(術前5〜7日前)で絶食管理として手術に臨む．

表4-1　術前検査

1.　診察
腹部診察：腫瘤，腹部膨満，圧痛，手術痕の有無などの確認 直腸診察：病変の位置，可動性，肛門括約筋トーヌスなどの評価 問診：既往歴，家族歴，内服薬，排便習慣，狭窄症状の有無などの確認
2.　耐術能評価
血液検査(炎症や貧血の有無，肝腎機能，HbA1c，D-dimer)，胸腹部単純X線検査，運動負荷心電図(必要に応じて心臓超音波検査)，呼吸機能検査
3.　病変ならびに転移評価
下部消化管内視鏡検査，注腸X線造影検査(ガストログラフイン)，腹部超音波検査，胸腹骨盤部造影CT，骨盤MRI，上部消化管内視鏡検査，必要に応じてFDG-PET/CT

コントロール不良（HbA1c≧8%）の糖尿病を併存している場合は，入院でインスリン注射による糖尿病コントロールを行った後に手術を行い，周術期にもインスリン注射による厳密な血糖コントロールを行う．

喫煙者には術前の禁煙指示を徹底する．深部静脈血栓症（deep venous thrombosis；DVT）スクリーニングとして全例で血清D-dimerチェックを行い，高値であれば下肢静脈エコーを追加する．DVTを認めた場合は抗血栓薬の内服を開始し，周術期の休薬後に再開する．

術前化学療法による肝障害が懸念される症例では，インドシアニングリーン（ICG）検査などによる肝予備能評価を行う．

術前治療でベバシズマブなどの抗血管内皮細胞増殖因子（vascular endothelial growth factor；VEGF）阻害薬を使用している場合は，創傷治癒遅延のリスクがあるため，術前6週以上の休薬期間を設ける．

3) 病変ならびに転移評価

原発巣評価ならびに転移評価としては，下部消化管内視鏡検査，注腸X線造影検査（ガストログラフイン使用），腹部超音波検査，胸腹骨盤部造影CT，骨盤MRIを行い，必要に応じてFDG（fluorodeoxyglucose）-PET/CT（positron emission tomography with CT）を追加する．狭窄によってスコープが通過しない症例では，CTや注腸，PETで口側病変の評価を行うが，術後半年ほどで必ず口側スクリーニングの下部消化管内視鏡検査を行う．

2 腸管前処置（表4-2）

入院中の周術期管理は，基本的にクリニカルパスに準じて行う（表4-3）．手術2日前に入院し，手術前日朝から禁食とする．腸管前処置は，機械的前処置と化学的前処置（カナマイシン，メトロニダゾール）を行っている．外来診察時には狭窄症状がなくても，入院までの経過中に狭窄が強くなっている可能性があるため，前処置の前には必

表4-2　術前腸管前処置

通常例
・手術2日前入院，前日から禁食
・前日マグコロールP（50 g）1包とラキソベロン1本内服
・前処置不十分な場合はマグコロールP半量追加
・カナマイシン2,000 mg，メトロニダゾール1,500 mg（18, 21時）

軽度狭窄症例
・外来診察時に酸化マグネシウム内服開始
・手術2日前入院，前日から禁食
・前日マグコロールP（50 g）1包とラキソベロン1本内服
・カナマイシン2,000 mg，メトロニダゾール1,500 mg（18, 21時）

高度狭窄症例
・外来診察時に酸化マグネシウム内服開始
・手術5～7日前入院，入院後禁食
・手術2日前と前日にマグコロールP（50 g）を半量ずつ内服，または下剤なしで手術
・カナマイシン2,000 mg，メトロニダゾール1,500 mg（18, 21時）

ず狭窄症状の有無を確認する．手術前日の朝8時にクエン酸マグネシウム（マグコロールP）1包（50 g）を，11時にピコスルファート（ラキソベロン）1本を内服する．その後に排便状況を確認し，前処置不十分と考えられる場合にはクエン酸マグネシウム半量を追加内服することもある．18時と21時各々カナマイシン1,000 mg，メトロニダゾール750 mgを内服する．

前述したように，狭窄症例では外来診察の時点で酸化マグネシウム内服を開始する．高度狭窄例では入院を手術の5～7日前とし，入院後は絶食補液を行う．その際の前処置は，術前2日前と前日にクエン酸マグネシウムを半量ずつ慎重観察下に内服してもらうが，内服後に腹痛などの症状が出現した際は内服中止する．狭窄が高度で下剤内服が危険と判断した場合は，禁食のみで前処置なしで手術を行う．

初診時に直腸癌の高度狭窄を認める症例や，腫瘍の潰瘍が深い症例では，閉塞や穿孔のリスクを回避するためにまずストーマを造設してから術前治療を行うことがある．そのような症例で前治療

表4-3 腹腔鏡下（ロボット支援下を含む）直腸切除術のクリニカルパス

		入院（2日前）	前日	当日	術後							
					1日目	2日目	3日目	4日目	5日目	6日目	7日目	退院（8日以降）
投薬	点滴*1			80 mL/時	80 mL/時（2,000 mL/日）	60 mL/時（1,500 mL/日）	40 mL/時（1,000 mL/日）	オフ				
	抗菌薬			CMZ 1 g（執刀前，術中3時間ごと，病棟帰室後1回）								
	クレキサン*2								↑	↑	↑	↑
食事*3		5分粥食	禁食 経口補水液	禁食	ジュース	5分粥食1/2	5分粥食	全粥食				
検査	血算・生化学	○			○		○		○			
	胸腹部X線検査	○			○		○		○			
処置	腸管前処置*4		マグコロールP＋ラキソベロン＋ニフレック＋カナマイシン，メトロニダゾール									
	尿カテ					抜去*5						
	ドレーン								肛門ドレーン抜去	腹腔ドレーン抜去		
	ストーマ管理						排泄・交換練習		排泄・交換練習		排泄・交換練習	

*1：術後は，メインの輸液に加えて，ストーマの排液量に準じた輸液負荷を行うためのストーマスケール指示を出す．
*2：出血高リスク症例ではクレキサンは使用しない．
*3：ストーマあり症例の場合．低位前方切除（ストーマなし）症例では，術後5日目の肛門ドレーン抜去翌日に5分粥食1/2を開始する．
*4：腸管前処置の項で述べたように，狭窄症例では早めの入院による禁食と，慎重な腸管前処置を行う．
*5：神経合併切除や，両側側方リンパ節郭清などの排尿障害高リスク症例では，尿カテの抜去を適宜遅らせる．

4-3 周術期管理 77

後に原発切除を予定する場合は，ストーマが回腸ストーマなのか結腸ストーマなのか，原発切除の際に同時にストーマを閉鎖するのか，二期的に閉鎖するのかなどの治療戦略を十分に検討し，個々の症例に応じて最適なストーマ位置を決定する必要がある．

3 予防的抗菌薬投与

　予防的抗菌薬の経静脈投与に関して，本邦では，2016年に「術後感染予防抗菌薬適正使用のための実践ガイドライン」[1]が公表されている．直腸手術で代表的に用いられるのは，腸内のグラム陰性桿菌と嫌気性菌をターゲットとしたセフメタゾール（CMZ）である．その他，同ガイドラインにはフロモキセフ（FMOX），セファゾリン（CEZ）＋メトロニダゾール（MNZ）が選択肢として記載されている．腹腔鏡下直腸手術では，予防的抗菌薬の投与期間は24時間と記載されている．人工肛門造設例では手術部位感染（surgical site infection：SSI）が高率となるが，予防的抗菌薬投与期間の延長に関する検討は行われていない．当科では，CMZの手術当日のみ投与としている．具体的には，執刀1時間前以内に投与開始し，術中も3時間ごとに追加投与を行い，病棟帰室後にも1回投与している．

4 術後管理

1）ドレーン管理

　腹腔ドレーンは，左下腹部から仙骨前面（吻合部背側）に19 Fr J-VACドレーンを留置し，出血や吻合不全のインフォメーションとする．また，低位前方切除術（LAR），括約筋間直腸切除術（ISR）の症例では経肛門ドレーン（8〜10 mm径のデュープルドレーン）を減圧目的に留置する．先端が吻合部口側になるように挿入し，術後の単純X線検査で先端が適正な位置にあることを確認する．経肛門ドレーンは術後5日目に抜去し，6日目に熱型や腹部所見，排液性状，採血データの悪化がないことを確認して腹腔ドレーンを抜去する．

再建腸管に硬便が残存している場合，経肛門ドレーンが詰まって減圧不良になることがあるため，経肛門ドレーンの排液を毎日確認し，詰まりが疑われるときは早めの経肛門ドレーン抜去も考慮する．

2）創部管理

　創部の発赤，熱感，疼痛増強，滲出液増加などの感染徴候がないかを確認する．特に，腹会陰式直腸切断術（APR）や骨盤内臓全摘術（TPE）では，骨盤死腔炎を来して会陰創の感染徴候が現れることがあるため，会陰創の診察は入念に行い，感染徴候を認めた場合は血液検査や画像検査で評価し，速やかに創の開放やドレナージを検討する．

3）経口摂取

　術前治療を行うような下部進行直腸癌に対する手術では，後述するように，一時的回腸ストーマあるいは永久結腸ストーマを造設することが多い．経口摂取開始は，表4-3に示したように，術後1日目のジュース食から開始し，5分粥食，全粥食へとアップする．一時的人工肛門を造設しないLARでは，術後5日目の経肛門ドレーン抜去翌日に5分粥食1/2を開始する．

4）血栓予防

　静脈血栓塞栓症（venous thromboembolism：VTE）の予防ガイドラインでは，40歳以上の直腸癌手術は高リスク手術となり，下肢の間欠的空気圧迫法または抗凝固療法が推奨される[2,3]．当科では，術中と術後1日目までのフットポンプ装着と，術後1日目夕〜4日目朝までのエノキサパリン（クレキサン）皮下注射を行っている（表4-3）．

5）ストーマ管理

　当科では原則として，吻合が肛門縁から4 cm以内の超低位前方切除（VLAR）症例や，ISR症例では一時的回腸ストーマを造設する．また，前治療症例ではLARでも縫合不全リスクを考慮して

一時的ストーマを造設することを原則とする.TPEやAPRで永久結腸ストーマを要する症例も含め,ストーマ予定の患者には外来受診時に十分なインフォームドコンセントとWOC(wound ostomy continence)ナースによるストーマオリエンテーションを行い,ストーマ造設に伴う患者の精神的負担の軽減とスムーズな管理習得をサポートすることが重要である.

また,ストーマを適切な位置に造設することが術後の管理に非常に重要となるため,入院後にWOCナースによるストーマサイトマーキングを行い,それを医師が確認する.術後3〜4日目からストーマからの排泄や装具交換の練習を開始し,手技を習得してから退院となる.回腸ストーマを造設した症例では,high outputに注意し,ストーマ排液量に応じて補液を行い,排液が1,000 mL/日以下になるように整腸剤や止痢剤を投与する.回腸ストーマのoutlet obstructionによる便排泄障害を認めた場合は,一時的にストーマから8 mmデュープルドレーンを挿入してナイロン糸でパウチ内に固定しておくことで,腸管の減圧が得られて排泄も改善することが多い.

6) 合併症対策

当科では,術後1,3,5日目に胸腹部単純X線検査と血液検査を施行し,全身状態と合わせて合併症の有無を判断する.38℃以上の発熱や高度炎症所見が遷延する場合は,縫合不全やSSI,腹腔内膿瘍,尿路感染症(術後排尿障害を伴うこともある),呼吸器合併症などを疑い,身体所見の確認と,超音波検査,CTなどの画像検査を追加する.

感染源が同定されたら,適切な抗菌薬投与を開始しつつ,ドレナージなどの感染源除去を速やかに検討する.高齢者では,身体所見や検査上の所見で明確な反応を示さない場合があること,多くの併存症を有していて耐術能が低い可能性があることを考慮し,所見を注意深く観察することが重要である.

文献
1) 術後感染予防抗菌薬適正使用に関するガイドライン作成委員会:術後感染予防抗菌薬適正使用のための実践ガイドライン.日化療会誌 2016;64:153-232.
2) Emoto S, Nozawa H, Kawai K, et al:Venous thromboembolism in colorectal surgery:incidence, risk factors, and prophylaxis. Asian J Surg 2019;42:863-873.
3) 日本循環器学会,日本医学放射線学会,日本胸部外科学会・他:肺血栓塞栓症および深部静脈血栓症の診断,治療,予防に関するガイドライン(2017年改訂版),2018.

(日吉 幸晴)

第5章 放射線療法

下部進行直腸癌は，術後局所再発のリスクが高いことが知られているため，欧米においては，これらに対する術前照射が標準治療とされている．術前照射を行うことで，局所制御率，肛門温存率の向上に寄与することが報告されている．欧米の臨床試験では，術前照射による生存率の向上は認めなかったが，局所再発率の低下が示された[1]．

本邦では，下部進行直腸癌に対する術前照射はまだ未確立である．その理由としては，直腸癌に対する術式が本邦と欧米で異なることがあげられる．本邦においては，直腸間膜全切除＋側方郭清が標準的な術式である[2]が，欧米においては側方郭清が標準的には行われていない．

下部進行直腸癌に対する術前照射には，2通りがある．5〜6週間程度を要する化学放射線療法（chemoradiotherapy：CRT）と，1週間で行う短期照射（short-course RT）とがあり，個々の症例に応じて最適な方法を選択する．進行直腸癌に対する術前CRTの成績は，5年局所再発率が約5〜11%，10年局所再発率が約7〜12%であり，良好な局所コントロールに寄与することが報告されている[3-5]．一方で，進行直腸癌に対する術前短期照射の成績は，3年局所再発率が約7〜8%，5年局所再発率が約11%であり，こちらも良好な局所コントロールが可能である[1,6]．cT3直腸癌において短期照射と術前CRTをランダム化比較試験（randomized controlled trial：RCT）で比べた報告では，5年局所再発率，5年遠隔再発率，5年全生存率，晩期有害事象，それぞれの項目について有意差なしとの結果が示されている[7]．

本邦の大腸癌治療ガイドラインにおいて，R0切除可能な直腸癌に対する術前CRTの推奨度は，「局所再発リスクが高い症例に対しては，術前化学放射線療法を行うことを弱く推奨する（推奨度2・エビデンスレベルB）」とされている[2]．弱い推奨となっている理由としては，前述したように，欧米との手術方法の違いがあげられる．一方で，短期照射の適応に関しては，本邦のガイドラインにおいていまだに言及されていない．

1 当院における術前照射

1) 当院の術前照射を用いた下部進行直腸癌に対する治療成績

当院では直腸癌に対する術前照射を，日常診療において各科と連携しながら行っている．当院の治療成績として，局所進行下部直腸癌（cT3〜4，またはリンパ節転移陽性）に対する術前CRTを行った場合，3年局所再発率は5.8%，3年無再発生存率は77.4%であった[8]．局所進行下部直腸癌，側方リンパ節転移陽性の症例に対する術前CRTを行った場合，5年局所再発率は3.5%，5年無再発生存率は72.1%，5年全生存率は78.2%であった[9]．また，当院における第Ⅱ相試験では，再発リスクの高い局所進行直腸癌を対象として，最初に導入化学療法（フルオロウラシルとレボホリナートにオキサリプラチンを併用したmFOLFOX 6＋ベバシズマブ6コース）を行い，その後にS-1併用CRTを行うレジメンで，病理学的完全奏効（pathological complete response：pCR）率は37.2%，3年無再発生存率は86.0%という成績が報告されている[10]．現在は，TNT（total neoadjuvant therapy）[11]としてカペシタビン併用CRTあるいは短期照射の前または後に，カペシタビンとオキサリプラチンを用いたCAPOX（照射前の場合はベバシズマブ併用）6コー

1　当院における術前照射　81

スを施行している．ただし，ベバシズマブは標準治療ではないため，今後解決すべき課題である．

2) 当院における術前照射の適応

本項では当院における試みについて述べる．まず，術前照射の適応となる症例であるが，局所進行下部直腸癌，下部直腸に浸潤する局所進行直腸癌，遠隔転移巣が切除可能なⅣ期下部直腸癌，遠隔転移巣が切除可能な下部直腸に浸潤するⅣ期直腸癌が対象となる．この局所進行癌とは，壁深達度がcT3（固有筋層を越えて浸潤）またはcT4（漿膜表面に接しているかまたは露出，あるいは直接他臓器に浸潤）か，もしくはリンパ節転移が陽性である，Ⅱ期またはⅢ期の状態を指す[12]．上部直腸や直腸S状部が主領域でも下部直腸まで浸潤する癌は適応とする．また，肛門管が主領域でも腺癌であれば直腸癌の放射線療法の適応に準じて取り扱う．なお，cT2（固有筋層まで浸潤）以下で，腫瘍下縁が肛門縁から5cm以内または肛門温存手術が困難な症例に対しても，肛門温存を目的とした照射の適応がある．

前述したように，術前照射には，術前CRTと術前短期照射の2通りがある．個々の症例に対して最適な照射方法を検討しており，明確な基準は定まっていないものの，腫瘍縮小効果をより期待する場合には当院ではCRTが推奨される．化学療法，放射線療法，手術術式について，症例ごとにカンファレンスを行い，最適な治療方針を決定する．放射線療法は原則外来通院で行う．ただし，狭窄による通過障害のある症例や，出血が多い症例など入院の適応がある場合には入院で行う場合もある．

CRTにおける併用薬剤については，現在はカペシタビンを用いており，照射日のみ内服を行う．短期照射は放射線単独で行う．

2 放射線治療計画

1) 標的体積

原発巣，転移リンパ節の肉眼的腫瘍体積（gross tumor volume；GTV）は，診断時のMRIやCTを参考にして正確に描出する．原発巣については内視鏡所見も参考にする．それらに臨床的な進展範囲を考慮してマージンを付けたものを臨床的標的体積（clinical target volume；CTV）とし，これに日々のセットアップの位置誤差や体内臓器の生理的な動きを考慮したマージンを計画標的体積（planning target volume；PTV）とする．

各々の標的体積についてまとめたものを，表5-1に示す．

原発巣のGTVについては，導入化学療法後の場合は，化学療法後の直腸病変とする．導入化学療法前の病変も参考にするが，導入化学療法前に認められた病変の範囲を必ずしもすべて含める必要はない．導入化学療法後に腫瘍の縮小が著明である場合，治療計画CTでGTVの同定が困難となる場合がある．内視鏡所見やMRIを参考にしても同定が困難な場合は，GTVを省略することを許容する．

原発巣のCTVについては，潜在的な腫瘍の進展範囲を考慮し，GTVから左右腹背方向に0.5～1cm程度，頭尾方向に0.5～2cm程度のマージンを付けた範囲とする．一様にマージンを付ける必要はない．前立腺など，解剖学的な境界のある部位で，境界を越える明らかな浸潤が認められなければ，CTVはその境界までとする．原発巣が導入化学療法後に同定困難となった場合も含めて，少なくとも導入化学療法前に肉眼的腫瘍が存在していた範囲はCTVに含める．

転移リンパ節のGTVについては，導入化学療法後の場合は，導入化学療法後のリンパ節病変とする．導入化学療法前の病変も参考とするが，導入化学療法前に認められた病変の範囲を必ずしもすべて含める必要はない．導入化学療法で腫瘍の縮小が著明で，治療計画CTでGTVの同定が困難となった場合は，GTVを省略することを許容する．

転移リンパ節のCTVについては，GTVに0.5cm程度のマージンを付けた範囲としている．筋肉や

表5-1 標的体積

肉眼的腫瘍体積（gross tumor volume；GTV）	
直腸原発巣（GTV primary）	導入化学療法後の場合は，化学療法後の直腸病変とする．導入化学療法前の病変も参考とするが，導入化学療法前に認められた病変の範囲を必ずしもすべて含める必要はない．
転移リンパ節（GTV node）	導入化学療法後の場合は，導入化学療法後のリンパ節病変をGTV nodeとする．導入化学療法前の病変も参考とするが，導入化学療法前に認められた病変の範囲を必ずしもすべて含める必要はない．
臨床的標的体積（clinical target volume；CTV）	
直腸原発巣（CTV primary）	subclinical extensionを考慮し，GTV primaryに左右腹背方向に0.5〜1 cm程度，頭尾方向に0.5〜2 cm程度を加えたものとする．anatomical barrierに対してはCTV primaryを適宜削減することを考慮する．導入化学療法後に同定困難となりGTV primaryを省略した場合も含めて，少なくとも導入化学療法前に認められた病変の範囲はCTV primaryに含める．
転移リンパ節（CTV node）	転移リンパ節については，GTV nodeに0.5 cm程度を加えたものとする．anatomical barrierに対してはCTV nodeを適宜削減することを考慮する．導入化学療法後に同定困難となりGTV nodeを省略した場合も含めて，少なくとも導入化学療法前に転移が疑われたリンパ節病変の範囲はCTV nodeに含める．
予防領域（CTV subclinical）	直腸間膜（直腸傍リンパ節含む），仙骨前リンパ節領域，内腸骨リンパ節領域，閉鎖リンパ節領域とする．上縁の目安は仙骨の岬角の高さとするが，同レベル付近にリンパ節転移が疑われる場合は，上縁を延長することを考慮する．また岬角の高さを越えてリンパ節転移が疑われる場合は上縁を転移が疑われるリンパ節病変より高位に延長することを考慮する．
計画標的体積（planning target volume；PTV）	
原発巣，転移リンパ節，予防領域（PTV primary，PTV node，PTV subclinical）	上記CTVにそれぞれ患者固定再現性の誤差や体内臓器の位置誤差などを見込んで適切なマージン（0.5〜1 cm程度）を加えたものを，PTV primary，PTV node，PTV subclinicalとし，その総和をPTVとする．

骨など，解剖学的境界のある部位に対しては，原発巣のCTVの作成方法と同様，境界を越える浸潤が認められなければ，CTVはその境界までとする．導入化学療法後に同定困難となりGTVを省略した場合も含めて，少なくとも導入化学療法前に転移が疑われるリンパ節が存在していた範囲はCTVに含める．CTVは，GTVに潜在的な腫瘍の進展範囲を加味したものであり，リンパ節外浸潤が疑われないような転移リンパ節については，0.5 cmもマージンを付ける必要はないかもしれないが，過小評価を避けるために現時点ではマージンを付けている．転移リンパ節のCTVマージンについて，今後再検討の余地はある．

予防領域のCTVについては，直腸間膜（直腸傍リンパ節含む），仙骨前リンパ節領域，内腸骨リンパ節領域，閉鎖リンパ節領域とする．CTVの上縁の目安は，仙骨の岬角の高さとするが，同レベル付近に転移リンパ節が疑われる場合は，上縁を岬角よりも頭側に延長することを考慮する．また，岬角の高さを越えた部位に転移リンパ節が疑われる場合も，CTVの上縁を，転移が疑われるリンパ節病変より頭側に延長することを考慮する．

PTVについては，各々のCTVに，患者固定再現性の誤差や体内臓器の位置誤差などを見込んで，適切なマージン（0.5〜1 cm程度）を加え，その総和をPTVとする．

GTV，CTV，PTVについて，具体的な例を図5-1に示す．

治療計画CTは，通常単純CTを用いるため，図5-1-a, bのように，原発巣と正常な直腸壁と

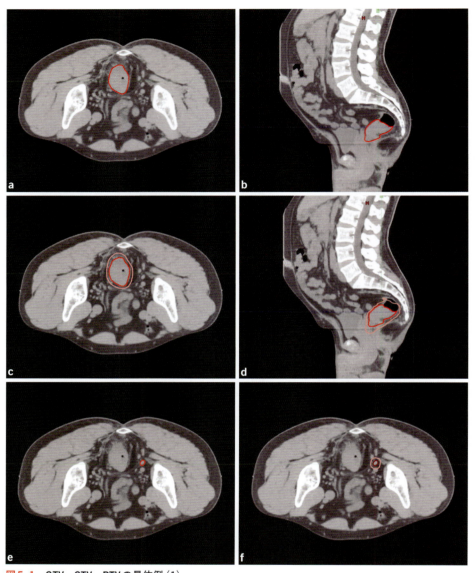

図5-1 GTV, CTV, PTVの具体例(1)
a：GTV原発巣(赤)(横断像)，b：GTV原発巣(赤)(矢状断像)，c：CTV原発巣(橙)(横断像)，d：CTV原発巣(橙)(矢状断像)，e：GTV転移リンパ節(赤)(横断像)，f：CTV転移リンパ節(橙)(横断像).

の境界の判別が難しいことが多い．原発巣を同定しにくい場合には，仮にGTVが全周性に存在していなくても，MRIや内視鏡所見を参考に，腫瘍が局在する部位の直腸壁の全周をGTVとして囲む手法をとる．GTVを過小評価することを避けるためである．

原発巣に対するCTVは，図5-1-cのように，直腸の水平(短軸)方向は0.5cm程度マージンを付けることが多いが，管腔臓器であることを考慮して，頭尾(長軸)方向へは1.5cm程度付けることが多い(図5-1-d)．しかし，肛門側のマージンを付けすぎると，肛門括約筋や肛門皮膚が広く照射野

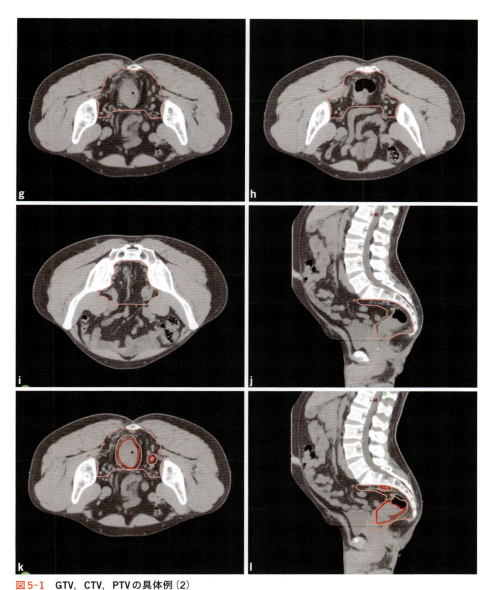

図5-1 GTV, CTV, PTVの具体例（2）
g：CTV予防領域（橙）（横断像），h：CTV予防領域（橙）（横断像），i：CTV予防領域（橙）（横断像），j：CTV予防領域（橙）（矢状断像），k：各GTV, CTV（横断像），l：各GTV, CTV（矢状断像）．

に含まれるため，晩期障害のリスクが増加することになる．肛門側のCTVマージンは，最小限に抑えることが望ましい．そのためには，まず，直腸診，内視鏡所見，MRIを参考に，正確なGTVを把握しておくことが重要である．

転移リンパ節のGTV（図5-1-e）については，明らかな腫大リンパ節に関しては容易にGTVとすることができる．しかし，サイズの小さなリンパ節の場合，どれをGTVに含めるかの明確な基準が存在しないため，臨床的な判断が必要となる．画像診断ではequivocalであっても，臨床的に転移が疑われる場合は，放射線腫瘍医の判断で

2 放射線治療計画　85

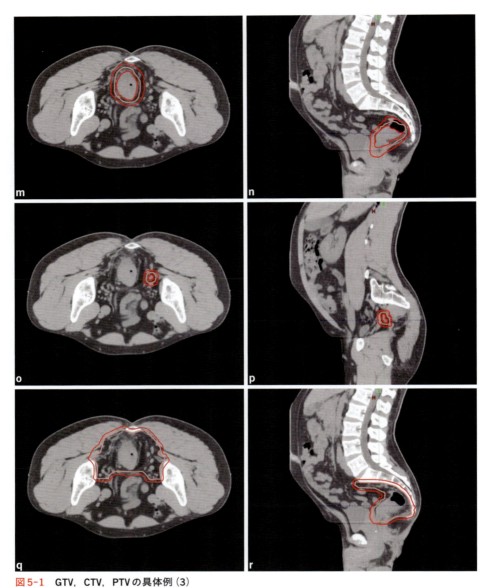

図 5-1　GTV, CTV, PTV の具体例 (3)
m：PTV 原発巣（外側赤）（横断像），n：PTV 原発巣（外側赤）（矢状断像），o：PTV 転移リンパ節（外側赤）（横断像），p：PTV 転移リンパ節（外側赤）（矢状断像），q：PTV 予防領域（外側赤）（横断像），r：PTV 予防領域（外側赤）（矢状断像）．

GTV に含める．

予防領域の CTV（図 5-1-g～j）については，日本放射線腫瘍学会（Japanese Society for Radiation Oncology：JASTRO）が作成した放射線療法計画ガイドラインのアトラスが参考になる[13]．また，「大腸癌取扱い規約 第9版」[12]に記載されている，領域リンパ節の分類も参考にしながら CTV を作成する．

PTV（図 5-1-m～r）については，照射を行う施設ごとの固定精度や，位置照合の精度を加味したマージンを付ける必要がある．当院には，6軸方向の位置補正が可能な治療寝台があり，さらに

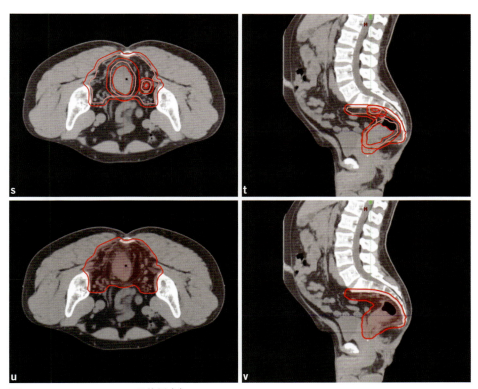

図5-1 GTV，CTV，PTVの具体例（4）
s：各GTV，CTV，PTV（横断像），t：各GTV，CTV，PTV（矢状断像），u：全PTV（横断像），v：全PTV（矢状断像）．

は，毎回の照射時に画像誘導放射線治療（image-guided radiotherapy；IGRT）を行っており，PTVマージンが最小限となるように努めている．また，位置照合の際には，X線画像による骨照合だけでなく，定期的にCBCT（cone-beam CT）を用いて腫瘍やリスク臓器（organ at risk；OAR）の位置確認も行っている．

また，PTVマージンは，体内臓器の位置誤差を加味する必要がある．治療計画CT撮影時に直腸内ガスが少なかった場合は，治療時にガスが多く貯まると，直腸が大きく拡張することで，治療計画時の直腸との位置誤差が大きくなるため注意が必要である．標的が照射野外にはみ出ないようにするためには，ある程度保守的な広めのマージンを付けざるをえない場合もある．

2）リスク臓器

OARの設定については，RTOG（Radiation Therapy Oncology Group）のコンセンサスアトラスが参考になる[14]．低線量の部位も評価するため，照射野外まである程度広めに囲むことが必要である．

OARの具体的な例を**図5-2**に示す．

小腸，大腸を各々囲む方法の他に，簡便な方法として，bowel bagと称し，筋肉と骨を除いた腹部の軟部組織を，小腸と大腸を包含するように囲む手法がある．bowel bagの手法のデメリットとしては，小腸と大腸を区別しない仮想のOARであるため，詳細な評価が行いにくい点がある．

その他のOARとして，膀胱，尿道，骨髄，大腿骨がある．末梢神経の馬尾が存在する高さの脊柱管については，通常は術前照射の耐容線量内で

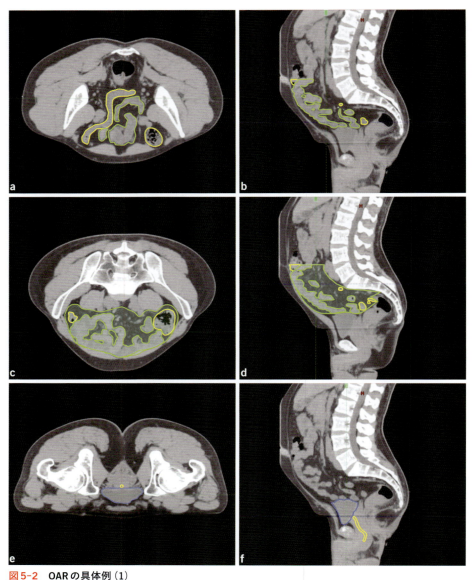

図 5-2　OAR の具体例（1）
a：小腸（黄緑），大腸（黄）（横断像），b：小腸（黄緑），大腸（黄）（矢状断像），c：bowel bag（外側黄緑）（横断像），d：bowel bag（外側黄緑）（矢状断像），e：膀胱（青），尿道（黄）（横断像），f：膀胱（青），尿道（黄）（矢状断像）．

あるため，必ずしも囲む必要はない．尿道と骨髄についてはRTOGアトラスに規定はないが，参考のために囲んでいる．

3) 照射法

　放射線療法は，CTシミュレータを利用した3次元治療計画で行う．

　治療体位は，小腸の被曝線量低減を目的として，ベリーボードを用いた腹臥位での照射を行っている（図5-3）．

　腹部がベリーボードの凹みに落ちることにより，小腸を照射野から遠ざけることが可能にな

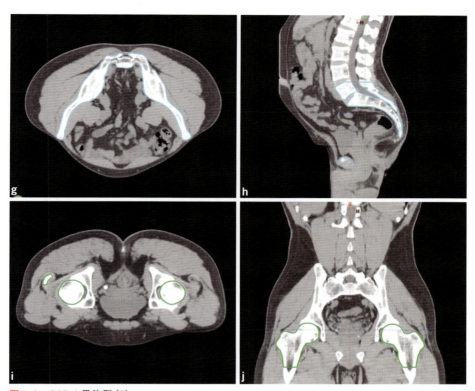

図5-2 OARの具体例（2）
g：骨髄（水色）（横断像），h：骨髄（水色）（矢状断像），i：大腿骨（緑）（横断像），j：大腿骨（緑）（冠状断像）．

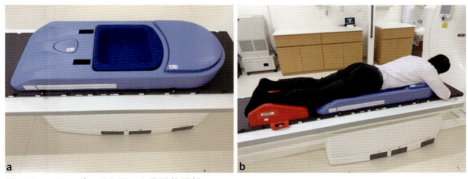

図5-3 ベリーボードを用いた腹臥位照射
a：ベリーボード，b：治療体位．

る．さらに，膀胱内に蓄尿を行うことで，小腸を照射野外の頭側方向に押し出し，小腸の被曝線量を低減できることがわかっている[15]．理論上は，膀胱容量が大きければ大きいほどよいが，我慢できる容量には個人差があるため，初診時に排尿回数や間隔を聴取し，無理のない範囲で蓄尿時間を設定する．通常，蓄尿時間の目安は1.5～2時間程度としている．蓄尿時間の設定以外に，水分摂取

2 放射線治療計画　89

の程度によっても膀胱容量は変化するため，蓄尿が不十分な場合には水分摂取量を増やして対応することもある．

治療計画CT撮影時や照射時に，直腸の位置再現性を高める目的での緩下剤の使用は行っていない．また，直腸内ガス貯留時に，ネラトンカテーテルを使用した排ガス処置も行っていない．直腸内容の変化はランダムな位置誤差として考慮している．治療期間中は，適宜CBCTを撮影することで，直腸や膀胱などの軟部組織の位置関係を把握しながら位置照合を行っている．

治療計画CT撮影時や照射時に，食直後の状態で胃内容物が多量にあると，症例によっては胃が照射野内に下垂してくる可能性があるため，食事時間や食事量にも配慮が必要である．

4) 線量分割

CRTの場合は，1回1.8〜2 Gy，1日1回，週5日，計25〜28回，総線量50〜50.4 Gyとしている．

最近は，ほとんどの症例において，強度変調放射線治療（intensity-modulated radiation therapy；IMRT）を応用した，強度変調回転放射線治療（volumetric-modulated arc therapy；VMAT）を用いて照射を行っている．

VMATは，従来の照射法である三次元原体照射（three-dimensional conformal radiation therapy；3D-CRT）と比較して，消化管線量を低減できるため，総治療期間の短縮および治療強度の維持を兼ねて，2 Gy×25回，総線量50 Gyを現在の線量処方の基本としている．

消化管の骨盤内への落ち込みが強く，下痢などの有害事象のリスクが高い場合は，1回線量を1.8 Gyに減らし，計28回，総線量50.4 Gyとしている．

短期照射の場合は一律5 Gy×5回，総線量25 Gyの照射を行う．

5) 線量分布計算

3D-CRTの場合，標的基準点（reference point）

での線量処方を行う．標的基準点は，アイソセンターと同一である必要はない．

照射体積（照射野）については，ビームの半影に対する適切なマージン（0.5 cm程度）を加味して，原則的にPTVを含めるように設定する．

照射野設定についての具体例を図5-4に示す．

15 MVのX線を用いて，後方・両側方からの3門照射を基本としている．15 MVのエネルギーがない施設については，10 MV以上のX線の使用を推奨する．両側方からのビームは，照射野の線量が均一になるよう，45°のdynamic wedgeを使用している．また，両側方のビームは，消化管線量低減のため，腹側に接線を作るような角度にする．後方からのビームで，大腿骨頭が照射野内に入ってくる場合には，大腿骨頭が遮蔽されるようにマージンを削減することを考慮する．照射野内の線量最大値（Dmax）が107%未満になるようにする．特に小腸にhot spotが来ないように注意する．hot spotを抑える場合，各門の線量の比重を変えるか，またはfield in fieldを使用したサブフィールドを追加する．

線量計算は不均質補正を用いる．直腸など照射野内の腸管内にガスが目立つ場合は，水など別の電子密度に置き換えて計算してよい．

6) 位置照合

当院のリニアックは，6軸補正が可能な治療寝台をもつ放射線治療装置で，室内に設置するタイプのX線撮影装置ExacTrac®や，リニアックに搭載されている，X線画像およびCBCT画像が取得可能なOBI（On-Board Imager®）を用いることで，高精度な照射を可能としている（図5-5）．

毎回の照射時に，これらの照合画像の情報を用いて正確に位置照合を行う，IGRTが基本である．X線画像の骨情報を用いた照合は，毎回行っている．また，軟部組織情報が得られるCBCTを適宜撮影して，膀胱容量や，標的病変の位置確認も行っている．

X線画像を用いた骨照合と，CBCTを用いた軟

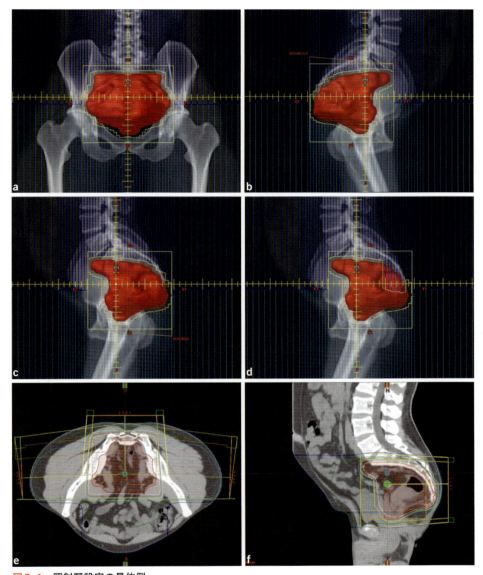

図5-4 照射野設定の具体例
a：照射野（後方），b：照射野（右側方），c：照射野（左側方），d：照射野（左側方サブフィールド），
e：線量分布図（横断像），f：線量分布図（矢状断像）．

部組織での照合を比較して，骨照合での照射で問題がない場合は，CBCTを頻回に撮影する必要はなく，原則として骨照合による照射でよい．しかし，体内臓器の日々の位置誤差が大きく，骨照合よりも軟部組織での照合を行ったほうが正確であると判断した場合は，毎回CBCTを撮影して軟部組織照合での照射を行う．

3 術前照射における有害事象とその対処法

照射の際に避けられないのが，照射野に含まれる臓器に関連した有害事象である．直腸癌に対する放射線療法の有害事象について**表5-2**に示す．

急性期有害事象として，皮膚炎，腸炎（下痢など），膀胱炎，尿道炎，放射線宿酔，骨髄抑制などがあげられる[13]．

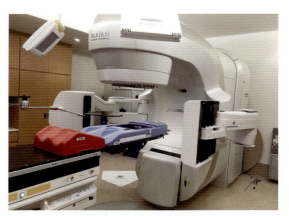

図5-5 リニアック（True Beam® Varian Medical Systems）

表5-2 有害事象

急性期有害事象	晩期有害事象
・悪心，嘔吐 ・皮膚炎 ・肛門痛 ・腸炎（腹痛，下痢） ・膀胱炎・尿道炎 ・放射線宿酔 ・骨髄抑制 　　　　　　　　など	・排便機能低下 ・不全骨折・骨折 ・慢性腸炎，腸閉塞・穿孔 ・外陰部・腟の乾燥・癒着・萎縮 ・下肢リンパ浮腫 ・不妊，閉経 ・二次がん 　　　　　　　　など

化学療法を併用する場合にはさらにその影響も考慮する必要がある．

1) 急性期有害事象

急性期有害事象について，腸炎による下痢の症状や，排便時の肛門の痛みを訴える症例は比較的多い．適切な薬剤処方を行い，早期に対処することが求められる．下痢は，食事内容を工夫することで改善が見られる場合もある．

対症療法を行っても，下痢などの有害事象が高度の場合は，次に併用化学療法の減量または休薬を検討し，放射線療法の継続を優先する．入院が必要な場合には，入院での加療を行いながら，放射線療法の完遂を目指す．

最近は，照射法の進歩や，適切な支持療法により，併用化学療法の減量や休薬を行うことなく，放射線療法を完遂できる場合がほとんどである．

一般に放射線療法に伴う直接的な有害事象としては扱われないものの，日常臨床でしばしば問題になる症状として，外痔核の悪化による疼痛がある．外痔核の悪化を認めるとともに，比較的強い肛門痛を認める．その場合，鎮痛薬など対症療法を積極的に行う．時間の経過とともに，徐々に改善するが，疼痛が長引くことが多いため，入念に対症療法を継続する．

照射終了後に，腫瘍の縮小過程で脆弱な血管が破綻して生じると考えられる突然の下血によって，高度の貧血症状を呈する症例をまれに経験する．照射終了後も引き続き患者の全身状態に注意する必要がある．

2) 晩期有害事象

晩期有害事象としては，排便機能低下，骨盤の不全骨折・骨折，慢性腸炎，腸閉塞・穿孔，外陰部や腟の乾燥・癒着・萎縮，下肢リンパ浮腫，不妊，閉経，二次がんなどがあげられる[13]．

閉経前女性の，卵巣機能廃絶による閉経は必発である．腟の萎縮や癒着は，性生活にも影響するため，照射終了後にダイレーターの使用を考慮する．

男性の妊孕性温存に関しては，精巣は照射野外であっても散乱線による低線量被曝の影響を受ける可能性があり，事前に精子凍結保存を考慮する．

性機能，妊孕性，閉経の問題に関しては，事前に十分な説明が必要である．

4 当院における照射法の進歩

当院では，高精度な放射線療法の実現と，有害事象のリスク低減を目指し，いくつかの改善を行ってきた．

患者の照射条件については，治療時の蓄尿時間を，従来は1時間に設定していたが，小腸被曝線量低減のため1.5～2時間に延長し，できるだけ膀胱が拡張した状態で治療を行うこととした．

照射野については，骨構造を目印とした二次元

的な照射野から，標的体積に適合させた三次元的な照射野に変更し，照射野を縮小した．

また，臀部や肛門部の皮膚炎リスク低減のため，臀部皮膚や肛門側の照射野を可能な限り縮小した．

位置照合については，治療装置の更新とともに，X線画像やCBCT画像を用いたIGRTが可能となり，照合の精度が向上した．それによりPTVマージンの削減が達成できた．

CBCTを用いたIGRTは，腫瘍や周囲の正常組織の位置関係を確認することができるため，骨照合のみでは位置照合が不十分な症例に有用である．

照射技法については，VMATを導入することで，従来の3D-CRTよりも正常組織の被曝線量低減が可能となった．

3D-CRTとVMATでの線量分布の比較の具体例を図5-6に示す．小腸などの正常組織の被曝線量を低減することができる．

標的体積の設定については，直腸癌の進行度や治療方針を考慮して，症例ごとに必要最小限の照射野となるように微調整を行っている．ただし，照射野の縮小にあたっては，辺縁再発が生じないよう，十分に注意する必要がある．

5 直腸癌の治療方針に関する最近の話題

最近では，術前治療で臨床的完全奏効（clinical complete response；cCR）となった場合に，再増大しない限りは手術を待機し，定期的な経過観察を行う，watch and wait/non-operative management の試みが海外で行われている．当院においても，まだ経験は浅いがその試みを開始している．海外では，局所進行癌でなくても，肛門温存を目的に行う場合もある．

また，TNT（total neoadjuvant therapy）と称される，術前に補助療法（化学療法，放射線療法）を完了する治療法も，治療成績および肛門温存率の向上に期待されている[11]．

直腸癌の治療方針に関して，米国放射線腫瘍学会（American Society for Radiation Oncology；ASTRO）から，ガイドラインが発表された[16]．

推奨の強さをstrongとconditional，エビデンスの質をhigh，moderate，low，expert opinionに分け，見解が示されている．

直腸癌の進行度や再発リスク因子によって，推奨される術前治療レジメンが示されている．放射線療法に関して，照射体積と照射技術に関する推奨についての項目もある．

前方臓器浸潤（前立腺，精嚢，子宮頸部，腟，膀胱）を認める症例では，CTVに外腸骨リンパ節を加えることを条件付きで推奨している（conditional, low）．

肛門管浸潤を認める症例では，鼠径リンパ節と外腸骨リンパ節をCTVに加えることを条件付きで推奨している（conditional, expert opinion）．

照射法に関して，外腸骨リンパ節，鼠径リンパ節の照射が必要な場合，または3D-CRTで毒性が高リスクの場合にIMRT/VMATを推奨している（conditional, low）．

IMRT/VMATは日々のIGRTを条件付きで推奨している（conditional, expert opinion）．

鼠径リンパ節を予防領域に含めない場合，腹臥位，ベリーボードでのシミュレーションを条件付きで推奨している（conditional, low）．

上記のように，ASTROのガイドライン[16]においても，腹臥位，ベリーボードでの治療や，日々のIGRTおよびIMRT/VMATが推奨される傾向にある．

照射体積に関して，ASTROのガイドライン[16]では，前方臓器浸潤を認める症例で，予防領域に外腸骨リンパ節を加えることが推奨されているが，筆者は，前方臓器浸潤を認める症例に対して，ルーチンには外腸骨リンパ節を予防領域に含めてはいない．そのような症例でも外腸骨リンパ節転移のリスクは必ずしも高くないという経験的判断から，そのような方針としている．ただし，診断時に明らかな外腸骨リンパ節転移を認める症例や，前方臓器浸潤が高度で，外腸骨リンパ節転

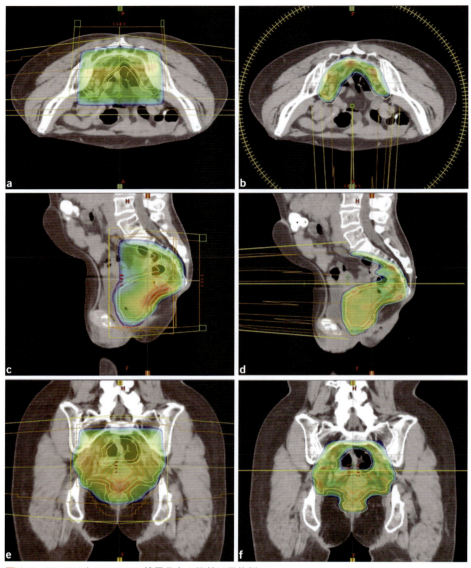

図5-6 3D-CRTとVMATでの線量分布の比較の具体例
a：3D-CRT（横断像），b：VMAT（横断像），c：3D-CRT（矢状断像），d：VMAT（矢状断像），e：3D-CRT（冠状断像），f：VMAT（冠状断像）．

移のリスクが高いと予測される症例では，外腸骨リンパ節領域を予防領域に含めることを推奨する．

また，ASTROのガイドライン[16]で，肛門管浸潤を認める症例では，鼠径リンパ節と外腸骨リンパ節を予防領域に含めることが推奨されているが，筆者は，下部進行直腸癌で肛門管浸潤を認める症例に対してルーチンには鼠径リンパ節を予防領域には加えていない．そのような症例でも鼠径リンパ節および外腸骨リンパ節転移のリスクは必ずしも高くないという経験的判断から，そのような方針としている．ただし，明らかな鼠径リンパ節転移を認める場合や，臨床的に鼠径リンパ節転移のリスクが高い場合には，鼠径リンパ節を予防

領域に含めることを推奨する．鼠径リンパ節を予防領域に含める場合には，治療体位は仰臥位としている．

　ここまで，局所進行直腸癌に対する術前照射について述べてきた．筆者らは，これまでさまざまな改良を重ねつつ，患者にとって有益性の高い治療法を提供できるよう邁進し努力を惜しまないよう，日々取り組んできた．

　ここ数年間における当院の放射線療法における大きな変化の一つとして，VMATの導入があげられる．急性期および晩期有害事象のリスク低減と，さらなる局所制御および肛門温存率の向上のために導入した．これにより，照射体積設定と線量制約の自由度が増した．VMAT導入後の経験年数はまだ浅いが，急性期有害事象については腸炎（下痢）の頻度が減少した印象はある．晩期有害事象に関しては，骨盤骨の被曝線量が低減されており，不全骨折の減少が期待される．

　今後の課題として，正常組織の被曝線量を許容範囲に抑えつつ腫瘍への線量増加がどの程度まで可能であるのか，検討する余地がある．引き続き照射法の改善とともに，治療成績の向上と有害事象の低減を図っていきたい．

　最後に，高精度放射線治療は，放射線腫瘍医，放射線技師，医学物理士，看護師など，さまざまなスタッフの連携により実現できている．これまでの感謝とともに今後もチーム医療を推進し，よりよい放射線療法を提供していきたい．

文献

1) Peeters KC, Marijnen AM, Nagtegaal ID, et al : The TME trial after a median follow-up of 6 years : increased local control but no survival benefit in irradiated patients with resectable rectal carcinoma. Ann Surg 2007 ; 246 : 693-701.

2) 大腸癌研究会（編）：大腸癌治療ガイドライン 医師用 2024年版．金原出版，2024.

3) Gérard JP, Conroy T, Bonnetain F, et al : Preoperative radiotherapy with or without concurrent fluorouracil and leucovorin in T3-4 rectal cancers : results of FFCD 9203. J Clin Oncol 2006 ; 24 : 4620-4625.

4) Sauer R, Liersch T, Merkel S, et al : Preoperative versus postoperative chemoradiotherapy for locally advanced rectal cancer : results of the German CAO/ARO/AIO-94 randomized phase Ⅲ trial after a median follow-up of 11 years. J Clin Oncol 2012 ; 30 : 1926-1933.

5) Bosset JF, Calais G, Mineur L, et al : Fluorouracil-based adjuvant chemotherapy after preoperative chemoradiotherapy in rectal cancer : long-term results of the EORTC 22921 randomised study. Lancet Oncol 2014 ; 15 : 184-190.

6) Sebag-Montefiore D, Stephens RJ, Steele R, et al : Preoperative radiotherapy versus selective postoperative chemoradiotherapy in patients with rectal cancer (MRC CR07 and NCIC-CTG C016) : a multicentre, randomised trial. Lancet 2009 ; 373 : 811-820.

7) Ngan SY, Richard B, Fisher RJ, et al : Randomized trial of short-course radiotherapy versus long-course chemoradiation comparing rates of local recurrence in patients with T3 rectal cancer : trans-Tasman radiation oncology group trial 01.04. J Clin Oncol 2012 ; 30 : 3827-3833.

8) Akiyoshi T, Ueno M, Matsueda K, et al : Selective lateral pelvic lymph node dissection in patients with advanced low rectal cancer treated with preoperative chemoradiotherapy based on pretreatment imaging. Ann Surg Oncol 2014 ; 21 : 189-196.

9) Nagasaki T, Akiyoshi T, Fujimoto Y, et al : Preoperative chemoradiotherapy might improve the prognosis of patients with locally advanced low rectal cancer and lateral pelvic lymph node metastases. World J Surg 2017 ; 41 : 876-883.

10) Konishi T, Shinozaki E, Murofushi K, et al : Phase Ⅱ trial of neoadjuvant chemotherapy, chemoradiotherapy, and laparoscopic surgery with selective lateral node dissection for poor-risk low rectal cancer. Ann Surg Oncol 2019 ; 26 : 2507-2513.

11) Cercek A, Roxburgh CSD, Strombom P, et al : Adoption of total neoadjuvant therapy for locally advanced rectal cancer. JAMA Oncol 2018 ; 4 : e180071.

12) 大腸癌研究会（編）：大腸癌取扱い規約（第9版）．金原出版，2018.

13) 日本放射線腫瘍学会（編）：放射線治療計画ガイドライン 2020年版（第5版）．金原出版，2020.

14) Gay HA, Barthold HJ, O'Meara E, et al : Pelvic normal tissue contouring guidelines for radiation therapy : a radiation therapy oncology group consensus panel atlas. Int J Radiat Oncol Biol Phys 2012 ; 83 : e353-362.

15) Kim TH, Chie EK, Kim DY, et al : Comparison of the belly board device method and the distended bladder method for reducing irradiated small bowel volumes in preoperative radiotherapy of rectal cancer patients. Int J Radiat Oncol Biol Phys 2005 ; 62 : 769-775.

16) Wo JY, Anker CJ, Ashman JB, et al : Radiation therapy for rectal cancer : executive summary of an ASTRO clinical practice guideline. Pract Radiat Oncol 2021 ; 11 : 13-25.

（田口　千藏）

第6章　薬物療法

本章では，現代欧米およびがん研でも主流としている，TNT（total neoadjuvant therapy）以前の切除可能直腸癌に対する化学放射線療法（chemoradiotherapy：CRT）における薬物療法，術後の補助化学療法，転移進行再発直腸癌に対する薬物療法について述べる．

1 CRTにおける薬物療法の役割（総論）

1) 化学療法と放射線療法の変遷

化学療法と放射線療法の併用療法の歴史は古く，フルオロウラシル（5-FU）により *in vitro/in vivo* で放射線療法の増感作用が見られることが1950年代にすでに報告され，臨床試験が行われてきた．CRTは60年以上の歴史がある治療法であり，抗癌剤のみならず，手術，放射線，CT/MRIなどの画像診断技術の進歩などの影響を多く受け，今日まで発展を続けている．

1970年代にはシスプラチンなどを併用する抗癌剤のバリエーションの展開がみられたが，治療効果の改善は乏しかった．しかしながら，当時の放射線照射技術は現在とは全く異なることは考慮しておかなくてはならない．放射線画像診断の技術革新と相まって，1980年代後半〜1990年代にかけて，食道癌や頭頸部癌などでCRTによる治療成績の向上が報告されるようになり，2000年代以降は分子標的治療薬の併用も行われ，日常臨床に定着してきた．

2) 化学療法と放射線療法の相乗効果

放射線療法との併用における抗癌剤の役割は，薬剤そのものの殺細胞効果による照射野内外の抗腫瘍効果のみならず，放射線照射の増感剤としての役割が期待されている．放射線によるDNA損傷が抗癌剤の効果を高めることも報告されており，化学療法と放射線の相乗効果が期待されている．放射線療法の増感剤としてのメカニズムは，併用する抗癌剤の作用機序によっても異なる．

Kasibhatlaら[1]は頭頸部癌のCRTの臨床試験データをもとに，抗癌剤の増感効果を定量化し，追加の放射線照射に換算するとどの程度になるかを検討したところ，増感作用は10 Gy程度の上乗せに相当し，同量の放射線量は照射単独では安全に施行できないと結論づけた．

1990年代〜2000年代前半に治療法として定着してからは，併用する抗癌剤や，照射スケジュールの最適化がさまざまな癌種で検討された．

併用のタイミングには，順次化学療法と同時併用があるが，前者に関しては非小細胞肺癌を除き，生存率向上は示されていない．直腸癌を含め，悪性神経膠腫，頭頸部癌，食道癌，非小細胞性肺癌，小細胞性肺癌，膵癌，肛門管癌，子宮頸癌，膀胱癌などで，同時併用が広く行われている．

抗癌剤の併用においては，照射中の有害事象の増加に留意しなくてはならない．主に，照射部位と重なる粘膜炎に注意が必要である．頭頸部・食道領域では，咽頭・食道炎による嚥下時痛，直腸癌・肛門管癌においては下痢症状として現れやすい．日常臨床では，好発する有害事象や発現時期を予測し，適切な支持療法を駆使しながら，抗癌剤の副作用による放射線照射の中断を避け，抗癌剤と放射線照射の相乗効果を最大限に引き出すマネジメントが求められる．

② 進行直腸癌に対するCRTにおける薬物療法

進行直腸癌治療における薬物療法の役割は，①放射線との併用における増感作用，②再発・生存の改善を目的とした全身治療，の2つに大別される．前者は主に（術前）CRT，後者は（術前）CRTおよび術後補助化学療法において期待される．本項では，現在欧米で主流となってきているTNT，consolidation，watch and wait以前の進行直腸癌の（術前）CRTと術後補助療法の臨床試験結果を総括する．欧米および本邦，近年は中国，韓国などで数多くの臨床試験が行われているが，このエビデンスの解釈はいくつかの要因が影響し合って複雑化していると考えられる．下記にその要因を列挙した．

1）60年以上の歴史と治療法の変遷の影響

切除可能進行直腸癌の化学（放射線）療法および直腸癌の術後化学療法は，1960年代から臨床試験が行われ，そこで得られた知見は互いに影響し合いながら練り上げられてきた．1990年代までに，放射線療法と手術の併用で，局所再発を抑制できることにコンセンサスが得られた．それ以降は無再発生存期間（disease free survival：DFS）や全生存期間（overall survival：OS）をプライマリーエンドポイントとした臨床試験が行われ，試験開始から最終解析の結果が得られるまでに10年以上の期間がかかることも珍しくなかった．その結果，コンセンサスが形成される前に異なるコンセプトの試験が同時に行われ，結果が折り重なるように報告されており，紐解くのが難しい．

2）薬物療法以外の治療・診断法の影響

進行直腸癌治療では集学的治療が行われるため，薬物療法の分野以外での発展が与えた影響は多大である．1982年にHealdらが報告し普及したTME（total mesorectal excision），1990年代までに数多く行われた臨床試験による放射線療法の最適化など手術・放射線療法の進歩と，放射線照射機器の改良，MRIの登場など，診断・技術の革新

があげられる．各試験の結果を統合して解釈する際には，試験間の不均一性が高く，注意を要する．

3）結腸癌/再発転移大腸癌のエビデンスの影響

本邦では，結腸癌と直腸癌は明確に区別されていないが，欧米では，結腸癌と直腸癌は区別され，異なる治療戦略がとられている．しかしながら，結腸癌で形成されたエビデンスが直腸癌治療に影響を与えることはある．

2000年代にオキサリプラチン（L-OHP）併用術後補助療法が結腸癌で確立されてからは，直腸癌でも同様に，受け入れられてきた．このため直腸癌の術後補助療法の臨床試験で，手術単独群を対照群とすることを困難にし，純粋なエビデンスの構築を阻んだ．また，転移・再発ステージにおいては，結腸癌と直腸癌は基本的に同様の治療が行われており，分子標的治療薬・免疫療法などにおいては，結腸と直腸の線引きはそれほど明確ではない．

4）日米欧での違い

現在は，術前CRTが標準治療となっている欧米も，欧州と米国では2000年以前にはわずかに異なるコンセプトで試験が行われてきた．一方，本邦では手術を中心とした治療戦略が現在に至るまで根強く，薬物療法の役割は術後補助化学療法にある．本邦のエビデンスを解釈するうえでは前提が異なることに注意しなければならない．

上記の要因を踏まえて，以下，局所進行直腸癌の治療戦略の変遷について，大規模臨床試験結果を中心に振り返る（図6-1）．

①治療の変遷と臨床成績（1990年まで）

欧米における1960〜1980年までの進行直腸癌の5年生存率は40%程度と報告され，再発形式としては局所が最も多く（15〜40%），生活の質（quality of life：QOL）への影響と併せて局所コントロールは重要な課題であった[2,3]．

欧州では，1970〜1980年に術前・術後の放射

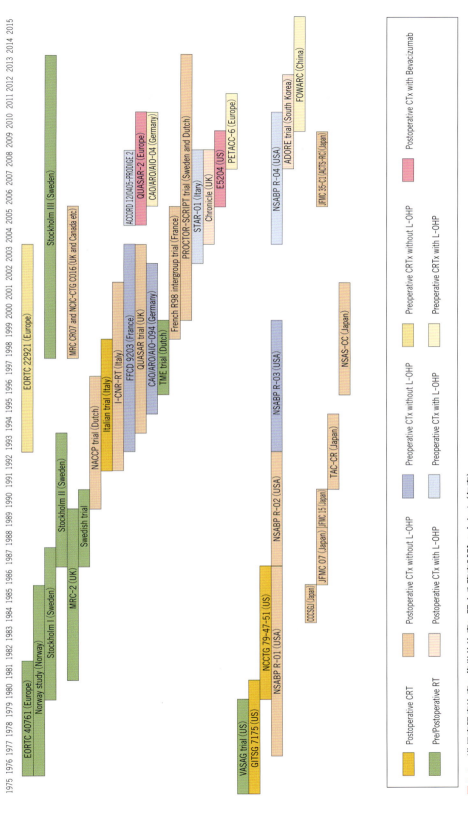

図 6-1 進行直腸癌治療の集学的治療に関する臨床試験のまとめ(年表)

2 進行直腸癌に対する CRT における薬物療法 99

線療法の臨床試験が数多く行われ，放射線療法は局所再発の抑制に効果的であるというコンセンサスは形成された．放射線照射技術が未成熟であった1990年以前は術前治療としてリスクが高い治療法であったが，その後技術の向上によりリスクが低減され術前放射線療法が定着した．1997年に「N Engl J Med」誌に発表されたSwedish trial（1987～1990）は術前放射線療法が手術単独療法と比較して有意な生存期間の延長を示したことを報告した[4]．生存期間の延長は，非常に大きなインパクトを与えた．2005年に「J Clin Oncol」誌にFolkessonらの長期フォローアップの成績が報告されているが，OSの有意な改善は保持されていた[2]．局所コントロールに関しては，1982年にHealdらが症例報告し[5]，その後世界の標準術式として普及したTMEも多大な影響を与えた[6]．その結果，局所再発を抑制するという放射線療法の利点にも検討の余地が生まれ，TME試験（1996～1999）によって，TMEが行われた症例にも術前放射線療法は意義があるか検証されたが，術前放射線療法により局所再発を有意に抑制することが報告され，その意義は保たれた[3]．しかしながら，術前放射線療法による，生存期間の改善は認められなかった．さらに，Swedish trial以降，放射線単独療法で生存の改善を示した試験は報告されていない．本邦では，この事実が重要視され，長く術前放射線療法が標準化されない論拠の一つとなってきた．

化学療法のエビデンスは，黎明期には術後治療でのデータが積み重ねられ，その意義が認知された．GITSG試験（1975～1980）により，治癒切除後にCRTを受けた患者群で経過観察群と比較してDFS，OSの有意な改善が報告された[7]．さらに，NCCTG 79-47-51（1980～1986）により術後放射線単独と比較し，術後CRT（semustineと5-FU）の有効性が報告された[8]．NSABP R-01（1977～1986）では，術後化学療法（semustine，ビンクリスチン，5-FU：MOF療法）が術後放射線療法と比較してDFS，OSの有意な改善を示したと報告している[9]．

これらの結果により，米国国立衛生研究所（NIH）コンセンサス会議で，Stage Ⅱ/Ⅲ直腸癌の術後CRTは標準治療として推奨されるに至った[10]．しかしながら，術前治療の進歩とともに術後治療のインパクトは疑問視され，臨床試験でも明確な生存延長は示されなかったが，NCCN（National Comprehensive Cancer Network），ESMO（European Society for Medical Oncology）などのガイドラインでは，術後補助療法の推奨が継承され続けた．

本邦でも1960年代から術後補助療法の臨床試験が企画され，CCCSGJ（1984～1986），JFMC 07（1986～1988），JFMC 15（1989～1990），TAC-CR（1991～1994）と，術後補助化学療法の意義を検証した試験が複数行われた．特に，JFMC 07試験以降は，補助療法としてテガフール・ウラシル（UFT）が用いられ，OS，DFSともに有意な改善がメタ解析により明らかにされた[11]．いずれの試験でも5年生存率は70%と良好であり，この結果は結腸癌でのMOSAIC試験[12]，NSABP-C-07試験[13]の結果とも見劣りしないものと考えられ，本邦ではその後もフッ化ピリミジン系薬剤単剤での補助療法の検証が進んだ．JFMC 35-C1（ACTS-RC）試験（2006～2009）では，S-1単剤のUFT単剤に対する優越性が報告されたが，5年生存率は，UFT群で80.2%，S-1群で82.0%と手術と術後単剤での化学療法のみで良好な結果が報告されている[14]．

②治療の変遷と臨床成績（1990年以降～2000年代前半）

1990年以降，欧州では術前放射線療法では生存改善は困難との認識から，米国のエビデンスにならって，術後補助化学（放射線）療法の試験（NACCP，Italian trial，I-CNR-RT，QUASAR）が行われた．また，術前放射線療法の最適化と技術革新により，周術期合併症の懸念が少なくなり，術前CRTの検証（EORTC 22921，FFCD 9203，CAO/ARO/AIO-094）も進んだ．一方，術後化学（放射線）療法のエビデンスが確立していた米国でも術前CRTの試験（NSABP R-03）が同時期に始まった．こうして欧米で，術前CRTの治療開発

の足並みが揃い始めた．術前治療のスケジュール，レジメンは表6-1に，試験結果の詳細は表6-2にまとめた．

◎術前CRTの確立

術前CRTの意義を術後放射線療法との比較で検証した，①CAO/ARO/AIO-094，②RTOG 94-01，③NSABP R-03の3試験のうち，後者2試験では組み入れが不良で，途中で中止となっている．CAO/ARO/AIO-094試験（1995～2002）は，OSをプライマリーエンドポイントとして実施されたが，11年フォローアップのデータで，10年OSが術前群59.9%と術後群59.6%と同等で，ハザード比（HR）0.98〔95%信頼区間（CI）0.79～1.21〕と有意差がなく，negative試験であった[15]．また，2004年にSauerらにより「N Engl J Med」誌に報告された際には，術後治療群は5年局所再発13%であったのに対して，術前では6%と有意に良好であったと報告されたが，長期フォローアップの結果では10年局所再発率は術後群の10.1%に対して，術前群では7.1%で差が縮まっていたことから局所においても根治ではなく，再発を遅らせているのではないかと解釈される結果であった[15, 16]．

フランスでは，FFCD 9203試験（1993～2003）が行われ，FU/ロイコボリン（LV）による術前CRTと術前放射線療法の比較が行われた．この試験でもプライマリーエンドポイントのOSで，術前CRTの優越性を示すことはできなかった[17]．

EORTC 22921試験（1993～2003）は，術前放射線療法，術前CRTさらに，それぞれに術後補助療法あり/なしの4群に分けた比較試験である．プライマリーエンドポイントは，術前放射線単独群（術後あり/なし）と術前CRT群（術後あり/なし）のOSとされた[18]．2014年に報告された長期フォローデータでも，10年OSは放射線単独群の49.4%に対して，CRT群で50.7%とほぼ同等な結果であった[19]．また，補助療法の有無による生存の改善も示されなかったが，補助療法施行例が少なかったため，治療効果を十分に検討できなかった可能性があることには留意しなくてはならない．

NSABP R-03試験（1993～1999）は，術後CRTに対する術前CRTの意義を検証した第Ⅲ相ランダム化比較試験（randomized controlled trial；RCT）で，5年DFSにおいて術前群が64.7%と術後群の53.4%を有意に上回り（HR 0.63，95%CI 0.44～0.90，$p=0.011$），5年OSでも，術前74.5%と術後65.6%に対して良好な傾向（HR 0.69，95%CI 0.47～1.03，$p=0.065$）を示したが，残念ながら予定登録数に達せず，途中で中止となっている[20]．

これらの結果を総括すると，術前CRTは，術前放射線療法や術後CRTに対して，生存の延長を明確に示すことができなかったが，45～50.4 Gyの線量を5-FU＋LVとの併用で用いても安全に手術が施行できることや，術後化学療法のアドヒアランスが低いことは，重要なメッセージとなり，フッ化ピリミジン系薬剤〔5-FU/カペシタビン（Cape）〕による術前CRTは，局所進行直腸癌治療において市民権を得た．

◎術後補助化学療法（フッ化ピリミジン系薬剤単独）の検証

前述の通り，術後の化学（放射線）療法は1990年までに一定の地位を得ていたが，術前CRTのデータの蓄積により，次第に術前へと治療の比重が移るにつれて地位が脅かされた．一方で，結腸癌でのエビデンスが下支えとなり，NCCNやESMOのガイドラインでは推奨され続けた．異なる潮流に翻弄され，その意義は現代に至るまで不明確なままである．術後補助化学療法の試験結果を表6-3にまとめた．

フッ化ピリミジン系薬剤単独での術後補助化学療法の意義を検証したQUASAR，I-CNR-RT，PROCTOR-SCRIPT試験がある．QUASAR試験（1994～2003）は結腸・直腸癌を対象に行われ，直腸癌の症例が一部であることに結果の解釈において注意が必要である．StageⅡの直腸癌で，術後化学療法群の良好な傾向が示されている[21]．

I-CNR-RT試験（1992～2001）では，cT3～4の進行直腸癌で術前CRTを施行された症例を対象に，5-FU/folinic acidの術後補助化学療法の意義を検

表6-1 局所進行直腸癌：術前療法に関する大規模試験の投与スケジュールのまとめ

臨床試験	腫瘍肛門縁距離	壁深達度リンパ節転移	治療法	症例数	術前化学療法	投与スケジュール	放射線療法	補助療法	投与スケジュール	サイクル	文献
Swedish trial			surgery alone	583	-		none				N Engl J Med 1997
	<15 cm		RT + surgery	585	-		25 Gy				
TME trial			surgery alone	908	-		none				Kapiteijn E ら：N Engl J Med 2001
			RT + surgery	897	-		25 Gy				
CAO/ARO/AIO-94	≦16 cm	cT3/4 and/or N+	preoperative CRT	421	FU	1,000 mg/m², d1～5, d29～33	50.4 Gy	-			Sauer R ら：N Engl J Med 2004
			postoperative CRT	402	-	-	-	CRT：50.4 Gy +FU	FU：500 mg/m², d1～5 and d29.	4	
FFCD 9203		cT3/4	preoperative RT	367	-	-	45 Gy	-			Gérard JP ら：J Clin Oncol 2006
			preoperative CRT	375	FU+LV	FU：350 mg/m²+LV：20 mg/m², d1～5, d29～33		-	FU：350 mg/m²+LV：20 mg/m², d1～5, q4 wks	4	
NSABP R-03	<15 cm		preoperative CRT+adj. CTx	123	FU+LV	(C1) FU：500 mg/m²+LV：500 mg/m², once per wk for 5 wks (C2, 3) FU：325 mg/m²+LV：20 mg/m², d1～5, d29～33	50.4 Gy	CRT：(C4～7) FU：500 mg/m²+LV：500 mg/m², once per wk for 5 wks		4	Roh MS ら：J Clin Oncol 2009
			postoperative CRT	131	-	-	-	CRT：50.4 Gy +FU	(C1) FU：500 mg/m², once per wk for 5 wks (C2, 3) FU：325 mg/m², d1～5, d 29～33 (C4～7) FU：500 mg/m², once per wk for 5 wks	7	
EORTC 22921	<15 cm	cT3/4	preoperative RT	252	-	-	45 Gy				Bosset JF ら：N Engl J Med 2006
			preoperative CRT	253	FU+LV	FU：350 mg/m²+LV：20 mg/m², d1～5, d29～33					
			preoperative RT+adj. CTx	253	-	-		FU+LV	FU：350 mg/m²+LV：20 mg/m², d1～5, q3 wks	4	
			preoperative CRT+adj. CTx	253	FU+LV	FU：350 mg/m²+LV：20 mg/m², d1～5, d29～33					
STAR-01	≦12 cm	cT3/4 and/ or N+	preoperative RT with FU	379	FU	FU：225 mg/m²/day, 5 days/wk	50.4 Gy	FU	FU based adjuvant		Aschele C ら：J Clin Oncol 2011
			preoperative RT with FU+L-OHP	368	FU+L-OHP	FU：225 mg/m²/day, 5 days/wk L-OHP：60 mg/m²weekly					

（つづく）

表6-1　局所進行直腸癌：術前療法に関する大規模試験の投与スケジュールのまとめ（つづき）

臨床試験	腫瘍肛門縁距離	壁深達度・リンパ節転移	治療法	症例数	術前化学療法	投与スケジュール	放射線療法	補助療法	投与スケジュール	サイクル	文献
ACCORD 12/0405-PRODIGE 2		cT2/3/4	preoperative RT with Cape	299	Cape	Cape：800 mg/m², twice daily 5 days/w	45~50 Gy	physician's choice			Gérard JP ら：JCO 2010
			preoperative RT with Cape + L-OHP	299	CAPOX	Cape：800 mg/m², twice daily 5 days/w L-OHP：50 mg/m² weekly					
NSABP R-04	<12 cm	cT3/4 and/or N+	preoperative RT with FU	477	FU	FU：1,225 mg/m²/day, 5~7 days/wk	50.4~55.8 Gy				O'Connell MJ ら：J Clin Oncol 2014
			preoperative RT with Cape	472	Cape	Cape：825 mg/m²/day, twice daily 5~7 days/w					
			preoperative RT with FU + L-OHP	329	FU+L-OHP	FU：1,225 mg/m²/day, 5 days/wk L-OHP：50 mg/m² weekly					
			preoperative RT with Cape + L-OHP	330	CAPOX	Cape：825 mg/m²/day, twice daily 5 days/w L-OHP：50 mg/m² weekly					
CAO/ARO/AIO-04	<12 cm	cT3/4 and/or N+	preoperative RT with FU+ adj. FU	613	FU	1,000 mg/m², d1~5, d29~33	50.4 Gy	FU	FU：500 mg/m², d1~5 and d29	4	Rodel C ら：Lancet Oncol 2012
			preoperative RT with FU/L-OHP+adj. FU/L-OHP	623	FU+L-OHP	continuous FU：250 mg/m² d1~14, d22~35, L-OHP：50 mg/m², d1, 8, 22 and 29		FU+LV+L-OHP	FU：2,400 mg/m², d1 and 15 LV：400 mg/m², d1 and 15 L-OHP：50 mg/m², d1~14, 22~35	8	
PETACC-6	<12 cm	cT3/4 and/or N+	preoperative RT with Cape + adj. Cape	547	Cape	Cape：825 mg/m², twice daily without weekend	45 or 50.4 Gy	Cape	Cape：1,000mg/m², twice daily d1~15 q3w	6	Schmoll HJ ら：J Clin Oncol 2021
			preoperative RT with CAPOX+adj. CAPOX	547	CAPOX	Cape：825 mg/m², twice daily without weekend L-OHP：50 mg/m², d1, 8,15, 22, 29		CAPOX	Cape：1,000 mg/m², twice daily d1~15 q3w L-OHP：130 mg/m²		
FOWARC	<12 cm	cT3/4 and/or N+	preoperative RT with FU	165	FU+LV	FU：400 mg/m² (bolus)/2,400 mg/m², 46 hs, LV：400 mg/m²	46~50.4 Gy	FU+LV	FU：400 mg/m² (bolus)/2,400 mg/m², 46 hs, LV：400 mg/m²	7	Deng Y ら：J Clin Oncol 2019
			preoperative RT with FOLFOX	165	FOLFOX	FU：400 mg/m² (bolus)/2,400 mg/m², 46 hs, LV：400 mg/m² L-OHP 85 mg/m², d1		mFOLFOX 6	FU：400 mg/m² (bolus)/2,400 mg/m², 46 hs, LV：400 mg/m² L-OHP 85 mg/m², d1	7	
			preoperative FOLFOX	165	FOLFOX	FU：400 mg/m² (bolus)/2,400 mg/m², 46 hs, LV：400 mg/m² L-OHP 85 mg/m², d1	–	mFOLFOX 6	FU：400 mg/m² (bolus)/2,400 mg/m², 46 hs, LV：400 mg/m² L-OHP 85 mg/m², d1	6 to 8	

2　進行直腸癌に対する CRT における薬物療法　　103

表6-2 局所進行直腸癌：術前療法に関する大規模試験の結果の長期成績まとめ

臨床試験	結果	期間（中央値）	治療法	全生存率	無再発生存率	病理学的完全奏効率	局所再発率	遠隔転移率	文献
Swedish trial	positive	13 yrs (3〜15)	surgery alone	30.0%			26%		Folkesson J ら：J Clin Oncol 2005
			preoperative short RT	38.0% $p=0.008$			9% $p<0.001$		
TME trial	positive	11.6 yrs (1.2〜14.1)	surgery alone	48.0% $p=0.86$			11%	28%	van Gijn W ら：Lancet Oncol 2021
			preoperative short RT	49.0%			5% $p<0.0001$	25% $p=0.21$	
CAO/ARO/AIO-94	negative	134 ms (90〜184)	preoperative CRT	59.6% HR 0.98 (0.79〜1.21), $p=0.85$	68.1% HR 0.94 (0.73〜1.21), $p=0.65$		7.1%	29.8%	Sauer R ら：J Clin Oncol 2012
			postoperative CRT	59.9%	67.8%		10.1% $p=0.48$	29.6% $p=0.90$	
FFCD 9203	negative	81 ms (17〜145)	preoperative RT	67.9% HR 0.96 (0.73〜1.27), $p=0.684$	55.5% HR 0.96 (0.77〜1.20)	11.4%	16.5%		
			preoperative CRT	67.4%	59.4%	3.6% $p<0.001$	8.1% $p=0.004$		
NSABP R-03	—	8.4 yrs (10.9〜12.9)	preoperative CRT	74.5% HR 0.69 (0.47〜1.03), $p=0.065$	64.7% HR 0.63 (0.44〜0.90), $p=0.011$		10.7%		Roh MS ら：J Clin Oncol 2009
			postoperative CRT	65.6%	53.4%		10.7% $p=0.69$		
EORTC 22921	negative	10.4 (IQR 7.8〜13.1)	preoperative RT ± adj. CTx	49.4% HR 0.99 (0.83〜1.18), $p=0.91$	44.2% HR 0.93 (0.79〜1.10), $p=0.38$				Bosset JF ら：Lancet Oncol 2014
			preoperative CRT ± adj. CTx	50.7%	46.4%				
			preoperative (C) RT	48.4% HR 0.91 (0.77〜1.09), $p=0.32$	43.7% HR 0.91 (0.77〜1.08), $p=0.29$				
			preoperative (C) RT +adj. CTx	51.8%	47.0%				
STAR-01	negative	8.8 (IQR 8.1〜9.9)	preoperative RT with FU	62.3% HR 0.82 (0.64〜1.06), $p=0.126$	66.3% HR 0.89 (0.69〜1.15), $p=0.374$	16.0%			Aschele C ら：ASCO 2016 #3521
			preoperative RT with FU+L-OHP	67.4%	69.2%	16.0% $p=0.90$			
ACCORD 12/0405-PRODIGE 2	negative	60.2 ms	preoperative RT with Cape	73.0% HR 0.71 (0.50〜1.01), $p=0.056$	63.1% HR 0.86 (0.66〜1.15), $p=0.3$	13.9%	8.8%		Azria D ら：Ann Oncol 2017
			preoperative RT with Cape+L-OHP	82.0%	66.1%	19.2% $p=0.09$	7.8% $p=0.7$		

（つづく）

表6-2　局所進行直腸癌：術前療法に関する大規模試験の結果の長期成績まとめ（つづき）

臨床試験	結果	期間(中央値)	治療法	全生存率	無再発生存率	病理学的完全奏効率		局所再発率		遠隔転移率	文献
NSABP R-04	positive	–	preoperative RT with FU±L-OHP	79.9%	HR 0.94, p=0.61	66.4%	HR 0.97, p=0.70	17.8%	p=0.14	11.2%	p=0.98		Allegra CJ ら：JNCI 2015
	–		preoperative RT with Cape±L-OHP	80.8%		67.7%		20.7%		11.8%			
			preoperative RT with FU/Cape	79.0%	HR 0.89, p=0.38	64.2%	HR 0.91, p=0.34	17.8%	p=0.42	12.1%	p=0.70		
			preoperative RT with FU/Cape+L-OHP	81.3%		69.2%		19.5%		11.2%			
CAO/ARO/AIO-04	positive	50 ms (IQR 38~61)	preoperative RT with FU+adj. FU	88.0%	HR 0.96 (0.72~1.26)	71.2%	HR 0.79 (0.64~0.98), p=0.03	13.0%	p=0.04	4.60%		22.40%	Rodel C ら：Lancet Oncol 2012
			preoperative RT with FU/L-OHP+adj. FU/L-OHP	88.7%		75.9%		17.0%		2.90%		18.50%	
PETACC-6	negative	68 ms (IQR 58~74)	preoperative RT with Cape+adj. Cape	73.5%	HR 1.19 (0.91~1.57), p=0.205	66.1%	HR 1.02, p=0.861	11.6%	p=0.23	8.68%	p=0.238	24.01%	p=0.261	Schmoll HJ ら：J Clin Oncol 2021
			preoperative RT with CAPOX+adj. CAPOX	73.7%		65.5%		14.0%		7.38%		21.01%	
FOWARC	negative	45.2 ms (1~83)	preoperative RT with FU+adj. FU	91.3%		72.9%		14.0%	p=0.005	8.0%	p=0.614		Schmoll HJ ら：J Clin Oncol 2020
			preoperative RT with FOLFOX+adj. FOLFOX	89.1%	HR 1.11 (0.54~1.91), p=0.96	77.2%	HR 0.84 (0.55~1.28), p=0.415	27.5%		7.0%			
			preoperative FOLFOX+adj. FOLFOX	90.7%	HR 1.06 (0.58~2.00), p=0.859	73.5%	HR 0.94 (0.63~1.42), p=0.774	6.6%		8.3%	p=0.905		

2　進行直腸癌に対する CRT における薬物療法　　105

表6-3 局所進行直腸癌：術後化学療法のまとめ

臨床試験	治療法	症例数	術前療法 RT	術前療法 CRT	(y) pT3/4	(y) pN+	サイクル/間隔	期間(中央値)	結果	全生存率	ハザード比(95%信頼区間), p値	無再発生存期間/無病生存期間	ハザード比(95%信頼区間), p値	文献
NSABP R-01	observation	184	0(0%)	0(0%)				64.1 ms	positive	43.0%		30.0%		Fisher B ら：J Natl Cancer Inst 1988
	MOF	187	0(0%)	0(0%)			8			53.0%	$p=0.05$	42.0%	$p=0.006$	
	RT	184	0(0%)	0(0%)										
NSABP R-02	MOF/FU	368	0(0%)	0(0%)		310(84.2%)		93 ms	negative		ref		ref	Wolmark N ら：J Natl Cancer Inst 2000
	MOF/FU+RT	373	0(0%)	0(0%)		313(83.9%)					HR 0.98 (0.78~1.24), $p=0.89$		HR 0.99 (0.80~1.22), $p=0.90$	
CCCSGJ	MMC (12, portal vein) + MMC+5-FU	346	0(0%)	0(0%)	242(69.9%)	147(42.5%)	6 M		positive	70.7%	$p=0.004$	71.8%	$p=0.001$	CCCSGJ JJCO 1995
	MMC+5-FU	323	0(0%)	0(0%)	229(70.9%)	141(43.7%)				73.6%	$p=0.000$	73.2%	$p=0.000$	
	observation	335	0(0%)	0(0%)	231(69.0%)	125(37.3%)				60.2%	control	56.5%	control	
JFMC 07	observation	398	0(0%)	0(0%)	331(83.6%)	177(44.5%)	1 yr		—	66.3%	$p=0.338$	59.3%	$p=0.006$	Kodaira S ら：IJCO 1998
	MMC/uracil-tegafur	396	0(0%)	0(0%)	337(85.1%)	177(44.7%)				70.1%		68.9%		
JFMC 15-study 2	5-FU+MMC+UFT+OK-432	222	0(0%)	0(0%)	182(82.0%)	103(46.4%)	1 yr		negative	73.5%	$p=0.933$	67.8%	$p=0.785$	Watanabe M ら：IJCO 2004
	5-FU+MMC+uracil-tegafur	218	0(0%)	0(0%)	167(76.6%)	96(44.0%)				71.8%		65.4%		
	observation	229	0(0%)	0(0%)	181(79.0%)	108(47.2%)				72.6%	control	64.8%	control	
TAC-CR	observation	63	0(0%)	0(0%)	59(93.7%)	37(58.7%)	2 yrs	5.9 yrs	—	66.7%	ref	42.4%	ref	Kato T ら：Langenbeck's Arch Surg 2002
	uracil-tegafur	66	0(0%)	0(0%)	59(89.4%)	40(60.6%)				75.9%	$p=0.1669$	73.6%	$p=0.0016$	

（つづく）

表6-3 局所進行直腸癌：術後化学療法のまとめ（つづき）

臨床試験	治療法	症例数	術前療法 RT	術前療法 CRT	(y)pT3/4	(y)pN+	サイクル/間隔	期間（中央値）	結果	全生存率	ハザード比（95%信頼区間），p値	無再発生存期間/無病生存期間	ハザード比（95%信頼区間），p値	文献
JFMC 35-C/ACTS-RC	uracil-tegafur	480	0 (0%)	0 (0%)	418 (87.1%)	316 (65.8%)	1 yr	5.0 yrs (range 0.00~8.00)	positive	80.2%	ref	61.7%	ref	Oki E ら：Ann Oncol 2015
	S1	479	0 (0%)	0 (0%)	420 (87.7%)	313 (65.3%)				82.0%	HR 0.92 (0.71~1.20), p=0.5365	66.4%	HR 0.77 (0.63~0.96), p=0.00165	
QUASAR (rectum)	observation	474	101 (21.3%)	0 (0%)		67 (14.1%)		5.5 yrs (range 0~10.6)	—		ref		ref	QUASAR Collaborative Group：Lancet 2007
	5-FU+α	474	102 (21.5%)	0 (0%)		64 (13.5%)	6 q4w (30/wk)				HR 0.77 (0.54~1.00), p=0.05		HR 0.68 (0.52~0.88), p=0.004	
PROCTOR-SCRIPT	observation	221	193 (62.9%)	28 (12.7%)		189 (85.5%)		5.0 yrs (range 0.02~13.12)	negative	79.2%	ref	55.4%	ref	Breugom AJ ら：Ann Oncol 2015
	Cape/5-FU+LV	216	183 (84.7%)	33 (15.3%)		177 (81.9%)	8			80.4%	HR 0.93 (0.62~1.39), p=0.73	62.7%	HR 0.80 (0.60~1.07), p=0.13	
Chronicle	observation	59	0 (0%)	59 (100%)	42 (71.2%)	28 (47.5%)		44.8 ms	—	87.8%	ref	71.3%	ref	Glynne-Jones R ら：Ann Oncol 2014
	CAPOX	54	0 (0%)	54 (100%)	29 (53.7%)	10 (18.6%)	6			88.8%	HR 1.18 (0.43~3.26), p=0.75	77.5%	HR 0.80 (0.38~1.69), p=0.56	
I-CNR-RT	observation	310	0 (0%)	310 (100%)	310 (100%)	116 (37.4%)		63.7 ms	negative	70.0%	ref	62.8%	ref	Aldo S ら：Radiotherapy and Oncol 2014
	5-FU/folinic acid	324	0 (0%)	324 (100%)	324 (100%)	156 (48.2%)	6			69.1%	HR 1.045 (0.775~1.410), p=0.772	65.3%	HR 0.977 (0.724~1.319), p=0.882	
ADORE	FU+LV	161	0 (0%)	161 (100%)	137 (85%)	96 (60%)	4	38.2 ms (IQR 26.4~50.6)	positive	85.7%	ref	62.9%	ref	Hong YS ら：Lancet Oncol 2014
	FOLFOX	160	0 (0%)	160 (100%)	136 (85%)	102 (64%)	8			95.0%	HR 0.456 (0.215~0.970), p=0.036	71.6%	HR 0.657 (0.434~0.994), p=0.047	

2 進行直腸癌における CRT における薬物療法　107

証した．プライマリーエンドポイントのOS（補助療法群69.1% vs. 経過観察群70.0%）で有意差はなく，DFSでも有意差が示されなかった．術前のclinical stageによる対象患者選択であったため，ypT0〜2症例を含んでいたことが要因の一つと考察された[22]．

オランダとスウェーデンで行われたPROCTOR-SCRIPT試験（2000〜2013）は，患者集積が不良で，途中で中止となったが，OS，DFSともに補助化学療法による上乗せを示すことができなかった[23]．

2020年にCochrane reviewでは，20試験（$n=$9,221）のデータを統合解析し，術後補助療法によりDFS（HR 0.75，95%CI 0.68〜0.83），OS（HR 0.83，95%CI 0.76〜0.91）と有意な改善が示されているが，TMEが施行されていない，術前化学療法が行われていない症例を多く含むデータであり，術前CRTが定着した日常臨床への応用は非常に限定的であると受け取られている[24]．補助化学療法の有効性を示すことができなかったのは，術後のアドヒアランスの低さ，5-FU単独でのパワー不足，ypT0〜2など，予後良好群が混在していたことが原因と考察されたが，適切に臨床的な症例選択が行われた対象には毒性は許容範囲内であると考えられ，補助療法の意義を否定し，経過観察がデフォルトになるまでには至らなかった．補助療法の効果のさらなる改善には，結腸癌のエビデンスからオキサリプラチンへの期待が高まり，後継試験が企画された．

③治療の変遷と臨床成績（2000年代後半〜2010年代前半まで）

「術前CRT（5-FU/Cape）➡ TME ➡ 術後補助療法」という治療ストラテジーは，各々のパートでは，特にOSにおいて統計学的に有意な改善を示せなかったものの，治療戦略としては洗練され，欧米における日常臨床には定着した．術前の放射線増感剤として，術後補助療法としてオキサリプラチン併用療法が期待され，複数の臨床試験が行われた．

◎オキサリプラチン併用療法（術前）

ACCORD 12/0405-PRODIGE 2（2005〜2008），STAR-01（2003〜2008），NSABP R-04（2004〜2010）試験は術前のオキサリプラチン併用療法の意義を検証した試験である．

ACCORD 12/0405-PRODIGE 2試験は，FFCD 9203試験の後継試験として企画された．プライマリーエンドポイントのypCR率（19.2% vs. 13.9%）ではCAPOX（CAP：50）での有意な改善が示されたが，局所コントロール，DFS，OSのいずれもCAPOXでの改善が得られず，毒性を増強することが報告された[25]．

STAR-01試験では，OSメリットが示されないばかりか，ypCR率の改善も見られなかった（両群とも16%）．FU単独での術前CRTが洗練され，オキサリプラチン併用による上乗せ効果を示す余地が残されていなかったことが原因と考察された．今後は分子標的治療薬併用などの新試験に期待された[26]．

NSABP R-04試験でもオキサリプラチン併用群でのypCR率の改善（19.5% vs. 17.8%）はわずかであった[27]．これらの試験では一貫して毒性の増強は報告されており，その後の基礎検討でオキサリプラチンの放射線増感剤としての効果を否定するデータが出てきたことから，術前CRTとしてオキサリプラチン併用レジメンを行うことは不適切であると結論されるに至った[28]．

◎オキサリプラチン併用療法（術後）

術後のオキサリプラチンの意義を検証する試験として，PROCTOR-SCRIPT（2000〜2013），Chronicle（2004〜2008），第Ⅱ相RCTではあるがADORE（2008〜2012）がある．前2者は，経過観察を対照群としているが，ADORE試験ではFU＋LV群が対照群として設定された．また前2者は集積が悪く，途中で中止となっており，同時期に術後経過観察を対照とした補助療法の意義を検証する試験を行うことが困難となっていたことをうかがわせる．

両試験ともに，DFS，OSでの有意な改善はみ

られず，OSに関しては点推定値でもほぼ同じであった．DFSでは6～7%の差が見られた．Chronicle試験では予定6サイクルのCAPOX施行割合は48.1%と低率であったことに加えて，ypT0，N0が含まれ，検出力不足であった[29]．

PROCTOR-SCRIPT試験は，13年の歳月をかけて470人が参加したが，途中で中止（予定840人）となった．また，プロトコル変更で術後の化学療法レジメンがオキサリプラチン併用となったため純粋にオキサリプラチンの効果を検証した試験と言えない．化学療法の完遂率は73.6%と決して低くなかったが，14.8%が毒性による中止となっている．

ADORE試験は検証的試験ではないものの，プライマリーエンドポイントのDFSは，オキサリプラチン併用群が71.6%（対照群：62.9%）で，HR 0.657（95%CI：0.434～0.994），$p=0.047$と有意差を示した．両群とも95%（FU＋LV），97%（FOLFOX）と高いサイクル完遂率を実現した[30]．毒性も両群ともに大きな差はなかった．検証的試験ではないが，ypT3～4またはN1以上の高リスクに絞り込んだことと，術後4か月の短期間であったことなどが勝因と考えられる．この結果は以降の試験に大きなインパクトを与えた．

◎オキサリプラチン併用療法（術前/術後）

CAO/ARO/AIO-04（2006～2010），PETACC-06（2008～2011），FOWARC（2010～2015）試験は術前/術後にオキサリプラチン併用化学療法が用いられている．

CAO/ARO/AIO-04試験は，プライマリーエンドポイントのDFSで，オキサリプラチン併用群75.9%（対照群：71.2%）で，有意な延長を示した（HR 0.79，95%CI：0.64～0.98，$p=0.03$）．しかしながら，その後行われたPETACC-06試験で結果は再現されなかった．この要因を，FUとCapeの違いによるものではないかと筆者らは考察している[31]．

FOWARC試験は中国で行われた試験で，3年DFSにおける術前/術後オキサリプラチン群（術前放射線あり）の有意差は認められなかったが，点推定値では77.2% vs. 72.9%とCAO/ARO/AIO-04試験とほぼ似通った値となっている[32]．この試験では，術前FOLFOX単独（放射線なし）群を加えた点は先進的である．探索的な位置づけだが，FOLFOX群でpCR率こそ6.6%と低率で術前放射線療法（14.0%，27.5%）と見劣りするものの，局所再発率，DFS，OSでは遜色ないと思われる結果が示されている．オキサリプラチン併用時代の術前放射線療法の役割を問う重要なメッセージを残した結果であった．

5) 局所進行直腸癌治療におけるオキサリプラチンの役割（まとめ）

術前のオキサリプラチン併用については，放射線との併用での毒性の増強は不可避であることは共通したメッセージであった．当初期待されたオキサリプラチンの放射線増感剤としての役割には疑問符が付く結果が並ぶ．術後治療はFU単独時代から，アドヒアランスが低いことが課題であったが，オキサリプラチンの併用でも同様の難しさがあることは確認された．ypT0/N0のような低リスク群でのメリットは限定的であると考えられる．

ADORE試験により，短期間（4か月）での補助療法はオプションとなりうる可能性が示された．補助療法の期間短縮に関しては，IDEA試験の結果，結腸癌ではpT4 or N2を除く低リスクStage Ⅲでは3か月が広く受け入れられている[33]．しかしながら，直腸癌症例はSCOT試験に18%含まれるのみで，術前はshort course RTが行われた症例がほとんどであることからも，結腸癌の期間短縮のエビデンスを単純に外挿することは困難であろう[34]．オキサリプラチンはすでに大腸癌治療で不可欠な薬剤となっており，局所進行直腸癌治療戦略を考えるうえで，外すことはできない薬剤である．これらの試験結果を総合すると，術前で，放射線と併用しないポジションが最適解との見解に至り，現在主流となっているTNTにつながってきたのは自然の流れであったと思う．

2 進行直腸癌に対するCRTにおける薬物療法　109

◎分子標的治療薬を用いた治療

2000年代に入り，転移・再発大腸癌で血管新生阻害薬のベバシズマブ，抗EGFR（epidermal growth factor receptor）抗体薬のセツキシマブ，パニツムマブが登場し，進行直腸癌での臨床試験が試みられたが，結腸癌で切除可能ステージにおけるポジションを見出せなかったことから，治療開発はトーンダウンした．抗EGFR抗体薬2剤は，皮膚毒性などの毒性増強から第Ⅲ相試験に至る有望な結果が得られておらず，ベバシズマブはQUASAR2（2005〜2010），E5204（2006〜2009）で第Ⅲ相試験が行われたが，いずれも有効性を示せなかった[35, 36]．

③ 切除不能進行再発・転移大腸癌の薬物療法

最後に，Stage Ⅳの大腸癌の薬物療法について，進行直腸癌治療と関連して簡単に論じる．転移や再発が明らかとなった大腸癌は，一部に転移切除が可能な症例での長期生存が期待できるものの，一般的には治癒困難で予後不良である．近年，さまざまな薬剤の登場で予後の延長が報告されているものの，薬物療法での生存期間中央値は30か月にとどまる．

Stage Ⅳでは，結腸と直腸という区別で治療が選択されることはない．2000年以降の分子標的治療薬の登場や，2010年代に入り次世代シーケンス（next-generation sequencing；NGS）解析の進歩と免疫療法の登場により，包括的ゲノムプロファイルを意識した治療戦略へと次第にシフトしている．しかしながら，肺癌などと異なり，大腸癌では単一のdriver変異を狙い撃ちした治療の有効性が劇的ではなく，腫瘍の不均一性が障壁としてなお立ちはだかっているため，ゲノム医療の導入は限定的である．そのような中で，*RAS*（*KRAS/NRAS*）遺伝子検査，*BRAF*遺伝子検査と，原発の局在が右側（盲腸〜横行結腸）か左側（下行結腸〜直腸）を考慮して，初回治療の分子標的治療薬（ベバシズマブ vs. セツキシマブ or パニツムマブ）の選択が行われている[37]．2022年ASCO総

会でPARADIGM試験の結果が報告された．左側*RAS*野生型結腸直腸癌において，パニツムマブ併用化学療法がベバシズマブ併用よりも有意に生存期間を延長することが，前向き臨床試験で初めて示された．*BRAF*変異（V600E）であれば，二次治療以降でBRAF阻害薬（エンコラフェニブ）＋セツキシマブ±MEK阻害薬（ビニメチニブ）の標的治療が可能となった[38]．免疫療法に関しては，通常の大腸癌での有効性は見られないが，MSI-H（microsatellite instability high）大腸癌での有効性は確立しており，初回治療からの効果が示されている[37]．TRIUMPH試験によりHER2陽性大腸癌も独立したサブセットとなり，ペルツズマブ＋トラスツズマブ療法が標準治療の選択肢に加わった[39]．

欧米ではStage Ⅳ大腸癌での知見を踏まえて，免疫療法を交えたより集学的治療戦略で切除可能進行直腸癌の治療開発が進むだろう．過去に切除可能進行直腸癌では，分子標的治療薬の導入は成功しなかったが，TNT時代には新たな活路を見出すことが期待される．また，免疫療法は放射線療法との相性もよいことが知られており，近年では有望な結果がすでに報告されてきている．

一方，積極的にバイオマーカーによる個別化医療や集学的治療を取り入れる気運は高くない．また，近年は，韓国・中国からも術前CRTをベースとした治療戦略での開発が行われていることも特筆すべきであろう．

④ がん研有明病院での実際（術前CRT/術後補助療法）

当院では，以前は放射線増感剤としてS-1（80〜120 mg/body，1日2回，2週内服1週休薬）を併用薬として用いることが多かった．一般的によく用いられている5-FU/Capeと同様に，S-1を用いたCRTの安全性と有効性も本邦で複数報告されている[40, 41]．S-1そのものに増感作用があるばかりでなく，S-1に配合されているギメラシル（CDHP）にも放射線の増感作用を有することが示唆されて

いる[42]．主に注意すべき有害事象は下痢で，重度の下痢による脱水は，腎機能障害だけでなく，細菌感染の侵入門戸となり，骨髄抑制期と重なると発熱性好中球減少症を引き起こす．

抗癌剤併用の意義は第一に，増感作用を期待するものであり，放射線療法の完遂が抗癌剤内服継続より優先されると考える．がん研有明病院では，十分な支持療法を行ったうえで，CTCAEでGrade 2に相当する下痢を認める場合にはS-1内服の中断を患者に指導している．最近は，TNTやconsolidationで薬物療法の役割が重要になるにつれ，放射線増感剤としては世界標準にならいCape（D法：825 mg/m^2，1日2回，照射日のみ）を採用している．

マネジメントに関してはS-1と同様である．術後補助化学療法は，基本的には症例ごとに実施の可否を主治医判断としていて，判断に悩む症例について適宜科内での討議を行って決める．ypT3〜4 or N1症例は全身状態などに問題がない場合には基本的に補助療法の対象とし，低リスク群においても術前の腫瘍状況や術後の患者の身体状況，治療意欲を総合的に判断して，どちらかと言うと積極的に施行している．CRT後の補助療法は，結腸癌同様にCAPOXが基本で，治療期間は4か月としているが，術後補助療法の適応のある対象は基本的にTNTを行っており，術後補助療法を行うことは少なくなっている．

切除可能進行直腸癌の治療について，薬物療法を中心にエビデンスを紐解いてきたが，集学的治療が行われる分野であり，一元的に解釈することは困難である．ただ，詳細に臨床試験を見ていくと，欧米ではさまざまな試行錯誤が行われつつも，折り重なるように知見が積み上げられ，今日のTNT時代へと至ってきたことは理解できる．

1990年代までは，欧州では術前（後）放射線療法，米国では術後補助化学（放射線）療法，本邦では術後補助化学療法とそれぞれに異なるアプローチが主流であった．そこから欧米諸国は術前CRTに生存率改善の活路を見出し，結腸癌や転移・再発大腸癌のエビデンスを取り込みながら発展を遂げているのに対して，本邦では手術＋補助化学療法の一貫した戦略に変更がなかったのは大きな分岐点だったと思う．

2000年代以降は，韓国・中国でも欧米の流れを汲んだ重要なエビデンスが発信されてきている．がん研有明病院では，欧米でのそうした潮流を意識して，本邦においては独自の（世界的にはどちらかと言えば標準的な）データを積み上げて，後述するTNTなど新しい時代のエビデンスの発信につなげている．

文献

1) Kasibhatla M, Kirkpatrick JP, Brizel DM：How much radiation is the chemotherapy worth in advanced head and neck cancer? Int J Radiat Oncol Biol Phys 2007；68：1491-1495.
2) Folkesson J, Birgisson H, Pahlman L, et al：Swedish rectal cancer trial：long lasting benefits from radiotherapy on survival and local recurrence rate. J Clin Oncol 2005；23：5644-5650.
3) van Gijn W, Marijnen CA, Nagtegaal ID, et al：Preoperative radiotherapy combined with total mesorectal excision for resectable rectal cancer：12-year follow-up of the multicentre, randomised controlled TME trial. Lancet Oncol 2011；12：575-582.
4) Swedish Rectal Cancer Trial；Cedermark B, Dahlberg M, Glimelius B, et al：Improved survival with preoperative radiotherapy in resectable rectal cancer. N Engl J Med 1997；336：980-987.
5) Heald RJ, Ryall RD：Recurrence and survival after total mesorectal excision for rectal cancer. Lancet 1986；1(8496)：1479-1482.
6) Beppu N, Yanagi H, Tomita N：A review of preoperative chemoradiotherapy for lower rectal cancer. J Anus Rectum Colon 2017；1：65-73.
7) Gastrointestinal Tumor Study Group：Prolongation of the disease-free interval in surgically treated rectal carcinoma. N Engl J Med 1985；312：1465-1472.
8) Krook JE, Moertel CG, Gunderson LL, et al：Effective surgical adjuvant therapy for high-risk rectal carcinoma. N Engl J Med 1991；324：709-715.
9) Fisher B, Wolmark N, Rockette H, et al：Postoperative adjuvant chemotherapy or radiation therapy for rectal cancer：results from NSABP protocol R-01. J Natl Cancer Inst 1988；80：21-29.
10) NIH consensus conference. Adjuvant therapy for patients with colon and rectal cancer. JAMA 1990；264：1444-1450.
11) Sakamoto J, Hamada C, Yoshida S, et al：An individual patient data meta-analysis of adjuvant therapy with uracil-tegafur（UFT）in patients with curatively

resected rectal cancer. Br J Cancer 2007 ; 96 : 1170-1177.

12) André T, Boni C, Mounedji-Boudiaf L, et al : Oxaliplatin, fluorouracil and leucovorin as adjuvant treatment for colon cancer. N Engl J Med 2004 ; 350 : 2343-2451.

13) Kuebler JP, Wieand HS, O'Connell MJ, et al : Oxaliplatin combined with weekly bolus fluorouracil and leucovorin as surgical adjuvant chemotherapy for stage II and III colon cancer : results from NSABP C-07. J Clin Oncol 2007 ; 25 : 2198-2204.

14) Oki E, Murata A, Yoshida K, et al : A randomized phase III trial comparing S-1 versus UFT as adjuvant chemotherapy for stage II/III rectal cancer (JFMC 35-C1 : ACTS-RC). Ann Oncol 2016 ; 27 : 1266-1272.

15) Sauer R, Liersch T, Merkel S, et al : Preoperative versus postoperative chemoradiotherapy for locally advanced rectal cancer : results of the German CAO/ARO/AIO-94 randomized phase III trial after a median follow-up of 11 years. J Clin Oncol 2012 ; 30 : 1926-1933.

16) Sauer R, Becker H, Hohenberger W, et al : Preoperative versus postoperative chemoradiotherapy for rectal cancer. N Engl J Med 2004 ; 351 : 1731-1740.

17) Gérard JP, Conroy T, Bonnetain F, et al : Preoperative radiotherapy with or without concurrent fluorouracil and leucovorin in T3-4 rectal cancers : results of FFCD 9203. J Clin Oncol 2006 ; 24 : 4620-4625.

18) Bosset JF, Collette L, Calais G, et al : Chemotherapy with preoperative radiotherapy in rectal cancer. N Engl J Med 2006 ; 355 : 1114-1123.

19) Bosset JF, Calais G, Mineur L, et al : Fluorouracil-based adjuvant chemotherapy after preoperative chemoradiotherapy in rectal cancer : long-term results of the EORTC 22921 randomised study. Lancet Oncol 2014 ; 15 : 184-190.

20) Roh MS, Colangelo LH, O'Connell MJ, et al : Preoperative multimodality therapy improves disease-free survival in patients with carcinoma of the rectum : NSABP R-03. J Clin Oncol 2009 ; 27 : 5124-5130.

21) QUASAR Collaborative Group : Adjuvant chemotherapy versus observation in patients with colorectal cancer : a randomised study. Lancet 2007 ; 370 (9604) : 2020-2029.

22) Sainato A, Cernusco Luna Nunzia V, Valentini V, et al : No benefit of adjuvant fluorouracil leucovorin chemotherapy after neoadjuvant chemoradiotherapy in locally advanced cancer of the rectum (LARC) : long term results of a randomized trial (I-CNR-RT). Radiother Oncol 2014 ; 113 : 223-229.

23) Breugom AJ, van Gijn W, Muller EW, et al : Adjuvant chemotherapy for rectal cancer patients treated with preoperative (chemo) radiotherapy and total mesorectal excision : a Dutch Colorectal Cancer Group (DCCG) randomized phase III trial. Ann Oncol 2015 ; 26 : 696-701.

24) Bregni G, Akin Telli T, Camera S, et al : Adjuvant chemotherapy for rectal cancer : current evidence and recommendations for clinical practice. Cancer Treat Rev 2020 ; 83 : 101948.

25) Azria D, Doyen J, Jarlier M, et al : Late toxicities and clinical outcome at 5 years of the ACCORD 12/0405-PRODIGE 02 trial comparing two neoadjuvant chemoradiotherapy regimens for intermediate-risk rectal cancer. Ann Oncol 2017 ; 28 : 2436-2442.

26) Aschele C, Cionini L, Lonardi S, et al : Primary tumor response to preoperative chemoradiation with or without oxaliplatin in locally advanced rectal cancer : pathologic results of the STAR-01 randomized phase III trial. J Clin Oncol 2011 ; 29 : 2773-2780.

27) O'Connell MJ, Colangelo LH, Beart RW, et al : Capecitabine and oxaliplatin in the preoperative multimodality treatment of rectal cancer : surgical end points from national surgical adjuvant breast and bowel project trial R-04. J Clin Oncol 2014 ; 32 : 1927-1934.

28) Gérard JP, Azria D, Gourgou-Bourgade S, et al : Comparison of two neoadjuvant chemoradiotherapy regimens for locally advanced rectal cancer : results of the phase III trial ACCORD 12/0405-Prodige 2. J Clin Oncol 2010 ; 28 : 1638-1644.

29) Glynne-Jones R, Counsell N, Quirke P, et al : Chronicle : Results of a randomised phase III trial in locally advanced rectal cancer after neoadjuvant chemoradiation randomising postoperative adjuvant capecitabine plus oxaliplatin (XELOX) versus control. Ann Oncol 2014 ; 25 : 1356-1362.

30) Hong YS, Nam BH, Kim KP, et al : Oxaliplatin, fluorouracil, and leucovorin versus fluorouracil and leucovorin as adjuvant chemotherapy for locally advanced rectal cancer after preoperative chemoradiotherapy (ADORE) : an open-label, multicentre, phase 2, randomised controlled trial. Lancet Oncol 2014 ; 15 : 1245-1253.

31) Schmoll HJ, Stein A, van Cutsem E, et al : Pre- and postoperative capecitabine without or with oxaliplatin in locally advanced rectal cancer : PETACC 6 trial by EORTC GITCG and ROG, AIO, AGITG, BGDO, and FFCD. J Clin Oncol 2021 ; 39 : 17-29.

32) Deng Y, Chi P, Lan P, et al : Neoadjuvant modified FOLFOX6 with or without radiation versus fluorouracil plus radiation for locally advanced rectal cancer : Final results of the Chinese FOWARC trial. J Clin Oncol 2019 ; 37 : 3223-3233.

33) André T, Meyerhardt J, Iveson T, et al : Effect of duration of adjuvant chemotherapy for patients with stage III colon cancer (IDEA collaboration) : final results from a prospective, pooled analysis of six randomised, phase 3 trials. Lancet Oncol 2020 ; 21 : 1620-1629.

34) Iveson TJ, Kerr RS, Saunders MP, et al : 3 versus 6 months of adjuvant oxaliplatin-fluoropyrimidine combination therapy for colorectal cancer (SCOT) : an international, randomised, phase 3, non-inferiority trial. Lancet Oncol 2018 ; 19 : 562-578.

35) Kerr RS, Love S, Segelov E, et al : Adjuvant capecitabine plus bevacizumab versus capecitabine alone in patients with colorectal cancer (QUASAR 2) : an open-label, randomised phase 3 trial. Lancet Oncol 2016 ; 17 : 1543-1557.

36) Chakravarthy AB, Zhao F, Meropol NJ, et al : Intergroup randomized phase III study of postoperative ox-

aliplatin, 5-fluorouracil, and leucovorin versus oxaliplatin, 5-fluorouracil, leucovorin, and bevacizumab for patients with stage Ⅱ or Ⅲ rectal cancer receiving preoperative chemoradiation：a Trial of the ECOG-ACRIN research Group (E5204). Oncologist 2020；25：e798-807.

37) Biller LH, Schrag D：Diagnosis and treatment of metastatic colorectal cancer：a review. JAMA 2021；325：669-685.

38) Nakayama I, Hirota T, Shinozaki E：BRAF mutation in colorectal cancers：from prognostic marker to targetable mutation. Cancers (Basel) 2020；12：3236.

39) Nakamura Y, Okamoto W, Kato T, et al：Circulating tumor DNA-guided treatment with pertuzumab plus trastuzumab for HER2-amplified metastatic colorectal cancer: a phase 2 trial. Nat Med 2021；27：1899-1903.

40) Nakata E, Fukushima M, Takai Y, et al：S-1, an oral fluoropyrimidine, enhances radiation response of DLD-1/FU human colon cancer xenografts resistant to 5-FU. Oncol Rep 2006；16：465-471.

41) Hiraki M, Tanaka T, Hiraki Y, et al：Short-term outcomes of preoperative chemoradiotherapy with S-1 for locally advanced rectal cancer. Mol Clin Oncol 2021；14：1-5.

42) Fukushima M, Sakamoto K, Sakata M, et al：Gimeracil, a component of S-1, may enhance the antitumor activity of X-ray irradiation in human cancer xenograft models in vivo. Oncol Rep 2010；24：1307-1313.

（中山 厳馬）

第7章　TNTの実際

　本邦の直腸癌の治療戦略は独自のコンセプトで進められてきた．本邦においては側方郭清での局所制御が標準治療で，欧米などほぼ世界的に標準治療となっている局所制御を目的とした化学放射線療法（chemoradiotherapy；CRT）もしくはRTは全生存率（overall survival；OS）への寄与が不明な点から標準治療とはされていない．一方，欧米ではCRT/RTに加えOSへの上乗せ効果を企図して全身化学療法の最適化が模索され，副次的に明らかとなってきた臓器温存の治療戦略が成果を収めつつある（図7-1）．本章ではCRT/RTを前提に行われている新たな集学的直腸癌治療戦略である術前にすべての補助療法を行うTNT（total neoadjuvant therapy）の実際について当院での方針を交えて述べていく．

　TNTはNOM（non operative management）と併せて論じられることが多いが，TNTの本質はOSの改善の可能性のある化学療法を術前に行うことで治療コンプライアンスを改善することにある．第6章で述べられているように，局所進行直腸癌に対して歴史的に術前放射線療法を行ってきた海外においては局所再発率の低下，肛門温存の向上などがそのメリットとして考えられてきた．一方，OSへの寄与は不明確で，直腸癌治療成績の向上のため化学療法をいかに組み込むかが模索されてきた．オキサリプラチンやイリノテカン，分子標的薬のCRTへの併用も試みられたが，上乗せ効果は認められず，標準治療は変わらずフッ化ピリミジン系薬剤併用放射線療法である．術前放射線療法後に直腸癌手術を行い，その後の術後補

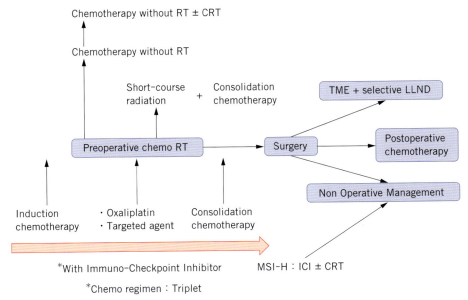

図7-1　直腸癌の集学的治療の変遷

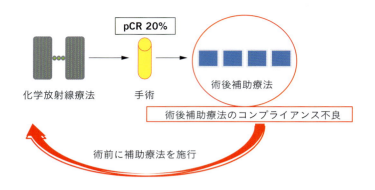

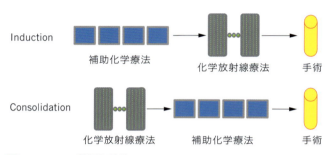

図7-2　TNTの種類と目的

助療法のOSへの上乗せ効果を検討したいくつかの試験が行われたが，プライマリーエンドポイントを達成した報告はない．術後にランダム化が行われた第Ⅱ相試験であるADORE試験が唯一，フルオロウラシル（5-FU）へのオキサリプラチンの上乗せ効果として，プライマリーエンドポイントの3年無再発生存期間（disease free survival；DFS）の改善を達成したが，長期フォローでのOSへの上乗せ効果は認められていない[1]．多くの比較試験で術前にランダム化が行われ，術後補助療法の開始率，完遂率が低いことがOSへの寄与を示せなかった理由の一つと考えられている．術前放射線療法に引き続く手術後では補助療法のコンプライアンスが不良であることから，コンプライアンスの向上を企図して術前に化学療法を行う現在のTNTの概念が検討されてきた．同年代にブラジルのHabr-Gamaら[2]のグループから術前CRTにより，臨床的完全奏効（clinical complete response；cCR）になる症例に対して，NOMが提唱された

（第8章，123頁）．TNTによるcCR率の向上は，NOMと非常に親和性の高い戦略として捉えられ，TNTの総本山の米国のメモリアルスローンケタリングがんセンター（Memorial Sloan Kettering Cancer Center；MSKCC）にNOM発祥のHabr-Gamaらのグループの参画で研究が加速し，現在国際的にNOMを企図したTNTの戦略が検証されつつある．

1 TNTの適応の変遷（図7-2）

元々，いわゆる再発リスクの高い，術後補助療法の適応と考えられるESMO（European Society for Medical Oncology）clinical guidelinesにおけるbad，uglyといったリスク群を対象としてCRT前後に補助療法の一部を行い，より化学療法のコンプライアンスと局所制御を高めることを目的にした試みが多く行われた（表7-1）．多くの試験では術前と術後の補助療法の期間の合計は4～6か月とされた．当初CRT前に化学療法が行われる導

表7-1　ESMO clinical guideline における直腸癌のリスク分類

リスク	所　見
good	上部〜中部直腸cT1-cT2；cT3a/b，N0（上部直腸の場合はcN1），MRFクリア，EMVIなし
intermediate	超低位直腸のcT3a/b，挙筋はクリア，MRFクリアまたは中部または上部直腸のcT3a/b，cN1-N2（節外ではない），EMVIなし
bad	cT3c/dまたは超低位直腸の挙筋浸潤の可能性，MRFクリア直腸中部のcT3c/d，cN1-N2（節外），EMVI＋，cT4aはN0のみ
ugly	MRFを巻き込むcT3，cT4a/b，側方リンパ節＋

CRM：circumferential resection margin，EMVI：extramural vascular invasion，MRF：mesorectal fascia.

入化学療法（induction chemotherapy）で行われた試験が多かったが，非ランダム化比較試験であるいわゆるTiming研究のCRT後の期間が空くほどpCRが増加する結果からconsolidation chemotherapyが注目された[3]．CRT後に手術を行うまでにFOLFOXを0，2，4，6コース行うと，それぞれのpCRは18%，25%，30%，38%と増加した．また，それより以前のconsolidation chemotherapyとして行われたPolish II試験[4]は遠隔転移のない局所切除不能なT3/T4症例を対象に短期照射ののち3サイクルのFOLFOX4療法を行う試験治療群と5-FU＋オキサリプラチン併用放射線療法の対照群を比較した第III相試験である．ともにR0切除率は70%台で，再発を含めた局所コントロールにも差がなかったものの，早期毒性やコスト，利便性の面で短期照射がよいとされ，その後試験における短期照射を支持する根拠となった．本試験ではプロトコル外であるが，術後補助療法が施行されたのは4割弱だった．Induction/consolidation＋RTにおいても従来の報告の通り濃密な術前治療後に術後補助療法が施行できる症例は限られており，必然的にすべての補助療法を術前に移行するTNTが検討されるようになった．さらに，高い局所制御やNOMのメリットがわかるにつれ，従来再発の高リスクに限られていた対象が拡大され，特にNCCNガイドライン（2023年第3版刊）[5]では従来のCRTのみの適応がなくなりTNTのみ選択肢が示されている．米国と欧州ではCRT後の補助療法の適応に関して若干の違いがあり，その背景も影響しているように思うが，現段階での欧州におけるTNTの適応はuglyにとどまる．当院での適応に関しては図8-1（126頁）を参照いただきたい．従来のCRT＋補助療法の適応症例を主な対象としている．将来的には直腸切断術（abdominoperineal resection：APR）を要する低〜中等度リスクの症例のうち，NOMの可能性を希望する症例も潜在的な適応と考えられ，現在，治療開発対象の中心となりつつある（図7-3）．

2 Inductionか，consolidationか

TNTに限らず，術前化学療法を併用する際にinductionか，consolidationのどちらがより有効性が高いかは，臨床的な課題であった．直腸癌においては術前治療によるpCRが得られた症例は得られない症例よりも予後良好であることが知られているが[6]，それでも前述のTiming研究の結果から，CRT終了からの期間が空くことがpCR率の向上につながることがわかってきた．CAO/ARO/AIO-12試験[7]は3サイクルのFOLFOXをinduction群とconsolidation群で比較した前向き試験においてもconsolidation群のほうがpCR率は有意に良好であった（17% vs. 25%）．さらに，OPRA試験[8]においてはhistorical controlを対照としたrPIIで4か月のinduction群とconsolidation群の比較において3年TME-free survivalがconsolidation群で有意に高かった（41% vs. 53%）．

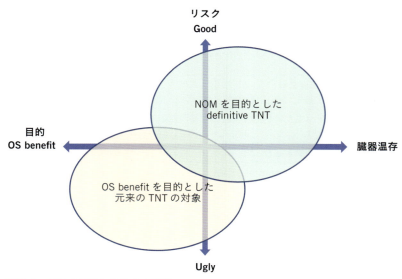

図7-3　TNTの目的とリスクの関係

さらに，RAPIDO試験[9]では標準治療とされるlong-course CRTと比較した第Ⅲ相試験でshort-course RTに引き続く18週のconsolidation群のpCR率は対照群の2倍（14% vs. 28%）で，追加切除などの局所制御の不可能な場合を除く3年腫瘍関連再発が有意に低かった（30.4% vs. 23.9%）．一方，長期フォローアップの報告ではlocoregional failureが11.7% vs. 8.1% consolidation群が高く，short-RTが影響しているという議論もある[10]．また，STELLAR試験[11]においてはCRTを対照群としshort-course RTにconsolidationを試験治療群とする第Ⅲ相試験で3年DFSは同等であったものの（62.3% vs. 64.5%），3年OSが有意に試験治療群で良好であることが報告されており（75.1% vs. 86.5%），現状はconsolidationが標準になりつつある．一方で，周術期治療でinductionとして強度の高いmFOLFIRINOXを用いた第Ⅲ相試験であるPRODIGE 23試験[12]の結果が報告されている．CRTと術後補助療法を対照群とした試験で，組織学的抗腫瘍効果はmFOLFIRINOX群で有意に高く，3年DFSも68.5% vs. 75.7%，ハザード比0.69と報告され，その後2023年の米国臨床腫瘍学会（American Society of Clinical Oncology；ASCO）にてフォローアップデータが発表され[13]，7年OSがmFOLFIRINOX群で有意に改善した（76.1% vs. 81.9%）[14]．術前治療のコンプライアンスは顆粒球コロニー形成刺激因子（granulocyte colony stimulating factor；G-CSF）を使用することを許容し，90%以上を維持したと報告されている．本試験においては術後補助療法の開始は両群とも7割程度であった．以上からlong or short-course RTに加えてのconsolidationか，mFOLFIRINOXのinduction後のCRTが暫定的な標準治療として位置づけられると言ってよいであろう．一方，long-course CRT後のconsolidationの場合，全身化学療法は治療開始からの期間が空くため，潜在的に全身化学療法の遅延の可能性がある．OPRA試験[8]の結果，TME-freeはconsolidation群で有意に優れるものの，実臨床においてsystemic diseaseの要因の高いことが予想されるN進行例では，inductionも検討されうると筆者は考える．現在，consolidationの2剤と3剤を比較する，米国のJanus本部のEnsemble試験が行われており結果が期待される．

③ CRTか，short-course RTか，RTの省略

RTの照射方法には大きく分けて，欧州で標準的に行われているshort-course RTと，米国標準のいわゆるlong-course CRTがある．いずれも第Ⅲ相試験の結果に基づいて術前放射線療法としては標準治療の位置づけとなっている．ただ，現在のところTNTにおける最適な放射線療法の選択に関して，明確な回答を示す試験結果はなく，TNTにおいて2つの照射方法を比較したACO/ARO/AIO-18.1試験[15]の結果が待たれる．一般的にはshort-course RTでは照射後7日での早期に手術した場合（immediate surgery），腫瘍の縮小は得られず，T4や大きな腫瘍，CRM（circumferential resection margin）の確保が不十分な場合はCRTが好まれる．当院においても同様の選択を行ってきた．遠方からの通院を要する症例に関してはlong-course CRTではなくshort-course RTを選択し，delayed surgeryを行う前にconsolidationを行ってきたが，RAPIDO試験の結果[9]からこの方法の妥当性が確認されたと言える．一定の腫瘍縮小が期待されるshort-course RT後のdelayed surgeryに関しては，質の担保されたデータは少ないが，Stockholm Ⅲ試験[16]の結果では，照射後1〜2週の間が最も術後感染や合併症が多く，4〜12週空けたほうが手術合併症は少ないと報告されている．線維化など手術手技の難易度に関しては第4章を，また強度変調放射線療法（intensity-modulated radiation therapy；IMRT）の意義に関しては第5章を参照されたい．

一転，低〜中等度のリスクに対してはRTの省略も検討されている．放射線療法のデメリットとして急性期・晩期毒性があり，低リスクの対象に対して放射線による合併症を避けるべく術前化学療法のみにできるかを検証するPROSPECT試験[17]が行われた．この試験の対象は括約筋温存可能な低〜中等度のリスクの患者で米国の標準治療であるCRTを対照群とし，術前FOLFOX療法を6サイクル行い，腫瘍の縮小率が20％未満の場合にのみCRTを選択的に追加することを比較し

た試験で，プライマリーエンドポイントの5年DFSは79％ vs. 81％と非劣性が証明された．特にbad〜uglyリスクの患者においては，欧米では先にCRTを行うことが一般的であるのに対して，本邦ではCRTではなく術前化学療法を行ってきた経緯があり，NAC試験の報告は本邦の小さな第Ⅱ相のものが多い．本邦と欧米ではリスクとしては正反対の症例に対しての術前化学療法が検討されてきた歴史があるが，今後，本来適応すべき症例が明らかになってくるものと思われる．なお，中国で行われた5-FL＋RT（46〜50.4 Gy）を対象群とした周術期FOLFOX6とFOLFOX併用CRTを比較した第Ⅲ相試験であるFOWARC試験[18]の結果は2つの試験治療の優位性は示せなかったが，T4など比較的進行度の高い症例が含まれている中で，周術期FOLFOX6はCRTと比較して10年フォローアップしても局所再発，DFS，OSに差がなかったことも報告されており，本邦の術前化学療法の戦略には合致したエビデンスである．

④ 併用するレジメンと期間

TNTで用いられる治療レジメンは基本的には術後補助療法で用いられるオキサリプラチンベースの治療である．初期の試験では周術期で合計6か月の補助療法が一般的であったが，最近は米国の実臨床に即した前治療の合計が6か月という原則が一般的である．明確なエビデンスはないがlong-course CRTが2か月，補助療法が4か月に倣い，short-course RTでも補助療法は4か月とされることが多い（CRT後に関してはADORE試験[1]の結果から4か月の妥当性がある）．また，FOxTROT試験[19]の結果からMSI-H（microsatellite instability high）/deficient MMR（mismatch repair）に関してはNACの有効性が低い可能性が考えられることから，induction/consolidationにかかわらず適応しないことが望ましく，TNTの導入前のworkupにMSI・MMR検査は必須となる．さらに，MSI-H/deficient MMRの局所進行直腸癌ではdostarlimabのようにcCR率が100％との報

告もあり[20], 免疫チェックポイント阻害薬が非常に有効であり, NCCガイドラインでは既に免疫チェックポイント阻害薬が記されている. CRTの成績もMSS (microsatellite stable) と同程度であることは知られているが, 将来的には術前に免疫チェックポイント阻害薬が国際的に標準とされるものと思う. 免疫チェックポイント阻害薬を併用したMSSの比較試験は少なく, CRTへの併用もしくは逐次投与を行ったNRG-GI002試験[21]では, FOLFOX後にCRTを行った対照群とCRT後にペムブロリズマブを併用した群と比較した結果, pCRには有意差はなかった (29.4% vs. 31.9%).

治療レジメンとしての分子標的薬の併用に関して, EGFR (epidermal growth factor receptor) 標的としてはinduction CapeOXにセツキシマブのオン・オフを比較したランダム化第Ⅱ相試験のEXPERT-C試験[22]が行われた. RAS野生型に絞ってもCR, PFSへの上乗せ効果は認められなかった. 一方, 血管新生阻害薬に関しては, 単アームであるがAVACROSS試験[23]では, inductionとしてCapeOX+CRT時にカペシタビンとベバシズマブを併用した群でpCRが36%と非常にpromisingであったが, 合併症が多かったため次相に移行しなかった. また, GEMCAD 1402試験[24]ではinductionとしてFOLFOXにアフリベルセプトを併用することの有用性をみるランダム化第Ⅱ相試験が行われ, 試験治療群で有意にpCR率が高かったことが報告されている (13.8% vs. 22.6%). 当院でも導入化学療法 (induction) にFOLFOX+ベバシズマブを行った第Ⅱ相試験のIMPACT試験[25]では37%と非常に高いpCRであった. また, 現在行っているNOM成功率をエンドポイントとしたランダム化第Ⅱ相試験のNOMINATE試験[26] (詳細は第8章参照) でも試験治療としてCapeOX+ベバシズマブを採用している. よりresponseの高い治療で腫瘍量を減ずることと, 血管新生阻害による腫瘍内圧の低下, 酸素化により放射線感受性の向上を期待し, CRTの効果の最大化・最適化を検討している.

5 p/cCRとNOM

単アームの術前治療試験[26]ではサロゲートエンドポイントしてpCRが設定されることが多いが, OSのサロガシーは明確ではない. さらに, TNTではNOMが行われることもあり, cCRが同様にエンドポイントとして検討されている. cCRはpCRに比べてソフトなエンドポイントであり, 既報ではcCRの約2〜3割は局所再増大を来し, 真のCRは7〜8割程度である. 最近の術前治療の試験ではpCR+cCRが評価指標となることもある. 比較試験においては3年DFSが多く用いられているが, 5年OSとの相関に関しては知られていない. NOMの詳細に関しては第8章に譲るが, 正確な診断技術とサーベイランスが重要で, 現在のところ, NOMは専門施設でのみ推奨される. 現在はMSKCCの診断基準が一般的であるが, 当院では第2章「内視鏡診断と治療」で示すように内視鏡診断に重きを置いており, 実際, 当院の局所再発率は前診断基準の既報に比して少ないように思われる. 今後, ctDNA (circulating tumor DNA) による客観的診断基準など, より高い精度で客観的な診断方法が求められる.

TNTの一般化とともにNOMの管理の均てん化が大きな課題となるが, 当院では多施設臨床試験を通し, 効果判定の症例検討を行うことで品質管理を担保するとともに, 当院の集学的治療のノウハウを共有している. 今回, 本書を通して, 多くの施設で当院の経験が一助になることを期待する.

6 TNTの問題点

TNTは化学療法のコンプライアンスを向上させ, OS改善の期待のみならず, 高い局所制御率が期待され, NOMとの親和性から非常に臨床的に期待の高い治療戦略である. これまでの主な3つのメタ解析が報告されているが[27〜29], pCRに関してはいずれの解析からもTNTが従来のCRTより優れていることは共通している. 一方, DFS, OSの優位性に関する結論はなお意見の分かれる

ところであり，TNT戦略の最大の問題点と言える．近年のランダム化比較試験の長期成績が報告されることでOSの利得がクリアになることが期待される．もう一つの問題点は，TNTは潜在的に過剰治療になる可能性が否定できないことである[30]．直腸癌の術前診断はMRIがその主役となるが，第3章「画像診断」にもあるように，T因子の完全な診断は困難である．リスクの過小診断による過小治療もさることながら，過大診断による治療の毒性を回避という観点からもMRIを軸とした正確なリスク診断が重要で，直腸癌治療の細分化に伴い精通した放射線診断医が求められている．

　放射線療法のデメリットとしては，消化管，尿路，妊孕性，性機能，肛門機能の障害や骨折，血栓症，二次癌の発症などがある．また，過大診断のため，本来は術後補助療法の対象とならない症例が含まれる可能性があり，補助療法そのものの毒性のほか，前治療後の手術関連合併症のリスク上昇を負うことが懸念される．

　本章ではTNTの実際ということで歴史的な変遷から問題点まで述べた．最後に当院で行っているTNTの治療レジメンを記載する．

Inductionの場合	Consolidationの場合
CapeOX±ベバシズマブ6 cy（当院で行ったIMPACT試験を受けて）	CapeOX 6 cy CRT カペシタビン 825 mg/m²

文献

1) Hong YS, Kim SY, Lee JS, et al：Oxaliplatin-based adjuvant chemotherapy for rectal cancer after preoperative chemoradiotherapy (ADORE)：long-term results of a randomized controlled trial. J Clin Oncol 2019；37：3111-3123.

2) Habr-Gama A, Perez RO, Nadalin W, et al：Operative versus nonoperative treatment for stage 0 distal rectal cancer following chemoradiation therapy：long-term results. Ann Surg 2004；240：711-717.

3) Garcia-Aguilar J, Chow OS, Smith DD, et al：Timing of Rectal Cancer Response to Chemoradiation Consortium：effect of adding mFOLFOX6 after neoadjuvant chemoradiation in locally advanced rectal cancer：a multicentre, phase 2 trial. Lancet Oncol 2015；16：957-966.

4) Cisel B, Pietrzak L, Michalski W, et al：Polish Colorectal Study Group：Long-course preoperative chemoradiation versus 5×5 Gy and consolidation chemotherapy for clinical T4 and fixed clinical T3 rectal cancer：long-term results of the randomized Polish II study. Ann Oncol 2019；30：1298-1303.

5) NCCN：NCCN Guidelines. https://www.nccn.org/guidelines/nccn-guidelines

6) Maas M, Nelemans PJ, Valentini V, et al：Long-term outcome in patients with a pathological complete response after chemoradiation for rectal cancer：a pooled analysis of individual patient data. Lancet Oncol 2010；11：835-844.

7) Fokas E, Schlenska-Lange A, Polat B, et al：German Rectal Cancer Study Group：Chemoradiotherapy plus induction or consolidation chemotherapy as total neoadjuvant therapy for patients with locally advanced rectal cancer：long-term results of the CAO/ARO/AIO-12 randomized clinical trial. JAMA Oncol 2022；8：e215445.

8) Garcia-Aguilar J, Patil S, Gollub MJ, et al：Organ preservation in patients with rectal adenocarcinoma treated with total neoadjuvant therapy. J Clin Oncol 2022；40：2546-2556.

9) Bahadoer RR, Dijkstra EA, van Etten B, et al：RAPIDO collaborative investigators：Short-course radiotherapy followed by chemotherapy before total mesorectal excision (TME) versus preoperative chemoradiotherapy, TME, and optional adjuvant chemotherapy in locally advanced rectal cancer (RAPIDO)：a randomised, open-label, phase 3 trial. Lancet Oncol 2021；22：29-42.

10) Dijkstra EA, Nilsson PJ, Hospers GAP, et al：Locoregional failure during and after short-course radiotherapy followed by chemotherapy and surgery compared with long-course chemoradiotherapy and surgery：a 5-year follow-up of the RAPIDO trial. Ann Surg 2023；278：e766-772.

11) Jin J, Tang Y, Hu C, et al：Multicenter, randomized, phase III trial of short-term radiotherapy plus chemotherapy versus long-term chemoradiotherapy in locally advanced rectal cancer (STELLAR). J Clin Oncol 2022；40：1681-1692.

12) Conroy T, Bosset JF, Etienne PL, et al：Unicancer Gastrointestinal Group and Partenariat de Recherche en Oncologie Digestive (PRODIGE) Group：neoadjuvant chemotherapy with FOLFIRINOX and preoperative chemoradiotherapy for patients with locally advanced rectal cancer (UNICANCER-PRODIGE 23)：a multicentre, randomised, open-label, phase 3 trial. Lancet Oncol 2021；22：702-715.

13) Conroy T, Etienne PL, Rio E, et al：Total neoadjuvant therapy with mFOLFIRINOX versus preoperative chemoradiation in patients with locally advanced rectal cancer：7-year results of PRODIGE 23 phase III trial, a UNICANCER GI trial. J Clin Oncol 2023；41 (Suppl)：LBA3504.

14) Conroy T, Castan F, Etienne P-L, et al：Total neoadjuvant therapy with mFOLFIRINOX versus preoperative chemoradiotherapy in patients with locally

6 TNTの問題点　　121

advanced rectal cancer: long-term results of the UNICANCER-PRODIGE 23 trial. Ann Oncol 2024；35：873-881.

15) NCT04246684

16) Erlandsson J, Holm T, Pettersson D, et al：Optimal fractionation of preoperative radiotherapy and timing to surgery for rectal cancer（Stockholm Ⅲ）：a multicentre, randomised, non-blinded, phase 3, non-inferiority trial. Lancet Oncol 2017；18：336-346.

17) Schrag D, Shi Q, Weiser MR, et al：Preoperative Treatment of Locally Advanced Rectal Cancer. N Engl J Med 2023；389：322-334.

18) Deng Y, Chi P, Lan P, et al：Neoadjuvant modified FOLFOX6 with or without radiation versus fluorouracil plus radiation for locally advanced rectal cancer：final results of the Chinese FOWARC trial. J Clin Oncol 2019；37：3223-3233.

19) Morton D, Seymour M, Magill L, et al：FOxTROT Collaborative Group：Preoperative chemotherapy for operable colon cancer：mature results of an international randomized controlled trial. J Clin Oncol 2023；41：1541-1552.

20) Cercek A, Lumish M, Sinopoli J, et al：PD-1 blockade in mismatch repair-deficient, locally advanced rectal cancer. N Engl J Med 2022；386：2363-2376.

21) Rahma OE, Yothers G, Hong TS, et al：Use of total neoadjuvant therapy for locally advanced rectal cancer：initial results from the pembrolizumab arm of a phase 2 randomized clinical trial. JAMA Oncol 2021；7：1225-1230.

22) Dewdney A, Cunningham D, Tabernero J, et al：Multicenter randomized phase Ⅱ clinical trial comparing neoadjuvant oxaliplatin, capecitabine, and preoperative radiotherapy with or without cetuximab followed by total mesorectal excision in patients with high-risk rectal cancer（EXPERT-C). J Clin Oncol 2012；30：1620-1627.

23) Nogué M, Salud A, Vicente P, et al：AVACROSS Study Group：Addition of bevacizumab to XELOX induction therapy plus concomitant capecitabine-based chemoradiotherapy in magnetic resonance imaging-defined poor-prognosis locally advanced rectal cancer：the AVACROSS study. Oncologist 2011；16：614-620.

24) Fernández-Martos C, Pericay C, Losa F, et al：Effect of aflibercept plus modified FOLFOX6 induction chemotherapy before standard chemoradiotherapy and surgery in patients with high-risk rectal adenocarcinoma：the GEMCAD 1402 randomized clinical trial. JAMA Oncol 2019；5：1566-1573.

25) Konishi T, Shinozaki E, Murofushi K, et al：Phase Ⅱ trial of neoadjuvant chemotherapy, chemoradiotherapy, and laparoscopic surgery with selective lateral node dissection for poor-risk low rectal cancer. Ann Surg Oncol 2019；26：2507-2513.

26) Akiyoshi T, Shinozaki E, Taguchi S, et al：for NOMINATE Collaborative Group：Non-operative management after chemoradiotherapy plus consolidation or sandwich（induction with bevacizumab and consolidation）chemotherapy in patients with locally advanced rectal cancer：a multicentre, randomised phase Ⅱ trial（NOMINATE trial). BMJ Open 2022；12：e055140.

27) Kasi A, Abbasi S, Handa S, et al：Total neoadjuvant therapy vs standard therapy in locally advanced rectal cancer：a systematic review and meta-analysis. JAMA Netw Open 2020；3：e2030097.

28) Liu S, Jiang T, Xiao L, et al：Total neoadjuvant therapy（TNT）versus standard neoadjuvant chemoradiotherapy for locally advanced rectal cancer：a systematic review and meta-analysis. Oncologist 2021；26：e1555-1566.

29) Kong JC, Soucisse M, Michael M, et al：Total neoadjuvant therapy in locally advanced rectal cancer：a systematic review and metaanalysis of oncological and operative outcomes. Ann Surg Oncol 2021；28：7476.

30) Shi DD, Mamon HJ：Playing with dynamite? A cautious assessment of TNT. J Clin Oncol 2021；39：103-106.

（篠崎 英司）

第8章　NOM(non operative management)の実際—state of the art

本邦の「大腸癌治療ガイドライン 医師用2024年版」では，腫瘍下縁が腹膜翻転部にかかる下部進行直腸癌(T3/T4)に対しては直腸間膜全切除(total mesorectal excision；TME)＋側方リンパ節郭清が標準治療として位置づけられており，術前化学放射線療法(chemoradiotherapy；CRT)は局所再発リスクの高い直腸癌に対してのみ「弱く推奨する」と位置づけられている．一方，JCOG0212の結果から，予防的側方郭清が局所再発率は抑制するものの，全生存率(overall survival；OS)・無再発生存率(disease free survival；DFS)は改善しないことが明らかとなった[1]．また，TMEによる永久人工肛門造設や排便障害，排尿性機能障害による生活の質(quality of life；QOL)の低下は，たとえ癌が根治したとしても，患者にとっては一生涯続く大きな障害となる．

これまで，われわれ外科医の多くは「癌の根治性が何より優先される」との信念から術後の永久人工肛門や多少の排便障害はやむなしと考えてきたが，それは直腸癌根治のための有効な手段が手術しか選択肢がなかったからでもある．しかし，TNT(total neoadjuvant therapy)やNOM(non operative management)の発展により，欧米における進行直腸癌の治療戦略は，遠隔・局所再発を抑制しつつ，患者のQOLも可能な限り維持する方向へと進みつつある．本項では，臨床的完全奏効(clinical complete response；cCR)症例に対するNOMの実際について概説する．

① NOMの治療成績

欧米の標準治療である術前CRT＋TME施行後の病理学的完全奏効(pathological complete re-sponse；pCR)率は15%前後であるが，pCRが得られた患者の5年OSは88%と良好な長期生存率が報告されている[2]．

pCR症例では直腸に癌は存在しないため，TMEを施行せずともTMEを施行するのと同等の治療成績が得られるのではないか，という疑問が生じる．この疑問に対する回答を臨床的に最初に示したのがブラジルのHabr-Gamaら[3]のグループである．Habr-Gamaらは1991〜2002年にサンパウロ大学で下部直腸癌に対し術前CRTを施行した265例を解析し，cCRと診断した71例(26.8%)にNOMを実施した．その結果NOM施行群の5年OS，5年DFSはそれぞれ100%，92%と，TME後のpCR症例(22例；5年OS：88%，5年DFS：83%)と同等(あるいはそれ以上)であった．また，NOM 71例のうち局所再増大(local regrowth)を2例に認めたが，救済手術が可能であった．本項では，NOMのサーベイランス中に生じる直腸壁あるいは間膜リンパ節における腫瘍の再増大は"local regrowth(局所再増大)"として，TMEや局所切除後に生じる骨盤内の"local recurrence(局所再発)"とは区別する．

その後，欧米の専門施設からNOMに関する多くの同等の成績が報告されている[4,5]．2018年には国際レジストリ(International Watch & Wait Database；IWWD)に15か国47施設から登録されたNOMの治療成績が報告され，cCRと判定された880例の2年局所再増大率は25.2%，遠隔転移率は8%，5年OSは85%，5年DFSは94%であった．また，局所再増大の88%は最初の2年間に診断されたこと，局所再増大の97%は管腔内に認めたこと，局所再増大の77%は救済手術として

1 NOMの治療成績　123

TMEを施行された（23％は局所切除のみ）ことなどが報告された[6]．

IWWDの報告はNOMに関する報告の中で最大のものであるが，仮に局所再増大を来したとしても，多くの症例は救済手術が可能であることを示しており，cCR症例に対するNOMがCRT後の即時手術に対する有用な治療オプションになりうることが示唆される．しかしながら，このデータベースに登録された症例の多くはNOMの十分な経験のある，いわゆるNOMのハイボリュームセンターで治療されたことに注意する必要があり，論文中で著者らは「現時点ではNOMは十分に経験のある施設で施行されるべきである」と記載している[6]．また，NCCN（National Comprehensive Cancer Network）ガイドラインでは，cCRに対するNOMは十分な経験のある施設において考慮されてもよいこと，局所あるいは遠隔再発が標準治療よりも増加する可能性があるため，そのリスクについて患者と十分に議論したうえで選択すべきであると記載されている．

② TNTとNOM

これまでの欧米の標準治療である術前CRTは，pCR率が15％前後であるため，NOMの恩恵を受けることができる患者は限定的であった．また，術前CRT＋TME後の術後補助化学療法は，化学療法に対するコンプライアンスの低さ，診断から化学療法開始までの期間が長いこと，術後のため十分な化学療法を行うことが困難などの理由で，遠隔再発を抑制するエビデンスに乏しかった[7]．

TNTは術後化学療法の弱点を克服し，かつ遠隔再発率を抑制する目的で，化学療法とCRTをともに術前に行う手法である．TNTのメリットとして，術後補助化学療法と比べて化学療法完遂率が向上すること，pCR率が高くなること，一時的人工肛門閉鎖までの期間が短縮することなどが報告されている[8]．

近年，TNTが術前CRT＋術後補助化学療法に比べて遠隔再発を抑制する可能性を示した重要な

試験の結果が報告された（RAPIDO試験[9]およびPRODIGE 23試験[10]）．試験の詳細はTNTの稿（第7章）に譲るが，遠隔再発率を改善させることが主目的であったと考えられるTNTにより，pCR（およびcCR）率が向上し，結果としてNOMの恩恵を受けることができる患者も増えることが期待される．

TNT＋NOMの前向き試験のデータは現時点で限られているが，2022年にTNT＋NOMの前向き第Ⅱ相試験であるOPRA試験の結果が報告された[11]．OPRA試験は2つの異なるTNTレジメン（術前CRTに加えて，導入化学療法としてFOLFOX/CAPOX 4か月あるいは強化化学療法としてFOLFOX/CAPOX 4か月）にランダム化し，cCRあるいはnear cCRに対してはNOMを行うTNT＋NOMに関する初の前向き第Ⅱ相試験である．5年TME回避率は導入化学療法群に比べ強化化学療法群で有意に高かった（39％ vs. 54％）[8]．進行直腸癌の約半数がTMEを回避できたというのは驚くべき数字であるが，5年局所再増大率は導入化学療法群で44％と，強化化学療法群の29％に比べて高かった．さらに，救済手術としてTMEを施行された62例の局所再発率は24％と高かったことに留意が必要である[11]．エディトリアルでも，NOMは現時点では標準治療と考えるべきではない，と記載されている[12]．

③ NOM候補症例の選択

原則的には，術前CRTの適応となるcT3以深の進行直腸癌症例で，術前CRTの結果cCR（またはnear cCR）が得られた症例がNOMの候補となりうるが，NOMの最もよい適応は直腸切断術（abdominoperineal resection：APR）や括約筋間直腸切徐術（intersphincteric resection：ISR）が必要となる腫瘍肛門縁距離がおよそ5cm未満の症例である．DST（double stapling technique）による再建が十分可能な症例では，直腸診による評価が難しいこと，ISRよりは良好な肛門機能が予想されることなどから[13]，現時点ではNOMの積極的な適応に

124　第8章　NOM（non operative management）の実際―state of the art

表8-1　OPRA試験における効果判定基準

	CR	near CR	non CR
内視鏡	・平坦，白色瘢痕 ・毛細血管拡張 ・潰瘍なし ・結節なし	・粘膜不整 ・粘膜小結節あるいは小さな粘膜異常 ・浅い潰瘍 ・瘢痕の軽度な発赤	腫瘍残存
直腸診	正常	平滑な硬結あるいは小さな粘膜異常	腫瘤を触知
MRI T2強調画像	低信号のみで中間信号なし，リンパ節腫大なし	ほとんど低信号だが，一部中間信号残存かつ/またはリンパ節の部分的な退縮	低信号より中間信号残存，瘢痕なしかつ/またはリンパ節の退縮なし
MRI 拡散強調画像	b値800または1,000で腫瘍なしかつ/または ・ADC mapで低信号なし ・腫瘍壁面の均一線状のシグナルは問題なし	b値800または1,000で腫瘍シグナルのかなりの退縮かつ/またはADC mapでごくわずかな低信号の残存	b値800または1,000で腫瘍シグナルの不十分な退縮かつ/またはADC mapで明らかな低信号

ADC (apparent diffusion coefficient)：見かけの拡散係数.

は慎重であるべきと考えている．また，巨大な腫瘍，全周性の腫瘍，深い潰瘍を伴う腫瘍などは，CRT後に直腸の変形を伴うことが多く，正確な内視鏡診断が困難であるため，NOMのあまりよい適応ではない[14]．

また，cT2N0症例ではcT3～4症例よりも高いcCR率と低い局所再増大率が報告されており[15]，NOMを意図した術前CRT（intentional NOM）は肛門の温存が困難な患者にとっては魅力的なオプションと思われる．Habr-Gamaら[16]はcT2N0症例に対しstandard CRT（対象症例35例，総線量50.4 Gy＋フルオロウラシル療法×2）とextended CRT（対象症例46例，総線量54 Gy＋フルオロウラシル療法×6）を比較し，5年手術回避率はstandard CRTが30％に対しextended CRTは67％と有意に良好であったと報告している．しかしながら，cT3以深の症例では，腫瘍学的に局所再発・遠隔再発を抑制するという観点から術前CRTやTNTを行うのに対し，cT2N0においては手術のみでも高い治癒率が望めるため，cCRが得られずTMEが必要となってしまう場合は術前CRTや化学療法が過剰（不必要）な治療であった，という問題が生じる．

cT2N0に対しては局所切除と組み合わせることで高い直腸温存率が得られるとの報告もある．ACOSOG Z6041試験では，腫瘍肛門縁距離が8 cm以内のcT2N0に対し術前CRT（カペシタビンとオキサリプラチンを投与）後4～8週で全層局所切除が行われ，79例のうち5例（6％）が遠隔再発，3例（4％）が局所再発を来し，フォロー終了時点（観察期間の中央値56か月）で72例（91％）において直腸温存が可能であったと報告された[17]．本邦においてcT2N0でAPRが必要な症例はそう多くはないと考えられるが，そのデメリット（cCRが得られなければ，本来必要でなかったCRTを施行のうえ，結局TMEが必要になる）を十分に説明のうえ，それでもNOMを希望する患者に対してはCRTあるいはTNTも検討に値すると考えられる．

4　治療効果判定

世界的に統一された再現性のある術前治療効果判定法は現時点では存在せず，cCRとpCRが完全に一致することはない．cCR効果判定の不完全性を理解し，一定数は局所再増大を来すことを前提のうえで，局所再増大の発見が遅れないように綿密なサーベイランスをセットで行うのがNOM

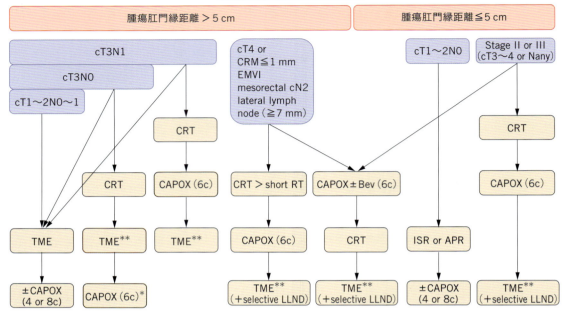

図8-1 がん研有明病院における下部進行直腸癌に対する治療戦略
*：pCRなら補助療法なしも選択肢．**：near CR, cCRはNOMも選択肢．

の原則である．

　Habr-Gamaら[18]は，直腸診で壁不整・腫瘤・潰瘍・狭窄のいずれも認めないこと，内視鏡で潰瘍・腫瘤・狭窄のいずれも認めず，粘膜の白色瘢痕や毛細血管拡張を認めることをcCRの基準としている．また，放射線に対する治療効果の出現は時間依存性であるため[19]，放射線照射終了から効果判定までは少なくとも8週，多くの症例では12週程度のインターバルを置くと報告している[18]．

　①直腸診，②内視鏡，③MRIの3つのモダリティを組み合わせて総合的に判定することで効果判定の精度を向上できるとも報告されており[20]，前述のOPRA試験では**表8-1**に示す基準で効果判定を行い，cCRあるいはnear cCRと判定された症例がNOMの対象となっている[21]．一方，①～③すべてでnon CRと判定されても，15%はpCRであったと報告されている[20]．non CRでも一定の条件を満たせば〔例えば，OPRA試験では浅い潰

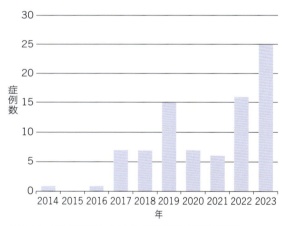

図8-2 がん研有明病院におけるNOM症例の推移

瘍の残存やMRIにおける一部中間信号残存はnear cCRと判定されるが，がん研有明病院（以下，当院）ではこれらはnon CRと判定される〕NOMの対象になりうることが示唆されるが，cCRの基準を緩く

表8-2　局所再増大症例

clinical stage			recurrent disease			surgical stage			systemic recurrence	survival status	follow-up
T	N	AV tumor distance (mm)	time to	type of	surgery	ypT	ypN	margin			
4	3	50	7 m	intraluminal	LAR	3	0	R0	No	NED	1.5 y
3	3	40	7 m	intraluminal	ISR	2	1	R0	Yes (lung)	AWD	3.1 y
2	0	10	19 m	intraluminal	LE → APR	2	0	R0	No	NED	3.7 y
3	1	20	9 m	intraluminal	LE	2	–	R1	No	NED	4.5 y
3	1	20	21 m	intraluminal	LE	Tis	–	R0	No	NED	4.7 y
3	0	40	13 m	intraluminal	APR	1	0	R0	No	NED	5.0 y
3	0	30	14 m	intraluminal	APR	2	0	R0	No	NED	5.0 y
3	0	20	11 m	intraluminal	APR	3	0	R0	Yes (lung)	NED	5.1 y
3	3	50	7 m	intraluminal	ISR	2	1	R0	No	NED	6.2 y
3	0	30	8 m	intraluminal	APR	3	0	R0	Yes (liver)	NED	6.4 y

APR：abdominoperineal resection（直腸切断術），AWD：alive with disease（有病生存），ISR：intersphincteric resection（括約筋間直腸切除術），LE：local excision（局所切除術），NED：no evidence of disease（無再発）.

すると局所再増大率が上昇することが懸念される．実際，OPRA試験における局所再増大率は，cCRで22.0％であったのに対し，near cCRでは51.1％であった[22]．特にNOMの経験の浅いうちはNOMの対象を広げることには慎重であるべきと考えられる．

5 当院での直腸癌に対する治療戦略およびNOMの経験

　当院では原則下縁が下部直腸（Rb）にかかるcT3以深の進行直腸癌を術前CRTの適応とし，側方郭清は治療前のCT/MRIで長径7 mm以上の側方リンパ節が描出される場合に，選択的に側方郭清（両側側方郭清は両側側方リンパ節転移が疑われる場合のみ）を行うこととしている[23, 24]．2005〜2019年までに遠隔転移を伴わない進行直腸癌722例に対し術前放射線療法を施行した（術前短期放射線照射も含む）[25]．原則long-course CRTとしているが，遠方に居住する症例で通院でのCRTが困難な場合など，症例に応じて短期放射線（5×5 Gy）を選択している．また，2012年からは導入化学療法（induction chemotherapy）として

mFOLFOX 6＋ベバシズマブをCRTの前に6コース行う単施設第Ⅱ相試験を行い，良好なpCR率（37.2％）を報告した[26]．

　現在の当院の術前治療方針を図8-1に示す．腫瘍肛門縁距離，cT status，cN status，高リスク因子〔cT4，CRM（circumferential resection margin）＜1 mm，EMVI（extramural vascular invasion），cN2〜3〕などの因子を考慮し，症例に応じて適切な術前治療レジメンを選択するようにしている．

　一方で2023年までに，NOMを85例経験した．当院でNOMの症例数が増加し始めたのは2017年頃から（図8-2）であり，術前放射線療法の症例数を考えると少ないとも考えられるが，CRTや導入化学療法の十分な経験を経てから慎重に導入したというのが現状である．85例のうち，術前治療終了から1年半以上フォローできた55例の治療成績を示す．男女比は38例：17例，年齢中央値（範囲）は56（34〜78）歳，腫瘍肛門縁距離中央値（範囲）は35（10〜80）mm，cT2：cT3：cT4比は4例：46例：5例，cN0：N1：N2：N3比は22例：12例：2例：19例であった．治療レジメンはCRTのみ14例，TNT（導入化学療法）27例，TNT（強

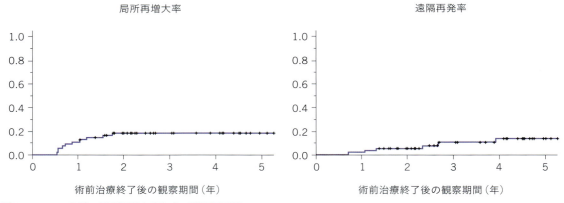

図8-3 NOM症例の局所再増大率および遠隔再発率

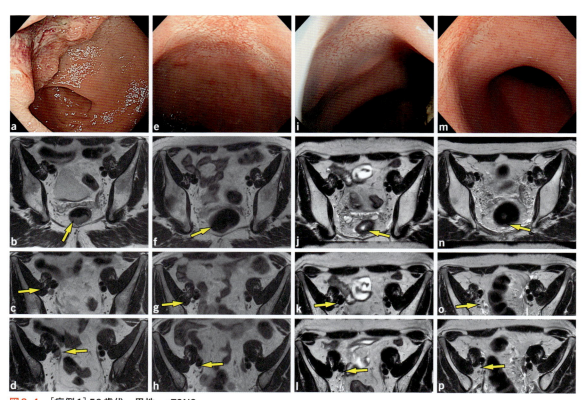

図8-4 ［症例1］50歳代, 男性. cT3N3
a〜d：治療前, e〜h：化学療法終了後3週, i〜l：CRT終了後7週, m〜p：CRT終了後18週.

化化学療法）14例であった.

術前治療終了後の観察期間中央値（範囲）は4.8（1.5〜6.5）年で, 局所再増大を10例（18%）に認めた（**表8-2, 図8-3**）. 局所再増大を来した10例は術前治療終了後9.6か月（6.6〜21.1）か月で局所再増大を診断され, TMEを拒否した1例（やむなく局所切除術を施行）, 粘膜内癌に対して局所切除術を施行した1例を除き全例salvage TMEが可能

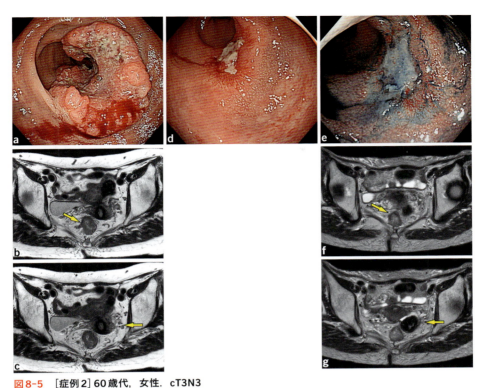

図8-5 ［症例2］60歳代，女性．cT3N3
a〜c：治療前．d：化学療法終了後4週．e〜g：CRT終了後2週．

であった．局所再増大を来した10例のうち3例に遠隔転移を認めた（図8-3）．遠隔転移出現時期は，局所再増大が診断された日から13か月，28か月，32か月目であった．局所再増大後も遠隔転移の出現には注意が必要である．

以下，当院で経験したNOM症例の実際の画像を提示する．内視鏡検査およびMRIの詳細な診断基準については別項（第9章）を参照いただきたい．

［症例1，図8-4］ 50歳代，男性．腫瘍肛門縁距離3cm，T3N3（右側方×2，PET陽性）．

導入化学療法（mFOLFOX 6＋ベバシズマブ6コース）終了後3週の内視鏡検査でcCRと診断．MRIでは原発部位の直腸壁構造がほぼ正常化し，側方リンパ節の短径は10 mm→5 mm，11 mm→4 mmに縮小していた．CRT終了後7週の内視鏡検査でもcCRを維持し，側方リンパ節の短径はともに

3 mmに縮小．直腸診でも明らかな腫瘍を触知せず，総合的にcCRの診断でNOMを開始した．補助化学療法としてmFOLFOX 6を6コース施行．CRT終了後4.5年間cCRを維持している．

［症例2，図8-5, 6］ 60歳代，女性．腫瘍肛門縁距離4 cm，T3N3（左側方×1，PET未施行）．

導入化学療法（mFOLFOX 6＋ベバシズマブ6コース）終了後4週の内視鏡検査でnon CRと診断．CRT終了後2週の内視鏡検査では潰瘍の残存を認め，non CRの診断だが，病変全体の厚みは改善している印象であった．CRT終了後8週の内視鏡検査でも軽度のびらんの遺残を認め，non CRと診断．MRIでは線維化を示す低信号領域が残存しているが，明らかな中間信号を認めず，拡散強調画像でも対応部位に高信号を認めなかった．側方の短径は5 mmから3 mmに縮小．cCRへの移

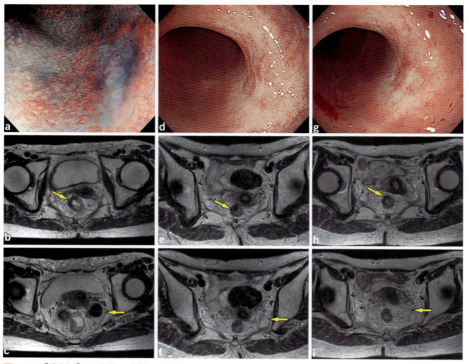

図8-6 ［症例2］60歳代，女性．cT3N3
a〜c：CRT終了後8週，d〜f：CRT終了後17週，g〜i：CRT終了後30週．

行の可能性があると考え，さらに9週後に内視鏡で再検したところ，びらん・潰瘍は消失し，瘢痕面にやや凹凸不整を認めたためnear cCRと診断．さらに13週後（CRT終了後30週）の内視鏡検査では瘢痕面の凹凸不整も消失し，cCRと診断した．その後，CRT終了後4.8年間cCRを維持している．

［症例3，図8-7］ 40歳代，女性．腫瘍肛門縁距離5cm，T3N3（左側方×1，PET陽性）．
　導入化学療法（mFOLFOX 6 ＋ベバシズマブ 6コース）終了後3週の内視鏡検査ではnon CRと診断．CRT終了後7週の内視鏡検査では，潰瘍は閉鎖し再生上皮に覆われており，腫瘍pitも認めず，わずかに伸展不良を認め，near cCRと診断した．CRT後13週の内視鏡検査では凹凸不整が目立ちnear cCRと診断．MRIでは直腸壁は正常化し，側方リンパ節もほぼ消失．さらに8週後の内視鏡検査では，前回と著変ないものの陥凹域の発赤がやや目立ち，念のため生検を行ったが癌は検出されなかった．直腸診では小さな硬結を粘膜下に触知したが，局所再増大とは断定できなかった．さらに7週後（CRT終了後28週）の内視鏡検査ではわずかに腫瘍pitの出現を認めたが，生検ではやはり癌は検出されなかった．直腸診では前回と異なり硬結を触れたため，局所再増大と診断し，腹腔鏡下ISR＋腟壁部分切除＋左側方郭清を施行．pT2N1（251×2）M0と診断した．術後補助化学療法（mFOLFOX 6 6コース）を施行し，救済手術後6年間無再発生存中である．

6 NOMに関する前向き臨床試験

　NOMに関するデータのほとんどは欧米からのものであり，また多くは後方視的研究によるものであった．近年，進行直腸癌に対するTNT＋

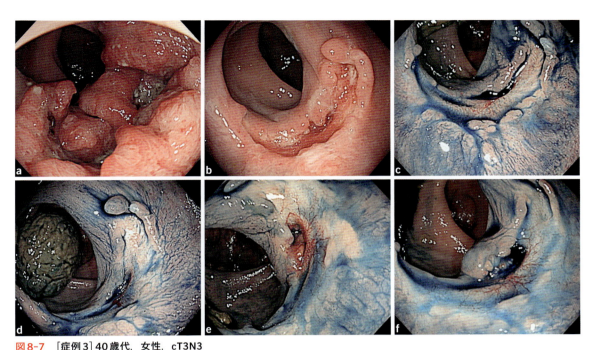

図 8-7 ［症例 3］40 歳代，女性．cT3N3
a：治療前，b：化学療法終了後 3 週，c：CRT 終了後 7 週，d：CRT 終了後 13 週，e：CRT 終了後 21 週，f：CRT 終了後 28 週．

NOM の前向き試験が CAO/ARO/AIO18.1，JANUS 試験，ENSEMBLE 試験，JCOG2010 など世界中で行われており，今後 NOM に関する質の高い前向きデータが蓄積されてくると考えられる．

一方，CRT がガイドラインで推奨されていない本邦では，CRT および NOM に関する十分な経験を持った施設は少なく，そのため NOM のまとまったデータはほとんどないのが現状である．そこで当院では，腫瘍の下縁が肛門縁から 5 cm 以内または術前評価にて経肛門吻合・直腸切断術が必要と判断される臨床病期 II〜III（cT3〜4 Nany）進行直腸癌患者を対象に，「CRT＋強化化学療法＋手術または cCR/near cCR に対する NOM」および「CRT＋導入・強化化学療法併用＋手術または cCR/near cCR に対する NOM」をランダム化選択デザインにて比較し，有効性と安全性を評価する特定臨床研究（NOMINATE 試験）を現在行っている[27]（図 8-8）．プライマリーエンドポイントは「pCR＋2 年以上 cCR を維持した症例の割合」とし，174 例の患者登録を予定している．一定の効果判定基準（表 8-3）に従い cCR，near cCR を判定し，セカンダリーエンドポイントとして cCR 率，near cCR 率，NOM 率，局所再増大率などを評価する予定である．

直腸癌に対する術前治療は TME を前提に考えれば，再発リスクの低い症例に対しては術前 CRT の省略などより低侵襲に，再発リスクの高い症例に対しては TNT による術前治療の強化が考えられるが，NOM を考慮に入れると，再発リスクの比較的低い cT3abN0 や cT2N0 症例に対し cCR を狙い TNT を行うことがありうるなど，治療レジメンの選択がより複雑になる．現状では TNT や NOM のリスクとベネフィットを十分に患者に説明し，腫瘍や患者の全身状態も考慮したうえで，個々の症例に応じた適切な術前治療レジメンを選択すべきと考えられる．

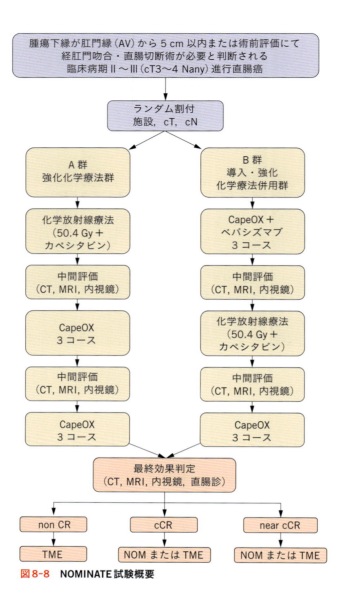

図 8-8　NOMINATE 試験概要

文献

1) Fujita S, Mizusawa J, Kanemitsu Y, et al：Mesorectal excision with or without lateral lymph node dissection for clinical stage II/III lower rectal cancer (JCOG 0212)：a multicenter, randomized controlled, noninferiority trial. Ann Surg 2017；266：201-207.
2) Maas M, Nelemans PJ, Valentini V, et al：Long-term outcome in patients with a pathological complete response after chemoradiation for rectal cancer：a pooled analysis of individual patient data. Lancet Oncol 2010；11：835-844.
3) Habr-Gama A, Perez RO, Nadalin W, et al：Operative versus nonoperative treatment for stage 0 distal rectal cancer following chemoradiation therapy：long-term results. Ann Surg 2004；240：711-717, discussion 7-8.
4) Maas M, Beets-Tan RG, Lambregts DM, et al：Wait-and-see policy for clinical complete responders after chemoradiation for rectal cancer. J Clin Oncol 2011；29：4633-4640.
5) Smith JD, Ruby JA, Goodman KA, et al：Nonoperative management of rectal cancer with complete clinical response after neoadjuvant therapy. Ann Surg 2012；256：965-972.
6) van der Valk MJM, Hilling DE, Bastiaannet E, et al：Long-term outcomes of clinical complete responders after neoadjuvant treatment for rectal cancer in the International Watch & Wait Database (IWWD)：an

表8-3　効果判定基準

			cCR	near cCR	non cCR
内視鏡	白色光観察	①潰瘍	閉鎖		開存
		②瘢痕形態	平坦または線状（白色）	凹凸不整（発赤残す）	不完全で白苔やびらんも含む
		③腫瘍性隆起	なし		あり
		④壁伸展性	正常	正常～やや不良	SMT様隆起やひだ集中を残す
	拡大観察	⑤血管走行（NBI拡大）	腫瘍血管なし		腫瘍血管 拡張蛇行／口径不同 不整な血管走行
			均一な網目状血管	血管走行が不均一	
		⑥粘膜模様（色素拡大）	腫瘍pitなし		腫瘍pit
			均一な再生上皮pitまたは過形成pit	再生上皮pitが出現しても不均一	
直腸診			正常	平滑な瘢痕様硬結あるいは粘膜不整を触知	明らかな腫瘤を触知
MRI	T2強調画像	腫瘍	直腸壁構造の正常化 または わずかな線維化を示す低信号や浮腫を示す壁肥厚のみ残存 または 線維化を示す低信号領域が残存しているが，明らかな中間信号を認めない		明らかな中間信号の残存（線維化を示す低信号の割合を問わない）
		リンパ節	転移疑いリンパ節が短径<5mmに縮小		転移疑いリンパ節が短径≧5mmで遺残
	拡散強調画像（b値800または1,000）	腫瘍	対応部位に高信号を認めない かつ ADC mapで低信号を認めない		対応部位に明らかな高信号の遺残を認める かつ ADC mapで明らかな低信号の遺残を認める

ADC：見かけの拡散係数，SMT：粘膜下腫瘍．

international multicentre registry study. Lancet 2018；391：2537-2545.

7) Carvalho C, Glynne-Jones R：Challenges behind proving efficacy of adjuvant chemotherapy after preoperative chemoradiation for rectal cancer. Lancet Oncol 2017；18：e354-363.

8) Verheij FS, Omer DM, Williams H, et al：Long-term results of organ preservation in patients with rectal adenocarcinoma treated with total neoadjuvant therapy：The Randomized Phase II OPRA Trial. J Clin Oncol 2024；42：500-506.

9) Bahadoer RR, Dijkstra EA, van Etten B, et al：Short-course radiotherapy followed by chemotherapy before total mesorectal excision（TME）versus preoperative chemoradiotherapy, TME, and optional adjuvant chemotherapy in locally advanced rectal cancer（RAPIDO）：a randomised, open-label, phase 3 trial. Lancet Oncol 2021；22：29-42.

10) Conroy T, Bosset JF, Etienne PL, et al：Neoadjuvant chemotherapy with FOLFIRINOX and preoperative chemoradiotherapy for patients with locally advanced rectal cancer（UNICANCER-PRODIGE 23）：a multicentre, randomised, open-label, phase 3 trial. Lancet Oncol 2021；22：702-715.

11) Garcia-Aguilar J, Patil S, Gollub MJ, et al：Organ preservation in patients with rectal adenocarcinoma treated with total neoadjuvant therapy. J Clin Oncol 2022；40：2546-2556.

12) Aref A, Abdalla A：Total neoadjuvant therapy for locally advanced rectal cancer：induction or consolidation chemotherapy? J Clin Oncol 2022；40：2515-2519.

13) Honda M, Akiyoshi T, Noma H, et al：Patient-centered outcomes to decide treatment strategy for patients with low rectal cancer. J Surg Oncol 2016；114：630-636.

14) Yuval JB, Thompson HM, Garcia-Aguilar J：Organ preservation in rectal cancer. J Gastrointest Surg

2020 ; 24 : 1880-1888.

15) Chadi SA, Malcomson L, Ensor J, et al : Factors affecting local regrowth after watch and wait for patients with a clinical complete response following chemoradiotherapy in rectal cancer (InterCoRe consortium) : an individual participant data meta-analysis. Lancet Gastroenterol Hepatol 2018 ; 3 : 825-836.

16) Habr-Gama A, São Julião GP, Vailati BB, et al : Organ preservation in cT2N0 rectal cancer after neoadjuvant chemoradiation therapy : the impact of radiation therapy dose-escalation and consolidation chemotherapy. Ann Surg 2019 ; 269 : 102-107.

17) Garcia-Aguilar J, Renfro LA, Chow OS, et al : Organ preservation for clinical T2N0 distal rectal cancer using neoadjuvant chemoradiotherapy and local excision (ACOSOG Z6041) : results of an open-label, single-arm, multi-institutional, phase 2 trial. Lancet Oncol 2015 ; 16 : 1537-1546.

18) Habr-Gama A, São Julião GP, Perez RO : Nonoperative management of rectal cancer : identifying the ideal patients. Hematol Oncol Clin North Am 2015 ; 29 : 135-151.

19) Probst CP, Becerra AZ, Aquina CT, et al : Extended intervals after neoadjuvant therapy in locally advanced rectal cancer : the key to improved tumor response and potential organ preservation. J Am Coll Surg 2015 ; 221 : 430-440.

20) Maas M, Lambregts DM, Nelemans PJ, et al : Assessment of clinical complete response after chemoradiation for rectal cancer with digital rectal examination, endoscopy, and MRI : selection for organ-saving treatment. Ann Surg Oncol 2015 ; 22 : 3873-3880.

21) Smith JJ, Chow OS, Gollub MJ, et al : Organ preservation in rectal adenocarcinoma : a phase II randomized controlled trial evaluating 3-year disease-free survival in patients with locally advanced rectal cancer treated with chemoradiation plus induction or consolidation chemotherapy, and total mesorectal excision or nonoperative management. BMC Cancer 2015 ; 15 : 767.

22) Thompson HM, Omer DM, Lin S, et al : Organ preservation and survival by clinical response grade in patients with rectal cancer treated with total neoadjuvant therapy : a secondary analysis of the OPRA Randomized Clinical Trial. JAMA Netw Open 2024 ; 7 : e2350903.

23) Akiyoshi T, Toda S, Tominaga T, et al : Prognostic impact of residual lateral lymph node metastasis after neoadjuvant (chemo) radiotherapy in patients with advanced low rectal cancer. BJS Open 2019 ; 3 : 822-829.

24) Akiyoshi T, Ueno M, Matsueda K, et al : Selective lateral pelvic lymph node dissection in patients with advanced low rectal cancer treated with preoperative chemoradiotherapy based on pretreatment imaging. Ann Surg Oncol 2014 ; 21 : 189-196.

25) Yamaguchi T, Akiyoshi T, Fukunaga Y, et al : Adding induction chemotherapy before chemoradiotherapy with total mesorectal excision and selective lateral lymph node dissection for patients with poor-risk, locally advanced, mid-to-low rectal cancer may improve oncologic outcomes : a propensity score-matched analysis. Ann Surg Oncol 2023 ; 30 : 4716-4724.

26) Konishi T, Shinozaki E, Murofushi K, et al : Phase II trial of neoadjuvant chemotherapy, chemoradiotherapy, and laparoscopic surgery with selective lateral node dissection for poor-risk low rectal cancer. Ann Surg Oncol 2019 ; 26 : 2507-2513.

27) Akiyoshi T, Shinozaki E, Taguchi S, et al : Non-operative management after chemoradiotherapy plus consolidation or sandwich (induction with bevacizumab and consolidation) chemotherapy in patients with locally advanced rectal cancer : a multicentre, randomised phase II trial (NOMINATE trial). BMJ Open 2022 ; 12 : e055140.

（秋吉 高志）

第9章 術前治療の効果判定に関して

9-1 内視鏡

　大腸癌に対する集学的治療の効果判定において，RECIST (response evaluation criteria in solid tumors) で提示されるCTを中心とする画像判定は不可欠であるが，近年の著効を示す大腸標的病変に対する判定において，PET/CT (positron emission tomography with CT) やMRI画像では"小さすぎて測定不能な症例"が増えている．内視鏡効果判定については，RECIST 2009 (Ver1.1) までに提示されていた内視鏡診断は，計測不能であり客観性に欠けるとの理由で基準から外された経緯があった[1]．しかし，著効を得られた症例においては臨床的完全奏効 (clinical complete response；cCR) を判定するため，画像判定および直腸診に加えて，内視鏡効果判定による補助的な介入が必要と考える．

1 内視鏡効果判定を構成する内視鏡所見

　従来，当院で選択的に行われていた化学放射線療法 (chemoradiotherapy；CRT) の経過中には全例で内視鏡効果判定を行っていたが，明確な基準はなく，内視鏡所見および記録画像，判定時期にも相違があった．2013年の手術拒否患者における慎重な内視鏡観察 (臨床的watch) 例で最初のCR維持症例を経験した (図9-1)．そこで，内視鏡効果判定基準を作成すべく，進行下部直腸癌に対して術前のCRT後に外科的手術を行った症例を対象とした後ろ向き研究を行った．対象例の内視鏡観察所見の見直しを行い，術後の病理組織学的効果判定との対比により留意すべき内視鏡所見について報告した[2]．

　この検討をもとに，検査医間による相違を最小限にするため，留意する内視鏡所見を箇条書きに示し，出現の有無を同定する形式で判定できる基準を作成した．留意する内視鏡所見には，通常観察 (白色光) で得られる所見に加えて，被覆粘膜の拡大観察所見を追記する形で『がん研基準』の内視鏡効果判定を作成した．本項では，通常観察 (白色光) やNBI (narrow band imaging) 併用拡大観察，色素拡大観察 (色素拡大) のモダリティごとの所見について説明し，これらの所見で構成された現在

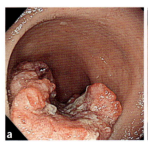
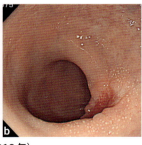
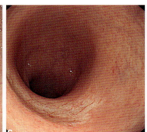
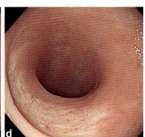

図9-1　外科的手術拒否例（2013年）
肛門縁より6cm 2型，高分化～中分化管状腺癌．
a：初診時，b：化学療法後，c：放射線療法後，d：手術待機経過観察5年後．

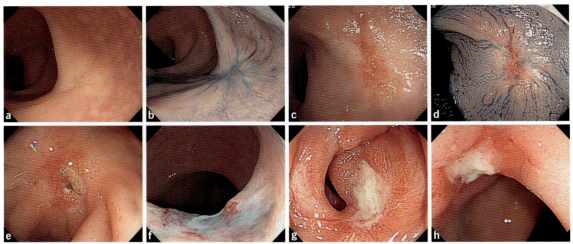

図9-2 通常観察(白色光)に色素観察を加えた潰瘍の有無(表9-1-①)
a～d:完全閉鎖,e～h:潰瘍開存.

使用中の判定基準について紹介する.

1)通常観察(白色光)および色素観察の所見

周堤の残存や癌性潰瘍ならば通常観察(白色光)だけで容易に診断できるが,潰瘍が治癒した瘢痕内部や辺縁に残る小結節を同定するには,インジゴカルミン色素撒布によるコントラスト法を併用する色素観察を重視している.

①潰瘍

潰瘍は,完全に閉鎖しているか否かを評価し,閉鎖(図9-2-a～d),開存(図9-2-e～h)で区別する.明らかな癌性潰瘍があれば迷うことは少ないが,腫瘍の著明な縮小や潰瘍底の再生変化が見られても,粘膜の脱落部や白苔の残存がある場合は,潰瘍内の癌細胞の残存を疑い「開存」とする(図9-2-e～h).完全閉鎖は瘢痕を意味し,瘢痕の形態の観察に移る[3].

②瘢痕形態

潰瘍が閉鎖している場合,粘膜下層以深の炎症細胞の活動性増殖や,癌組織から置換したばかりの線維化の残存は,粘膜表面からはわからない.よって,潰瘍瘢痕の形態は,厚みを有する高低差や炎症の消退した経過時間を示唆する色調を加味した評価となっている.

白色平坦瘢痕は,周囲粘膜との高低差がなく,消化管良性潰瘍の白色瘢痕を想起させる粘膜下深部の炎症が鎮静化した状態を類推する(図9-3-a).また,線状瘢痕は比較的小型の2型病変の治癒過程で見られ,深部の炎症が早期に鎮静化し,水平方向の正常粘膜の癒合により被覆された状態を示唆する(図9-3-b).対して,粘膜面は被覆されるも凹凸不整で赤みの残った瘢痕は,治癒経過の短い消化管良性潰瘍の赤色瘢痕になぞらえて区別する(図9-3-c,d).一方,洗浄しても落ちない滲出液を伴うびらんや,わずかな粘膜欠損の残存は,現在のところ不完全な瘢痕(潰瘍開存)とする(図9-3-f～h)[3].

③腫瘍性隆起

腫瘍性隆起は,大きく分けて,なし(図9-4-a～d),あり(図9-4-e～h)で区別する.明らかな周堤の残存は迷わないが(図9-4-e),周堤の消退後の潰瘍の治癒過程では,小結節や陥凹を見落とさないように,積極的に色素撒布を併用して口側や辺縁部の慎重な観察を行う.病変範囲内の小結節を認めた際に腫瘍性隆起とするか(図9-4-f～h),炎症性隆起(良性)とするか(図9-4-c,d)は拡大観

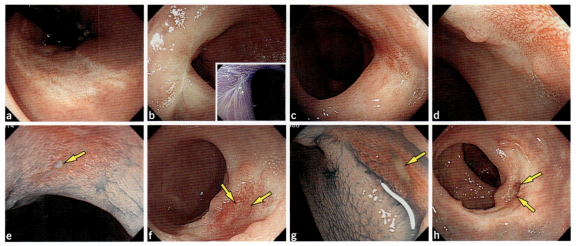

図 9-3　白色光観察による瘢痕形態（表 9-1-②）
a：白色平坦瘢痕，b：線状瘢痕（色素拡大による正常粘膜の癒合），c, d：赤みを残す凹凸不整の被覆粘膜，e〜g：瘢痕内部のびらん（黄矢印），h：瘢痕内部の粘膜欠損部（黄矢印）．

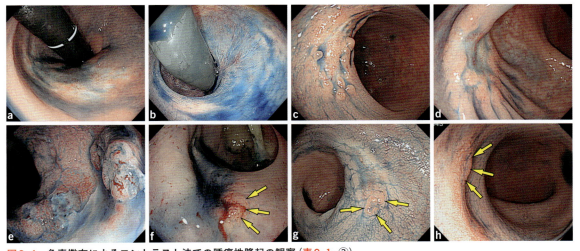

図 9-4　色素撒布によるコントラスト法での腫瘍性隆起の観察（表 9-1-③）
a, b：白色平坦瘢痕，c, d：粘膜面は被覆されるも凹凸不整，e〜h：瘢痕内部および辺縁部の腫瘍性隆起の残存（f〜h，黄矢印）．

察に移る[3]．

④壁伸展性

　壁伸展性を静止画像で提示するのは難しいが，"正常"とは内視鏡挿入時の脱気による伸展性や，送気による拡張が保たれている状態を示す（図9-5-a, b）．送・脱気による厚みの残存（図9-5-c）や，拡張不良の印象（図9-5-d）は"やや不良"として区別する．送気による拡張不良は，"壁伸展性不良"（図9-5-e, f）とし，強いひだ集中（図9-5-g）や，粘膜下腫瘍（submucosal tumor；SMT）様隆起の残存も加味して判定する（図9-5-h）．

2) 拡大所見

　拡大観察では，被覆上皮の性状や腫瘍血管や腫

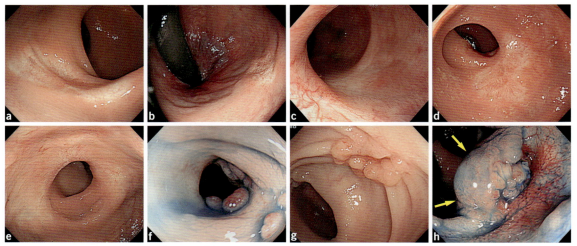

図9-5 送・脱気による壁伸展性（表9-1-④）
a：壁伸展性は正常，b：拡張良好，c：壁伸展性はやや不良，d：拡張やや不良，e,f：拡張不良で壁伸展性不良，g：強いひだ集中，f,h：明らかなSMT様隆起の残存（h，黄矢印）．

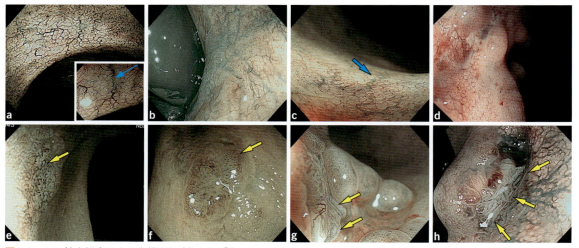

図9-6 NBI拡大観察による血管走行（表9-1-⑤）
a～c：網目状血管や整な毛細血管が均一に走行する．a, c：telangiectasia（青矢印），d：不均一血管走行，e～h：小結節部や陥凹部において，不整な血管走行（拡張蛇行，口径不同，黄矢印）がないか観察する．

瘢痕pit（腺管模様）の有無を観察し，時に鉗子生検に代用する診断を行う．前述の通常観察（白色光）から拡大観察を加えるべき領域を目的に応じて観察する．

⑤血管走行

NBI拡大観察は，画像強調内視鏡でNBIモードに切り替えてフルズームにすることで，比較的簡便に「血管走行」の観察ができる．瘢痕領域では，網目状血管や毛細血管が均一であることを確認する（図9-6-a～c）．放射線療法後には拡張したスムーズな血管（telangiectasia）を認めることがあり，白色平坦瘢痕では視認しやすいため，併存して観察できることが多い（図9-6-a, c，青矢印）．一方，表在性に観察できる血管模様が均一性を欠

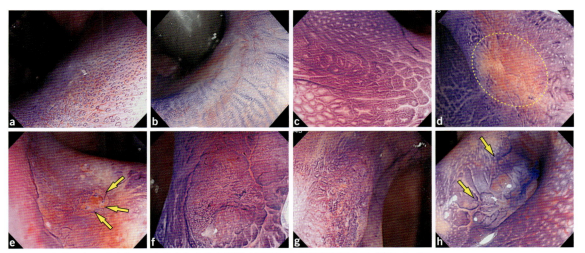

図9-7 クリスタルバイオレット染色による色素拡大観察による粘膜模様（pit）（表9-1-⑥）
a, b：再生上皮pitの均一な配列，c：過形成pit，d：再生上皮pitの出現を認めるが，配列は不均一なパターン（黄円部），e～h：周囲と比較し，大小不同の不整な腫瘍pit（e, h，黄矢印）．

く場合，不均一血管走行として区別する（図9-6-d）．腫瘍血管と考えられる不整な血管走行（拡張蛇行，口径不同な血管）は，主に小結節や陥凹部において，周囲と異なる異常な血管走行の有無を観察することで鑑別する（図9-6-e～h）[4]．

⑥粘膜模様

「粘膜模様（pit）」は，0.05％クリスタルバイオレット染色下による色素拡大観察を用い，癌の遺残を診断するための腫瘍pitを鑑別する．瘢痕領域の観察では再生上皮pitや過形成pitを評価することで，良性の被覆上皮で覆われていることが確認できる．小型で円形な再生上皮pitは，均一な配列を呈する場合（図9-7-a, b）と，まだらで不均一な配列を区別する（図9-7-d）．また，良性の再生性変化を維持している場合には過形成pitが混在することがある（図9-7-c）．一方，小結節に腫瘍血管を伴い腫瘍性隆起が疑われた場合，同部の色素拡大観察で周囲と比較して大小不同で配列も不整な腫瘍pitを同定することができる（図9-7-e～h）[3]．

3）文献の紹介

①色素拡大所見の有用性（前向き研究）[3]

［対象と方法］

2013年10月～2015年10月の期間に，CRT後に外科的手術を行った進行下部直腸癌に対し，前向き研究として設定した条件を満たした79例が対象となった．方法は，同一内視鏡指導医が同じ手法で術前に判定した効果判定を記録し，最終内視鏡効果判定から手術までの期間を1～3日以内で統一し，術後の病理組織学的診断との対比を行った．主要評価項目は，"通常観察（白色光）および拡大観察による粘膜模様の所見を加味した内視鏡効果判定"の正診率を評価した．

［結果］

当時，incomplete responseの定義をnon CRにnear CRを含むPattern 1とnon CRのみとするPattern 2での評価を行った．near CRには，効果判定の時点ではCRではないが，経過観察中にCRに移行するか，逆に，遺残病変の再発所見が出現する可能性があるものを含む形となっている．near CRをCRに含むPattern 2での評価における正診率は82％（感度65％，特異度88％，陽性的

表9-1 白色光所見と拡大所見を組み合わせた内視鏡効果判定の基準

		eCR （5項目すべて）	e near CR	e non CR （1つでも有する）
白色光観察	①潰瘍	閉鎖		開存
	②瘢痕形態	平坦または線状 （白色）	凹凸不整 （発赤残す）	不完全で白苔や びらんも含む
	③腫瘍性隆起	なし		あり
	④壁伸展性	正常	正常〜やや不良	SMT様隆起や ひだ集中を残す
拡大観察	⑤血管走行 （NBI拡大）	腫瘍血管なし		腫瘍血管 拡張蛇行／口径不同 不整な血管走行
		均一な網目状 血管	血管走行が 不均一	
	⑥粘膜模様 （色素拡大）	腫瘍pitなし		腫瘍pit
		均一な再生上皮pit または過形成pit	再生上皮pitが出現 しても不均一	

SMT：粘膜下腫瘍.

中率61％，陰性的中率89％）と，内視鏡効果判定の有用性を示した.

②NBI併用拡大観察のアドバンテージ（後ろ向き観察研究）[4]

［対象と方法］

さらなる評価方法の可能性を広げるため，NBI拡大所見を加えた判定基準へと改良を加え，後ろ向き観察研究を行った. 2012年12月〜2017年4月の期間に，CRT後に外科的手術を行った進行下部直腸癌に対して，術後病理組織診断との対比ができた61例が対象となった. 方法は，"色素撒布を併用した通常観察（白色光）とNBI拡大観察"での診断精度と，通常観察（白色光）のみで診断精度を比較する形で検討した. さらに，NBI拡大所見の有用性を評価するため，2名の医師による一致率についても評価した.

［結果］

進行下部直腸癌の治療アルゴリズムに関する時代の変遷により，臨床応用の可能性を考慮し，incomplete responseの定義はnon CRのみとして評価を行った. "色素撒布を併用した通常観察（白色光）とNBI拡大観察"による正診率は75.4％（感度73.7％，特異度76.2％，陽性的中率58.3％，陰性的中率

86.5％）であった. また，NBI拡大観察の併用の有無での検査医間の一致率は，有0.756：無0.599であり，NBI拡大観察の併用の有用性も示された.

4) 内視鏡効果判定の定義

2025年2月現在，当院で使用している内視鏡効果判定の基準を**表9-1**に示す. 国外で行われている外科手術待機例の内視鏡による経過観察では，白色光所見のみの判定方法でのアルゴリズムが報告されている[5〜8]. 本邦ではいまだ標準治療ではない手術待機例に対し，拡大所見を加味した判定により，incomplete response例を高い精度で鑑別しうると考えている.

5) 診断のポイントとなる内視鏡所見

診断の要だけではなく，生検の必要性や，生検部位の効率的な選別を行ううえでポイントなる内視鏡所見を紹介する.

①再生上皮pit

eCR（endoscopic evaluation complete response）判定において最も重要と考えられる白色平坦瘢痕の所見では，拡大観察による粘膜模様の追加情報を重視している（**図9-8-a〜d**）. 白色光観察で瘢

140 第9章 術前治療の効果判定に関して

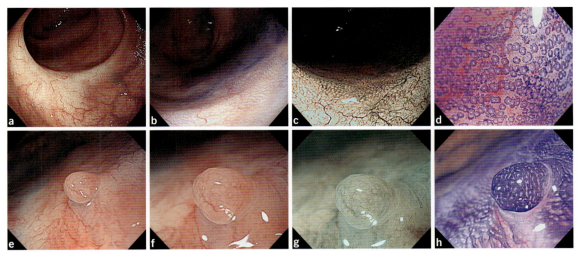

図 9-8 鉗子生検が不要な粘膜模様
上段（a〜d）：再生上皮 pit の診断例，下段（e〜h）：炎症性 pit の診断例．
a：通常観察で白色扁平瘢痕を認識，b：色素近接像，c：NBI 弱拡大観察，d：色素拡大観察，e：白色光観察で小結節を認識，g：NBI 拡大観察，f, h：色素拡大観察．

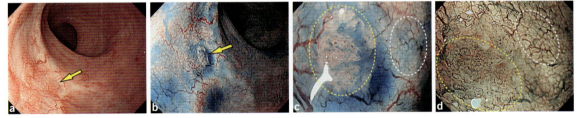

図 9-9 癌の遺残を疑い鉗子生検を考慮するケース
a, b：色素撒布にて瘢痕内の小結節を認識．
c, d：腫瘍領域（黄円部）と非腫瘍領域（白円部）の比較．c：小結節の拡大観察による腫瘍 pit（黄円部）と瘢痕部の非腫瘍領域（白円部），d：腫瘍血管（血管走行が不整，黄円部）と均一な網目状血管（白円部）．

痕形態を観察後（図9-8-a），色素拡大観察では，小型で円形な再生上皮 pit が均一に配列していることを確認することで（図9-8-b, d），白色平坦瘢痕をより確実な所見とする．同部の NBI 拡大所見では，網目状の血管が均一に走行している（図9-8-c）．このような場合は，粘膜面しか採取できない鉗子生検はむしろ不要である．

②炎症性 pit

e near CR 判定で重要な，潰瘍は閉鎖して被覆上皮で覆われると判断されるも，周囲もしくは瘢痕内の一部に小結節の遺残を認める場合，同部の拡大観察で腫瘍性隆起と良性隆起を鑑別する（図9-8-e〜h）．白色光観察で小結節を認めた場合（図9-8-e），同部の NBI 拡大観察（図9-8-g）と色素拡大観察（図9-8-f, h）を併用し，I 型の炎症性（良性）pit とそれに伴う整な血管網を観察できれば，鉗子生検はせずとも腫瘍性隆起を除外できる．

③腫瘍血管と腫瘍 pit からの腫瘍性隆起の判定

一見，平坦瘢痕と思われても，インジゴカルミンによる色素撒布を追加することで，瘢痕内のわずかな隆起の存在に気がつくことがある（図9-9-a, b）．微小隆起の組織型を予測するため，拡大観

9-1 内視鏡 141

察とNBI拡大観察を併用することで，同じ視野
に存在する腫瘍領域（図9-9-c，黄円部）と非腫瘍
領域（図9-9-c，白円部）を比較し，微小隆起の癌
遺残を疑うことができる（図9-9-c, d）．腫瘍性隆
起の判定が，その後の方針に大きく関わる場合，
鉗子生検による癌細胞の確認を持って最終診断と
する場合もある．

　現在，CRT後の内視鏡効果判定の基準は確立
されていない．しかし，進行下部直腸癌の外科手
術拒否例における外科手術待機例のみならず，化
学療法中の著効例の評価によりwatch and wait
の中断や続行の選択などで，内視鏡効果判定の需
要があるならば，外科医や化学療法医の意向を汲
んだ判定基準の作成が必要と考える．

文献

1) Eisenhauer EA, Therasse J, Bogaerts LH, et al：New response evaluation criteria in solid tumors：revised RECIST guideline (version 1.1). Eur J Cancer 2009；45：228-247．

2) Ogura A, Chino A, Konishi T, et al：Endoscopic evaluation of clinical response after preoperative chemoradiotherapy for lower rectal cancer：the significance of endoscopic complete response. Int J Colorectal Dis 2015；30：367-373.

3) Chino A, Konishi T, Ogura A, et al：Endoscopic evaluation to evaluate tumor response of rectal cancer to neoadjuvant chemoradiotherapy using magnifying chromoendoscopy. Eur J Surg Oncol 2018；44：1247-1253.

4) Ishioka M, Chino A, Ide D, et al：Adding narrow-band imaging to chromoendoscopy for the evaluation of tumor response to neoadjuvant therapy in rectal cancer. Dis Colon Rectum 2020；64：53-59.

5) Habra-Gama A, Perez RO, Wynn G, et al：Complete clinical response after neoadjuvant chemoradiation therapy for distal rectal cancer：characterization of clinical and endoscopic findings for standardization. Dis Colon Rectum 2010；53：1692-1698.

6) Mass M, Lambregts DMJ, Nelemans PJ, et al：Assessment of clinical complete response after chemoradiation for rectal cancer with digital rectal examination, endoscopy, and MRI：selection for organ-saving treatment. Ann Surg Oncol 2015；22：3873-3880.

7) Mass M, Beets-Tan RGH, Lambregts DMJ, et al：Wait-and-see policy for clinical complete responders after chemoradiation for rectal cancer. J Clin Oncol 2011；29：4633-4640.

8) Smith JJ, Chow OS, Gollub MJ, et al：Organ preservation in rectal adenocarcinoma：a phase II randomized controlled trial evaluating 3-year disease-free survival in patents with locally advanced rectal cancer treated with chemotherapy, and total mesorectal excision or nonoperative management. BMC Cancer 2015；15：767.

（千野　晶子）

9-2 画像診断

本項では2020年時点でのがん研有明病院の画像診断についてまとめる.

術前治療の画像検査の役割は,主として,時期と術式を含む至適手術計画と,治療効果の程度の評価にある.治療後の臨床的TNM分類(以下,ycTNM分類),残存腫瘍の範囲,局所再発と関連のあるTME(total mesorectal excision)のためのCRM(circumferential resection margin)評価,術式に関わる肛門挙筋および肛門括約筋(puborectalis sling/sphincter complex)との関係,側方リンパ節郭清の必要性および肝転移を含む遠隔転移の有無など,治療前と同じ基本的な事項を再度評価する.治療後は,予後と関連のあるMRIでの治療効果の程度(tumor regression grade;mr-TRG)も評価する.最近は術前治療が有効だった場合に,臓器温存,手術縮小および手術回避の可能性を検討する機会が生まれ,MRIで認識可能な残存腫瘍の有無,手術を回避した場合の画像追跡ではMRI不顕性だった残存腫瘍の再増大の有無,が問われる[1〜9].

1 骨盤MRIでの評価項目 (表9-2)

1) 形態変化

形態,組織学的変化には,膠原線維,線維化,線維増生,粘液性反応(mucinous reaction),炎症性変化の結果としての粘膜下浮腫および壊死を含む.

治療による腫瘍退行の結果として,腫瘍内や直腸壁に線維化が生じる(図9-10).腫瘍周囲の間質反応として線維増生が生じるが,これは治療前にも見られ,この線維化内に腫瘍は存在しないとされる.

腫瘍内粘液には,①非粘液性腫瘍の治療効果としての粘液変性,②粘液性腫瘍の粘液湖や治療後の無細胞域,③粘液癌,の3つの成因がある.①と②による腫瘍縮小が不十分な場合に,予後不良

表9-2 治療後画像評価項目

- ・形態的変化,腫瘍内の粘液成分や壊死の有無
- ・mr-AVの高さの治療前との比較
- ・腫瘍の腸管軸長径の治療前との比較
- ・mr-TRG(tumor regression grade)
- ・腫瘍の筋層外浸潤距離とycT判定
- ・CRMの有無
- ・mr-EMVI
- ・ycN判定
- ・腹膜反転部浸潤の有無

の要因とはならない(図9-11, 12).③は治療効果が乏しく予後が不良なことが多い.非癌部の正常直腸に粘膜下浮腫を生じ,腫瘍に線維化が生じると,非癌部が腫瘍に見える(偽腫瘍)ことがあり注意する.

2) mr-TRG (表9-3)

mr-TRGは,病理学的治療効果判定で用いるTRGに基づいたMRIでの尺度で,線維化を指標とする(図9-12).術後のypTとCRMは予後予測因子になるが,術前MRIによるmr-TRGと,後述するCRM評価は予後予測の指標"imaging marker"になる.これは術後検体との病理組織学的な異同を問うものではなく,治療反応性の良悪による追加術前治療計画に寄与するためのものである.

線維化はT2強調像で固有筋層と同等の低信号を示し,残存腫瘍の多くは治療前と類似した中間信号を示す.50%より広い範囲が線維化に置換されている場合は効果良好"good response"で予後良好(図9-10, 13),腫瘍信号が全体の50%以上に残っている場合は効果不良"poor response"すなわち予後不良として区別する.当院でも,線維化の程度は評価するようにしているが,病変全体が小さくなると,固有筋層と線維化の低信号の区別や,割合の評価は難しい[2, 10〜12].

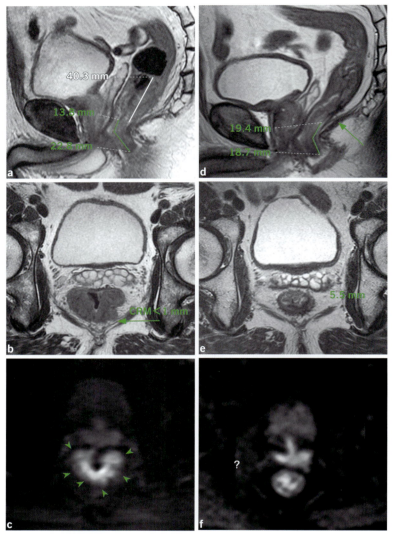

図 9-10　Rb 直腸癌
a～c：初回．mr-AV 3.6 cm，腸管軸長 4 cm，環周 1 時～11 時半，5 時～5 時半方向（2 時～8 時は筋層外浸潤領域）で CRM<1 mm pT3．
d～f：術前治療後．腫瘍部（tumor bed）は線維化を伴って正常化．CRM＝5.5 mm．拡散強調像は全体が高信号で評価不適当，当該域に T2 強調像中間信号はない（mr-TRG 1/2）．APR（abdominoperineal resection），pCR（TRG 1）．

3）ycT：再分類と CRM [6, 9, 13]

　治療効果による病期改善が見られるか，CRM 確保の有無と，筋層外浸潤の程度を T3 亜分類を含めて再検討する．ycT2 深部病変と ycT3a の区別は難しいが，T2 と T3a の間に臨床的な差は乏しいとされるので，大きな問題にはならない．

CRM 計測に際して，筋層外浸潤距離が 5 mm を超えると評価者間の再現性が担保されるとの報告を踏まえ，当院では，治療前と等しく ycT3ab と ycT3cd の 2 段階で判定している．ypT3a と ypT3b 以上で CRM 陽性に差があるとされる点は MRI 評価の限界と捉え，可能な範囲で判定する．

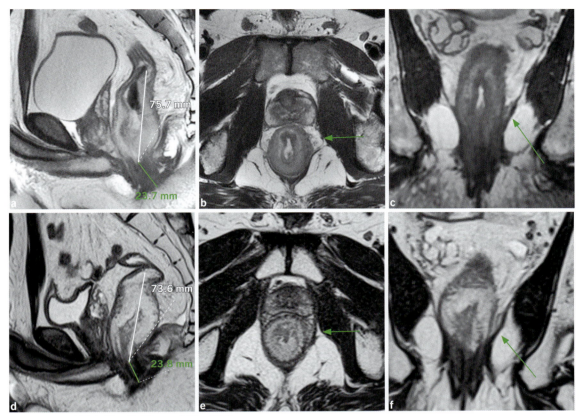

図9-11　Rb直腸癌（第3章 図3-14と同一症例）
a〜c：初回．RbPa mr-AV 2.4 cm，腸管軸長7.6 cm.
d〜f：CRT後術前．mr-AV 2.4 cm，腸管軸長7.4 cm.
腫瘍細胞減少と粘液増加を生じたと推察されるが，puborectalis slingへの浸潤（c, f矢印）を含めて残存腫瘍評価は困難．拡散強調像（非提示）も参考にならない（mr-TRG 5）．APR 80×75 mm.
多量の粘液中に少量の腺癌（sig/por2）．リンパ管内に多量の粘液，間膜リンパ節は多量粘液のみで腫瘍細胞なし．静脈内粘液はなくEMVI陰性．

表9-3　mr-TRG；tumor regression grade

good response	1	complete radiologic response	absence of any tumor signal
	2	good response	dense fibrosis；rare residual cancer cells
	3	moderate response	>50% fibrosis or mucin and visible tumor signal
poor response	4	slight response	predominantly tumor signal intensity with minimal fibrotic low signal
	5	no response	no fibrosis evident；same appearances as original tumor

〔Patel UB, Taylor F, Blomqvist L, et al：Magnetic resonance imaging-detected tumor response for locally advanced rectal cancer predicts survival outcomes：MERCURY experience. J Clin Oncol 2011；29：3753-3760. Taylor FG, Swift RI, Blomqvist L, et al：A systematic approach to the interpretation of preoperative staging MRI for rectal cancer. Am J Roentgenol 2008；191：1827-1835. より一部改変〕

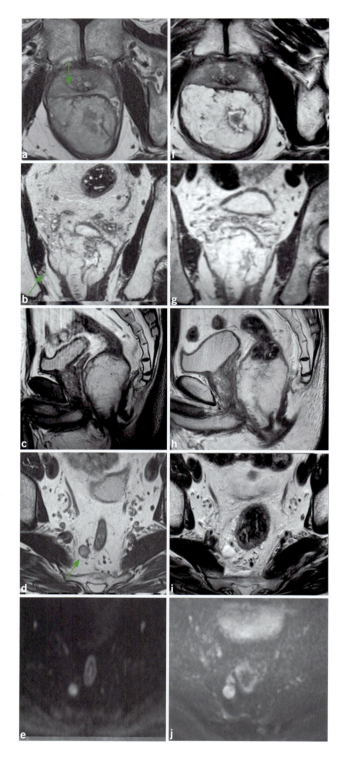

図9-12　RbP直腸癌

a〜e：初回．前方CRM＜1 mm，右恥骨直腸筋浸潤疑い，原発巣類似信号の間膜リンパ節腫大．cAi/T4b，N1．
f〜j：NAC＋short-RT後術前．ycAi/T4bN1．
ypAi（肛門挙筋）で病変範囲のほぼ全体が粘液湖形成の像，粘液を背景に癌が浮遊した状態．癌細胞量は著減していると考えられ，TRG 2（mr-TRG 5）Ly0，V0．

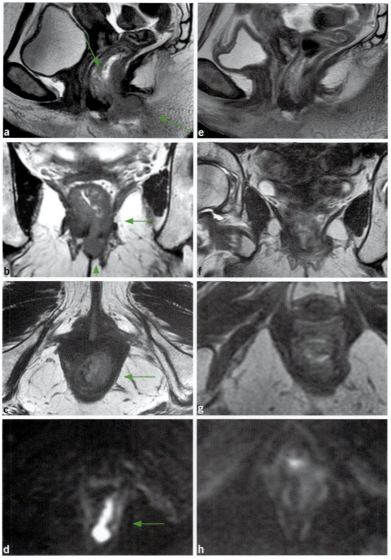

図9-13 RbP直腸癌
a〜d：初回．cAi/T4b（puborectalis sling/sphincter complex）．
e〜h：NAC+CRT後．ycT0（mr-TRG 1/2）拡散強調像高信号やT2強調像中間信号域は視認されない．
pCR，squamo-columnar junction領域の粘膜下層〜固有筋層を中心とした広範な線維化と壊死巣や粘液湖，多核巨細胞が見られるが，活動性のある癌細胞は見られない．

　cT2とcT3a以下の腫瘍は消失すると，多少の線維化と浮腫を伴い，MRI上ではほぼ正常化することが多い印象がある（**図9-13, 14**）．cT3b以上の病変は縮小すると間膜内に強い線維化を残すことが多い（**図9-10**）．腫瘍は直腸粘膜側に主に残存し，腫瘍縮小とT病期の改善は並行する場合が多い．有意に縮小するとCRMが1mm以上に確保されるようになることも多い．直腸固有筋膜（mesorectal fascia；MRF）に近接していただけの場合は腫瘍縮小に伴い有意にCRMが確保される

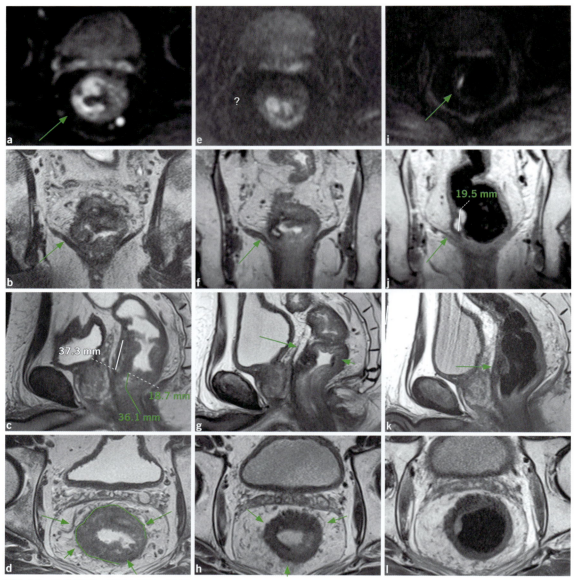

図9-14 Rb直腸癌：NAC＋CRT, VLAR
a〜d：初回，e〜h：RT後．cT3a．T2強調像で治療による腫瘍の縮小と線維化と壊死または粘液を認める．術前拡散強調像でT2強調像壊死域に腫瘍細胞の残存を疑う高信号が見られる．中間評価の拡散強調像は評価不適当．
i〜l：術前．ycT2．
ypT2，残存腫瘍20×15 mmで壊死巣を伴うが腫瘍細胞も認める．

が，MRFに浸潤していた場合は，治療が有効であっても線維化巣が索状に残る．同様の所見は，腹膜反転部浸潤，Denonvilliers筋膜（Denonvilliers' fascia；DVF）や直腸腟中隔浸潤，およびpuborectalis sling/sphincter complexでも見られ，MRI上はCRM＜1 mmである．瘢痕内の残存腫瘍評価には限界があり，常に内視鏡所見など他検査と総合して判定される．拡散強調像で良好な信号が検出されたときには，腫瘍が残存したときに有効である．当院では特に前処置を施していないことも

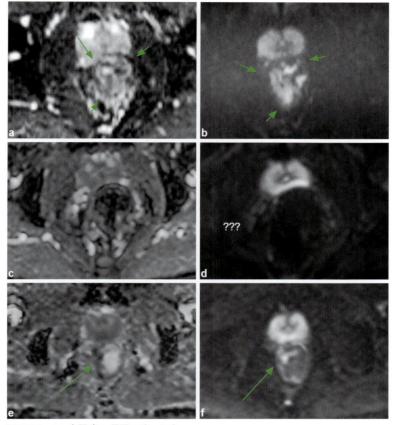

図9-15 Rb直腸癌：環周7時～1時
a, b：初回，c, d：CTx後，e, f：RTx後術前．a, c, e：ADC map，b, d, f：拡散強調像．腫瘍は拡散強調像高信号，ADC低値である．c, d：信号検出不良で判定難．e, f：直前の内視鏡検査で直腸内容を十分除去した後の撮像．病変中心10時半方向に残存腫瘍を疑う拡散強調像高信号，ADC低値が見られ，内視鏡所見と一致．

あり，拡散強調像での空気，便塊および蠕動による信号検出不良の影響を避けられない．内視鏡検査が同日のMRI検査前に実施され，腸管内容を十分に除去された症例では，良好な信号が得られることが多い傾向にある（図9-15～17）．

腫瘍が穿通した場合や，膿瘍を形成した場合は，厚い線維瘢痕や肉芽組織と残存腫瘍を区別するのが容易ではなく，腫瘍縮小効果は不確実となり，全体の病勢評価に留まることが多い．また，腫瘍が粘液成分を有していれば，縮小効果は乏しくなり，腫瘍細胞の有無を正確に判定できないため，病期を下げることは難しくなる．

4) mr-EMVI (mr-v-TRG scale)[14]

再発危険因子の一つのmr-EMVI (extramural vascular invasion) の治療効果をmr-v-TRGという尺度を用いて評価した報告があり，腫瘍本体のmr-TRGを応用している．EMVIでは，線維化が25％以上（腫瘍本体では50％以上）でgood responseとしている点が異なる．

本報告では，術前治療に良好に反応した場合は，無再発期間が延長し，治療効果が乏しい場合は，さらなる集中的な治療を検討する必要があり，mr-v-TRGは指標になるとしている．当院では，mr-v-TRGを評価していないが，印象として

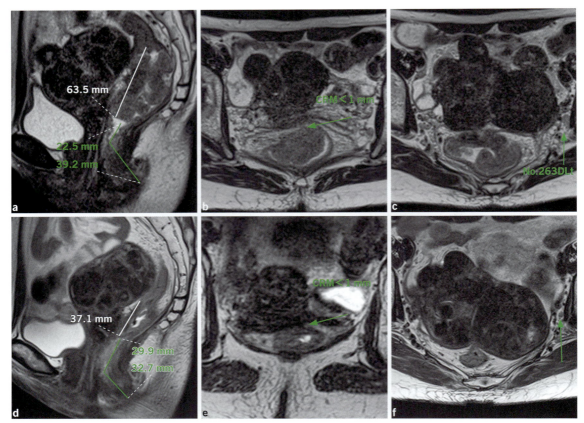

図9-16 Ra直腸癌
a〜c：初回．mr-AV 6.2 cm，腸管軸長6.4 cm．腹膜反転部浸潤疑いあり．CRM＜1 mm．cN3（No.263DLt.），中間信号，円形部あり，辺縁不整．
d〜f：CRT後．mr-AV 6.2 cm，腸管軸長3.7 cm．腫瘍縮小と線維化と粘液様高信号も見られるが，腫瘍は残存，脂肪減少もあり．CRM＜1 mm．No.263D，縮小しているが，残存疑い．

は，治療による信号低下は（直腸壁病変と異なり）EMVI全体に見られる傾向がある．縮小すると全体が線状〜索状に変化する（図3-9→46頁）ため，治療効果ありとは判定しやすいが，その場合の残存腫瘍信号の検出は難しい．なお，直腸壁腫瘍がほぼ消失した場合でも，EMVI病変が残存することはある．

5）ycN分類：リンパ節転移の治療効果判定[2, 15〜19]

治療後転移リンパ節残存症例は，ypN0症例と比較し無再発期間が短くなるとされている．転移リンパ節は治療前同様に，短径5 mmで拾い上げて性状を評価しているが，多くの転移リンパ節は治療効果により縮小し5 mm未満になっている．ただし，良性腫大リンパ節も縮小することがあるので縮小のみで転移だったと判定することはできない．転移巣の残存については，治療前同様に，辺縁不整，内部信号不均一，円形・球状などの性状を評価する（図9-16）．治療効果のあるリンパ節は縮小し，拡散強調像で信号が低下することが多い．原発巣の粘液産生性や粘液反応に類似した変化を転移リンパ節にも認めることがある（図9-12）．なお，この場合は転移性リンパ節だったことがほぼ確実になる．極小超磁性体酸化鉄（ultrasmall particles of iron oxide；USPIO）の取り込

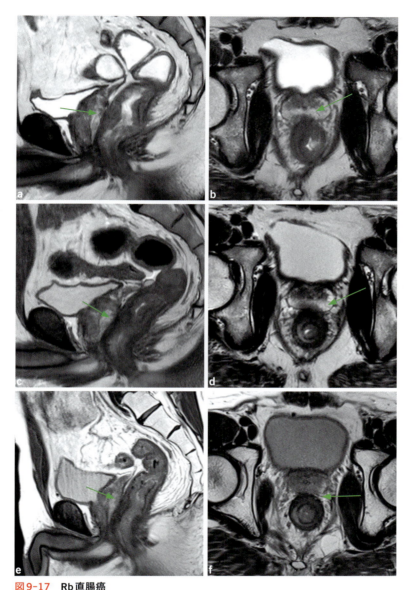

図9-17　Rb直腸癌
a, b：初回，c, d：CTx後CRT前，e, f：術前．初回前立腺浸潤が疑われた．術前治療後はCRM<1 mmだが，線維化主体で前立腺内には腫瘍を認めない．pT3．

みのなかった転移リンパ節に，治療効果によってUSPIOが取り込まれるようになることが知られているが，当院での使用経験はない．補足だが，間膜リンパ節転移によってCRMが確保されない場合も術前治療の対象になる．

　側方リンパ節は短径5 mm未満でも転移のことがあり，治療で縮小するとさらに検出や評価が難しくなりやすい．非郭清域に残存腫瘍があると，術後に側方リンパ節転移再発を生じる．当院でも，NVB（neurovascular bundle）領域リンパ節の転移再発は，一度となく経験し見直す機会があった．必ずしも側方リンパ節郭清を行わない欧米では，側方リンパ節転移は独立した予後不良因子ではなく，局所の進行所見の一つとする考えがある．骨

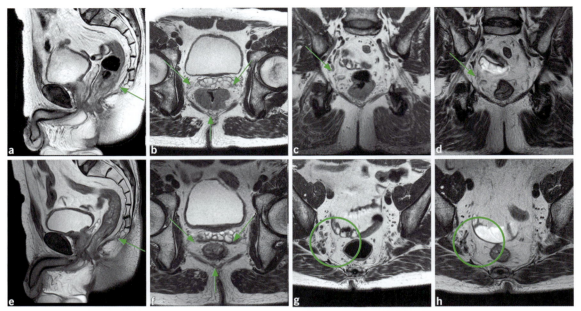

図9-18　Rb直腸癌：pCR症例
a〜d：初回，e〜h：CTx＋CRT後．術前（リンパ節は上段冠状断，下段横断）．1時〜11時の腫瘍は縮小，壁内は線維化を残しほぼ正常化．筋層外浸潤域は強い線維化．間膜リンパ節は縮小し瘢痕化（mr-TRG 1/2）．

盤内局所再発率は他部位と同等とされているのが，術前治療効果によるものかどうかはわからない．

2 mr-ycCR と ypCR[20)]

残存腫瘍がない，TRG score 1 が該当する．少なくとも画像上はないと言ってよいとするために，T2強調像と拡散強調像を照合して評価することで，感度および陰性的中率が上がっているとされるが，実際当院では mr-TRG score 1/2 と判定するのが限界である（図9-18）．確度を上げるために，テクスチャ解析を試した報告があるが，十分ではない．術前治療後に，手術ではなく watch and wait（WW）を選択できる対象は研究段階だが，内視鏡や指診，検査値，他画像検査などを総合して慎重に評価することで，手術と人工肛門を免れる進行下部直腸癌例が少しずつ蓄積されている．WW の追跡中に増大腫瘍を認めない段階でようやく mr-ycCR かもしれないと思う程度であり，mr-TRG score 1 とはそう容易に判定できるものではない．

WW の腫瘍疑い巣の顕性化は，信頼できる拡散強調像で新たな高信号域が腫瘍床や隣接した領域に出現し，T2強調像で中間信号に相当する構造があった場合に，より疑うことができる（図9-19）．常に，MRI，内視鏡および指診所見を，互いに共有して診療を進める．

3 化学療法と転移性肝腫瘍と EOB-MRI[21)]

直腸癌の全身化学療法に対し，イリノテカン（FOLFIRI）あるいはオキサリプラチン（FOLFOX）を併用することにより，薬剤性肝障害が指摘されるようになった．病理組織学的に脂肪変性，類洞の拡張，うっ血，中心静脈あるいは類洞周囲の線維化などの変化を示す．

以前より，造血幹細胞移植前治療（前処置）として用いられる放射線療法や化学療法による，肝内細静脈や類洞の内皮細胞障害に由来する「類洞閉塞症候群（sinusoidal obstruction syndrome；SOS）」

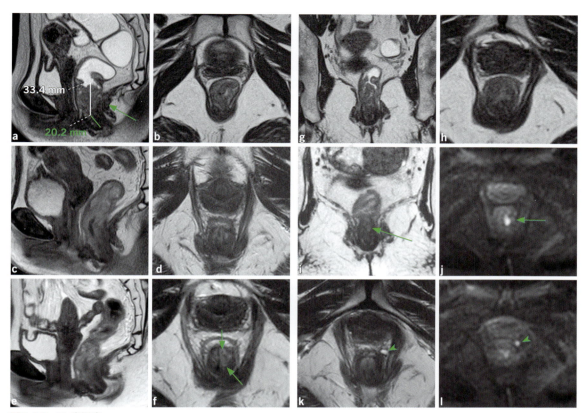

図9-19 Rb直腸癌
a, b：初回，c, d：CRT後，e, f：追跡1年後．g, h：初回，i〜l：追跡1年後，k, lは再発巣直下の断面．mr-AV 2 cm，腸管軸長3.3 cm．cT3b（後壁下部），CRT後腫瘍は軽度浮腫を残して壁が正常化，mr-TRG 1/2．1年後病変下端部左側壁に1 cmの壁内腫瘍様の拡散強調像高信号を示すT2強調像中間信号域が明瞭化．左側前下方の拡散強調像高信号は新出であり，転移リンパ節の可能性を疑ったが，T2強調像高信号が強く，CTで静脈であることがわかり，手術にてypT2, N0.

として知られる致死的合併症の一つで，以前は「肝中心静脈閉塞症（veno-occlusive disease；VOD）」と呼ばれたが，肝中心静脈の血栓性閉塞は発症に必須ではないため，SOSという名前が提唱された（以下，VOD/SOS）．多くは無症状で，肝腫大，右季肋部痛，黄疸，腹水などを生じることがある．原因除去，対症療法で，70〜85%は自然寛解するとされるが，重症患者では死亡率が高い．

MRI用肝細胞特異性造影剤ガドキセト酸ナトリウム（EOB・プリモビスト®，以下，EOB-MRI）では，肝実質に蜘蛛の巣状のEOBの集積不良域が広がっているとわかりやすい．当院でも，当初は，軽微な変化が小結節状に描出され新出の転移性腫瘍と迷い，術中生検にて組織を確認したこともあったが，最近では，経過やMRI信号からVOD/SOSの可能性を疑えるようになっている．転移性腫瘍と比較し，造影増強効果は乏しく，拡散強調像での高信号描出は見られないことが多く，一定量の投薬後に生じる．蜘蛛の巣状のEOB内に既知の転移巣があると縮小効果がわからないことがある．転移性肝腫瘍症例では，耐術性の判断を厳密に行い，術前化学療法後の肝切除後合併症発生に留意している．

4 FDG-PET/CT

領域外リンパ節，副腎，腎，脾，肺，骨，脳など，

他の癌腫同様にいずれの臓器にも転移性腫瘍は生じうる．当院でも，術前治療後に全身CTで遠隔転移が疑われた場合や，局所の病勢が進行している場合にFDG（fluorodeoxyglucose）-PET/CT（positron emission tomography with CT）を施行する．

腫瘍進行症例，痔瘻癌や腫瘍穿孔または穿通などで骨盤内感染を併発し骨髄炎が疑われる場合，他疾患での開腹手術後や家族性大腸腺腫症（familial adenomatous polyposis；FAP）など，炎症と播種とデスモイド腫瘍など他病変混在が疑われる場合には，造影を含む直腸精査とは別にMRIやFDG-PET/CTを追加し総合的に判断する．

（本項では，2020年時点でのがん研有明病院の状況を概説した．）

文献

1) Dresen RC, Beets GL, Rutten HJ, et al：Locally advanced rectal cancer：MR imaging for restaging after neoadjuvant radiation therapy with concomitant chemotherapy. Part I. Are we able to predict tumor confined to the rectal wall? Radiology 2009；252：71-80.

2) Patel UB, Taylor F, Blomqvist L, et al：Magnetic resonance imaging-detected tumor response for locally advanced rectal cancer predicts survival outcomes：MERCURY experience. J Clin Oncol 2011；29：3753-3760.

3) Patel UB, Blomqvist LK, Taylor F, et al：MRI after treatment of locally advanced rectal cancer：how to report tumor response－the MERCURY experience. AJR Am J Roentgenol 2012；199：W486-495.

4) Kim DJ, Kim JH, Lim JS, et al：Restaging of rectal cancer with MR imaging after concurrent chemotherapy and radiation therapy. Radiographics 2010；30：503-516.

5) Barbaro B, Vitale R, Leccisotti L, et al：Restaging locally advanced rectal cancer with MR imaging after chemoradiation therapy. Radiographics 2010；30：699-716.

6) Taylor FG, Quirke P, Heald RJ, et al；MERCURY Study Group：One millimetre is the safe cut-off for magnetic resonance imaging prediction of surgical margin status in rectal cancer. Br J Surg 2011；98：872-879.

7) Mandard AM, Dalibard F, Mandard JC, et al：Pathologic assessment of tumor regression after preoperative chemoradiotherapy of esophageal carcinoma. Clinicopathologic correlations. Cancer 1994；73：2680-2686.

8) Patel UB, Brown G, Rutten H, et al：Comparison of magnetic resonance imaging and histopathological response to chemoradiotherapy in locally advanced rectal cancer. Ann Surg Oncol 2012；19：2842-2852.

9) Horvat N, Carlos Tavares Rocha C, Clemente Oliveira B, et al：MRI of rectal cancer：tumor staging, imaging techniques, and management. Radiographics 2019；39：367-387.

10) Rödel C, Martus P, Papadoupolos T, et al：Prognostic significance of tumor regression after preoperative chemoradiotherapy for rectal cancer. J Clin Oncol 2005；23：8688-8696.

11) Taylor FG, Swift RI, Blomqvist L, et al：A systematic approach to the interpretation of preoperative staging MRI for rectal cancer. Am J Roentgenol 2008；191：1827-1835.

12) Dworak O, Keilholz L, Hoffmann A：Pathological features of rectal cancer after preoperative radiochemotherapy. Int J Colorectal Dis 1997；12：19-23.

13) Pedersen BG, Moran B, Brown G, et al：Reproducibility of depth of extramural tumor spread and distance to circumferential resection margin at rectal MRI：enhancement of clinical guidelines for neoadjuvant therapy. Am J Roentgenol 2011；197：1360-1306.

14) Chand M, Swift RI, Tekkis PP, et al：Extramural venous invasion is a potential imaging predictive biomarker of neoadjuvant treatment in rectal cancer. Br J Cancer 2014；110：19-25.

15) Lahaye MJ, Beets GL, Engelen SM, et al：Locally advanced rectal cancer：MR imaging for restaging after neoadjuvant radiation therapy with concomitant chemotherapy. Part II. What are the criteria to predict involved lymph nodes? Radiology 2009；252：81-91.

16) Shihab OC, Quirke P, Heald RJ, et al：Magnetic resonance imaging-detected lymph nodes close to the mesorectal fascia are rarely a cause of margin involvement after total mesorectal excision. Br J Surg 2010；97：1431-1436.

17) van Heeswijk MM, Lambregts DM, Palm WM, et al：DWI for assessment of rectal cancer nodes after chemoradiotherapy：Is the absence of nodes at DWI proof of a negative nodal status? Am J Roentgenol 2017；208：W79-84.

18) Koh DM, Chau I, Tait D, et al：Evaluating mesorectal lymph nodes in rectal cancer before and after neoadjuvant chemoradiation using thin-section T2-weighted magnetic resonance imaging. Int J Radiat Oncol Biol Phys 2008；71：456-461.

19) MERCURY Study Group；Shihab OC, Taylor F, Bees N, et al：Relevance of magnetic resonance imaging-detected pelvic sidewall lymph node involvement in rectal cancer. Br J Surg 2011；98：1798-1804.

20) Horvat N, Veeraraghavan H, Khan M, et al：MR imaging of rectal cancer：radiomics analysis to assess treatment response after neoadjuvant therapy. Radiology 2018；287：833-843.

21) Han NY, Park BJ, Kim MJ, et al：Hepatic parenchymal heterogeneity on contrast-enhanced CT scans following oxaliplatin-based chemotherapy：natural history and association with clinical evidence of sinusoidal obstruction syndrome. Radiology 2015；276：766-774.

（平塚 真生子）

第10章 病理診断

がん研有明病院（以下，当院）病理部では，年間約30,000件の病理診断を行っている．各臓器・腫瘍種ごとに担当病理医によるチームを編成し，チームメンバーによる専門的な診断を行っている．筆者は消化管病理チームに属し，大腸癌・胃癌・食道癌を中心とした消化管検体（外科手術検体，内視鏡的切除検体を含む）の病理診断に従事している．大腸外科から提出される外科的切除検体は年間おおよそ700件余りで，そのうち直腸癌は300件程度を占める．本章では，当院病理部において現在行っている直腸癌外科的切除検体の病理診断のプロセスを紹介するとともに，組織学的治療効果判定の現状について記述する．

1 直腸癌外科的切除検体に対する病理診断のプロセス

外科的切除検体に対する病理診断のプロセスは，ホルマリン固定された検体の肉眼的評価に始まり，切り出し，組織標本作製を経て，病理診断で完結する．基本的には「大腸癌取扱い規約 第9版」[1] に準じている．各工程の概要を以下に示す．

1) 肉眼的評価と切り出し

外科的切除の後，外科医によって腸管の開放，間膜内の郭清リンパ節摘出・整理，肉眼所見のスケッチ，板への伸展貼り付け，ホルマリン浸漬，そして病理診断依頼書の作成が行われる．病理診断依頼書への適切な情報（病変の占居部位，肉眼型，術前治療の有無・種類，合併切除臓器の有無・種類・部位，切離断端の近接部位など）の記載は重要である．情報が不足していると，外科医が期待するような病理学的検索が行えない場合がある．外科医による肉眼所見のスケッチも，切り出し時に参考

にするので，丁寧な図の作成を常時切望している．

①検体の肉眼的観察

病理医は，まずホルマリン固定後の検体の肉眼的観察から行う．本邦では，当院をはじめ多くの施設で腸管は開放された状態となっており，粘膜側を肉眼的に直視することが可能であるため，病変の肉眼型や腫瘍径，肉眼的壁深達度，断端までの距離などの計測を行うことは容易である（図10-1-a）．術前治療が施行され，腫瘍の著しい縮小がみられる場合や，著効により瘢痕様となっている場合は，肉眼的な腫瘍の拡がり評価は難しいこともある（図10-1-c）．その場合はもともと癌が存在していた範囲（腫瘍床）を推測しながら作業を進める．ごく一部の施設では，腫瘍占居範囲の腸管を開放せず，環状のままで固定する方法[2]（本邦では環状切開法と呼ばれている）が採用されている．当院においても環状切開法を検討したことがあるが，病理医にとっては肉眼的に病変を直視することができず，病変中心部への入割や，平行等幅の適切な階段状入割が技術的に難しいことなどから，外科医と意見交換のうえ，採用せずに現在に至っている（図10-2）．

肉眼所見を取る際には，所見の記録のみでなく，検体の画像撮影も必ず行う．進行癌では，粘膜側，漿膜・外膜側からの両面の画像を必ず撮影している（図10-1-a,b）．肉眼画像は，切り出し後には二度と撮り直すことができないため，肉眼画像を適切に撮影・保管しておくことの重要性を，病理医として肝に銘じている．

②検体への入割

肉眼的観察の後，検体へ入割を行う．割を入れる方向については，腸管軸に平行な方向や，直交する方向，両者を組み合わせるものなど，さまざ

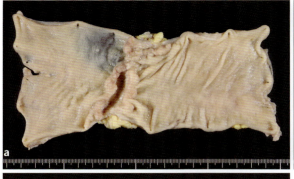
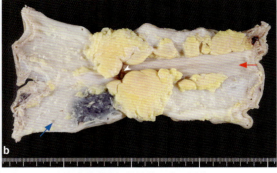
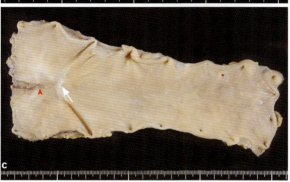

図10-1 直腸癌外科的切除検体の肉眼画像

a：上部直腸（Ra）進行癌に対する低位前方切除検体．腸管を開放して固定された一般的な状態．

b：aと同一検体の漿膜・外膜側から撮影した画像．漿膜を有する部位（赤矢印）と有さない部位（青矢印）が認識できる．漿膜の引き攣れがあり，腫瘍の浸潤が疑われる（白矢頭）．

c：術前放射線化学療法が施行された括約筋間直腸切除術検体．術前治療の効果により腫瘍は著しく縮小しており，肉眼的には引き攣れを伴う瘢痕様の病変として認識される（白矢印）．腫瘍範囲の肉眼的同定は難しかったが，組織学的検索にて，粘膜下層～筋層にわたる2 mm大の癌巣が確認された（赤矢頭）．

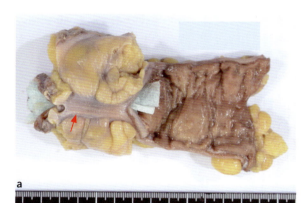
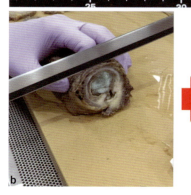
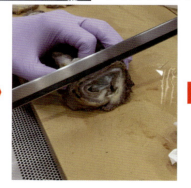
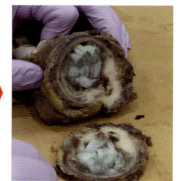

図10-2 腸管を完全に開放しない環状切開法

a：直腸低位前方切除検体．通常，がん研有明病院では環状切開法は採用していないが，試験的に施行した例．腫瘍（赤矢印に相当）を直視することができず，入割線を適切に決めることが難しい．

b：入割時に歪みが生じやすく，平行な切片を作りにくい．

156　第10章　病理診断

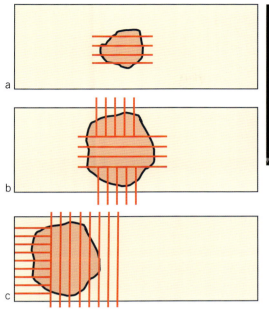
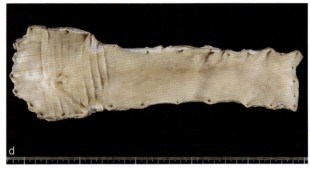

図10-3 外科手術検体の切り出し時における入割方向
a：Tis～T2癌の入割方向例．
b：T3以深の上部直腸（Ra）癌の入割方向例．
c：T3以深の下部直腸（Rb）癌の入割方向例．
d：下部直腸（Rb）癌，術前放射線化学療法後の手術検体の入割後画像．cの方法で入割した．

まな方法がある．当院病理部では画一的な方法はとらず，肉眼所見に基づき，最も適切な方法を症例ごとに選択することを原則としているが，以下のような基本方針を定めている（図10-3）．

(1) 固有筋層までの浸潤と肉眼的に判断した癌（Tis～T2）は，腸管軸方向に沿って平行に入割（図10-3-a）．

(2) T3以深の上部直腸（Ra）癌は，腫瘍浸潤による漿膜の引き攣れ，巻き込み部が適切に標本化される方向に入割（図10-3-b）．

(3) T3以深の下部直腸（Rb）癌は，腫瘍部および口側は腸管軸に直交する方向に，肛門側断端に近い領域では腸管軸に平行に入割（図10-3-c）．

③割面の肉眼的観察

どの部位を組織標本化するかを適切に判断するために，病変存在範囲にはすべて割を入れ，割面の肉眼的観察を行う．入割の幅は5mm程度を指標とするが，大型の腫瘍や他臓器合併切除検体では厚めに割を入れ，適宜トリミングを行うこともある．術前治療が施行され，腫瘍の縮小が著明な症例では，病変部が瘢痕様となり，肉眼的な病変

範囲同定が難しいことが多い．その場合はまず瘢痕様領域の中心部が標本化できるよう，腸管軸に直交する方向に割を入れ，そこから口側および肛門側に向かって，割面に瘢痕様の所見がなくなるまで，階段状に割を入れる．術前治療前の内視鏡所見を参照して，本来の腫瘍径を把握し，少なくともそれに相当する範囲は割を入れるようにすることもしばしば行っている．入割後は，どのように割を入れたのかが後で確認できるように画像撮影を行う（図10-3-d）．

④割面の画像撮影

入割後は，各断片を整然と並べて割面の画像撮影を行う（図10-4-a）．画像をプリントしたものを切り出し図に用いる．特に重要な割面1～2枚については近接像の画像も撮影することが多い．その後，割面を入念に観察して，組織標本化する場所を選び，番号を付して切り出し図とする（図10-4-b）．どの場所がどのような肉眼所見で，それが何番の標本なのか，正しく対応できるようにしておくことは，病理組織学的所見を肉眼所見，画像所見，手術所見にフィードバックするためにも重要であり，本工程については特に丁寧に行うこと

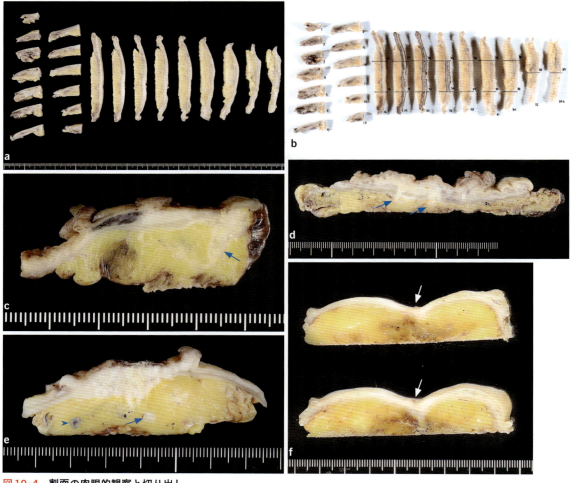

図10-4　割面の肉眼的観察と切り出し
a：割面を並べて撮影した画像．
b：aと同一の割面を白背景で撮影し，プリントしたものに組織標本化する箇所の番号を付した切り出し図．
c：静脈侵襲が疑われる箇所（青矢印）を含む割面の近接画像．
d：筋層外浸潤が疑われる箇所（青矢印）を含む割面の近接画像．
e：リンパ節転移が疑われる箇所（青矢印）と転移は明らかでないリンパ節（青矢頭）を含む割面の近接画像．
f：術前治療により著明な腫瘍縮小が得られた病変の割面像．瘢痕様の所見がみられる箇所（矢印）は腫瘍床とみなして可及的にすべて組織標本化する．

を意識している．割面の観察で組織標本化する場所を選択する際には，代表的割面，最深部を含む割面，静脈侵襲が疑われる索状・結節状の浸潤像がみられる箇所，漿膜浸潤が疑われる箇所（Ra癌の場合），深部剝離断端が近い箇所（Rb癌の場合）などを選択する（図10-4-c～e）．膀胱や子宮・腟，腹壁など，他臓器や周囲組織が合併切除されている場合は，それらへの浸潤が適切に評価できるよ

うに標本化する．術前治療が施行された症例では，後述する組織学的治療効果判定のために，治療前の腫瘍存在範囲（腫瘍床）を適切に標本化する必要がある．肉眼的に残存腫瘍が明らかでない場合や，残存腫瘍が限局的で瘢痕が広く分布する場合は，瘢痕様の所見がみられる箇所も含め可及的にすべて組織標本化することにしているが（図10-4-f），肉眼的に明らかに多量の腫瘍が残存すると

判断される場合は，病変部の全割は行わず，最終的に組織学的治療効果判定が適切に行われることを想定しながら，組織標本化部位を選択することにしている．

⑤郭清リンパ節

郭清リンパ節に関しては，外科医により固定前に標本整理が行われ，別容器で提出されることが一般的であるので，本体とは別工程で処理を行っている．時に，腫瘍最深部近傍のリンパ節転移が疑われる場合など，腫瘍近傍の間膜脂肪組織を本体に付着させたまま固定されることがある．あるいは近年では，適切な環状側切除断端 (circumferential resection margin；CRM)[3] の病理学的評価，術前の画像診断との対比を意図して，標本整理を行わずに直腸間膜を残したまま検体が固定されることもある．そのような場合は，病理医が間膜脂肪組織の割面を丹念に観察して，リンパ節と判断される結節は可能な限り組織標本化する必要がある（図10-4-e）．リンパ節か否か判断が困難な腫瘍結節は，病理組織学的にリンパ節転移巣である場合や，リンパ節構造を伴わない壁外非連続性癌進展病巣 (extramural cancer deposits without lymph node structure；EX)[1] や，壁外静脈浸潤 (extramural venous invasion；EMVI)[4] である場合が含まれるが，いずれにしても病理診断上重要な所見であるので，組織標本化する．肉眼的に認識が困難な微小リンパ節の拾い落としを懸念して，間膜脂肪組織をすべて標本化することを希望する外科医もいるようであるが，当院病理部で数例試行し比較検討した経験からは，肉眼的に認識した箇所のみを標本化する場合と，間膜脂肪組織をすべて標本化した場合とで，見いだされるリンパ節の数に大きな差異は感じられなかった．また，Rb癌においては，CRMを適切に評価することが重要とされているため，割面の観察により，腫瘍が切離面に近接していると判断される箇所はできるだけ組織標本化することにしているが，肉眼的に不要と考えられる箇所をむやみに組織標本化することは避けている．丁寧な肉眼的観察を前提として，適切に標本化部位を選択することが重要であると認識して切り出し作業を行っている．

切り出し作業の後は，臨床検査技師によるパラフィンブロック作製，薄切，染色工程を経て，組織標本（プレパラート）が作製される．各工程において臨床検査技師の迅速かつ適切な技術や精度管理が，良質な組織標本作製に大きく貢献していることに敬意と謝意を持って業務にあたっている．

2) 病理組織診断の概要

組織標本化，すなわち染色済みプレパラートの作製が完了したら，病理組織診断のプロセスに移る．病理組織診断においては，「大腸癌取扱い規約 第9版」[1] に準じて，各評価項目を箇条書きする形で報告書を作成している．具体的には，術式・検体種類，腫瘍占居部位，肉眼型，腫瘍径，組織型，分化度，壁深達度（pT分類，術前治療例の場合はypT分類），浸潤様式 (INF)，リンパ管侵襲 (Ly)，静脈侵襲 (V)，神経侵襲 (Pn)，リンパ節構造を伴わない壁外非連続性癌進展病巣 (EX)，断端（近位切離端：PM，遠位切離端：DM，外科剥離面：RM），リンパ節検索個数ならびに転移個数を記載している．さらに，術前治療が施行された症例に対しては，組織学的治療効果判定を行う（後述）．また，特記すべき所見が認められた場合は，コメントを付記することにしている．当院病理部では，手術治療後の癌遺残 (R) や根治度 (Cur)，Stageの記載は病理診断報告書に含めておらず，外科医による総合的判断に委ねている．

病理診断報告書作成の際には，前述の診断項目の記載に加え，割面に病変の拡がりや特記すべき所見を描き込んだ，「割面図」の作成も行っている（図10-5）．割面図には，腫瘍の拡がりの他，断端近接部位，特記すべき脈管侵襲 (EMVIなど) や間膜内リンパ節転移などの情報を描き込む．作成した割面図は，スキャンされ病理診断報告書の添付画像として電子カルテ上で参照できるようになっている．割面図は，病変の状態を視覚的に理解するのに有用であるばかりでなく，後日標本を

1 直腸癌外科的切除検体に対する病理診断のプロセス　159

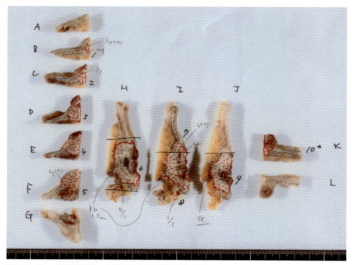

図10-5 病理診断に添付される割面図の例
割面を並べた切り出し図に，病理組織学的な所見を描き込んでいる．

見直す際などに，どの切片が重要であるかを把握しやすいという点でも意義がある．

3）病理組織診断における注意点・問題点

病理組織診断項目のうち，特記すべき問題点や注目すべき事項について以下に説明する．

①病理学的壁深達度（pT）分類

直腸癌におけるpT分類は，壁深達度に対応しており，それぞれ，pTis：粘膜内癌，pT1：粘膜下層浸潤癌，pT2：固有筋層まで浸潤する癌，pT3：筋層を越えるが漿膜表面や他臓器への浸潤がない，pT4a：漿膜に達する，pT4b：他臓器へ浸潤を示す，を意味する．進行癌（pT2～pT4）においては，最深部が脈管侵襲である場合の判定について，ならびに術前や手術時に他臓器浸潤陽性（cT4b）と判断された場合の病理学組織学的評価についての注意点を述べる．

大腸癌では，癌の連続的な浸潤が存在する最も深い層をもって壁深達度とされることが多いが（図10-6-a），時に，最深部が非連続的な脈管侵襲巣（リンパ管侵襲や静脈侵襲）のみからなり，連続的浸潤はより浅い層に留まる場合がある．「大腸癌取扱い規約 第9版」[1]では，そのような場合は最深部の脈管侵襲部をもって壁深達度とし，連続的浸潤の達する層は別途記載することと定めている．例えば，連続的浸潤が固有筋層に留まり，非連続的な静脈侵襲巣が外膜脂肪組織内に認められた場合は，pT3（V）-MPと表す（図10-6-b）．この基準は本邦独自のもので，国際的に用いられている「TNM悪性腫瘍の分類 第8版」[5]では，脈管侵襲や神経侵襲の存在は別途記載するがT分類には反映しない，とされている．国際的分類との基準の違いが存在することに留意する必要があるとともに，今後，本邦の基準も見直される可能性もあるかもしれない．

術前の画像診断や手術所見で他臓器への浸潤が示唆された場合（cT4b），他臓器合併切除が施行されることがある．病理医は臨床情報を参考にしながら丹念に肉眼的観察を行い，他臓器浸潤の有無が適切に評価できるような切り出しを行う必要がある（図10-6）．臨床的に他臓器浸潤と判断された場合でも，病理組織学的には炎症や線維化による癒着で，癌の浸潤は漿膜下組織に留まり他臓器に及んでいない状況はしばしば経験されるが，その場合はpT3となり，手術所見と病理診断の不一致が生じる．炎症・線維化による癒着か，癌の

160　第10章　病理診断

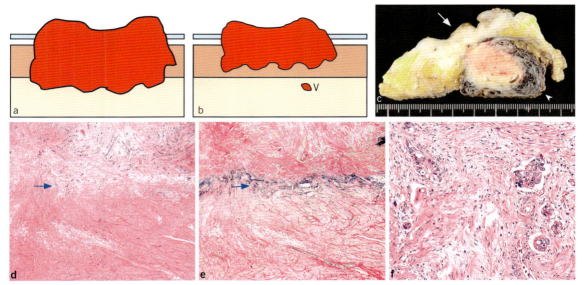

図10-6　病理組織診断における注意点・留意点
a：連続的浸潤によるpT3のシェーマ．腫瘍は筋層を越えた浸潤を示す．
b：連続的浸潤は固有筋層に留まるが，静脈侵襲が外膜脂肪組織に存在する場合のシェーマ．「大腸癌取扱い規約 第9版」ではpT3(V)-MPと表現されるが，「TNM分類」ではpT2になる．
c：子宮合併切除が施行された直腸癌検体の割面像．白矢印が腸管内腔側，白矢頭が子宮．腫瘍がどこまで及んでいるか，肉眼的には判断が難しい．
d, e：直腸と子宮の境界部，HE染色弱拡大像(d)とEVG(Elastica-van Gieson)染色像(e)．HE染色では直腸と子宮の境界がわかりにくいが，EVG染色では弾性線維の走行で両者の境界が視認できる．
f：境界部(d, eの青矢印部)の強拡大像．癌の浸潤はわずかに子宮側に及んでおり，pT4bと診断された．

浸潤かを手術時・肉眼的に鑑別することは困難であり，他臓器浸潤の可能性を考慮して合併切除を行うことは妥当と言えるが，病理組織学的検索でpT3とする場合は，炎症性癒着が存在したなど，合併切除臓器との関係について病理診断報告書にコメントをするようにしている．癒着の主たる原因が炎症・線維化である場合でも，癌の浸潤先進部が合併切除された臓器との境界に及んでいる場合に，pT3とすべきかpT4bとすべきか迷うことがある．臓器境界をより明瞭にするために，弾性線維染色を施行することをしばしば行っているが(図10-6-e)，それでも判定が困難な場合はpT3とし，コメントを付記することにしている．

病理医が切り出しの際に，容易に認識することが難しいほどの，小組織が合併切除されることがある．具体的には，腹壁の一部や，膀胱漿膜・筋層の一部などがあげられる．そのような場合は，外科側から適切な情報提供がなされないと適切な入割，病理組織学的評価ができない．詳細なシェーマを添付する，糸やインクによるマーキングを行う，切り出しに外科医が立ち会うなど，情報が病理医に正しく伝わるような手段を講じることとが望まれる．

②脈管侵襲，特に静脈侵襲(V)の意義

脈管侵襲はリンパ管侵襲(Ly)と静脈侵襲(V)に分けられる．それぞれ，リンパ管内，静脈内に癌巣が存在する場合に陽性と判定する．リンパ管侵襲はHE染色標本で判定することが多いが，判定が困難な場合は，リンパ管内皮細胞に陽性となるD2-40免疫組織化学染色が補助的に用いられることがある．一方，静脈侵襲の場合，癌巣を取り囲む弾性線維の存在で陽性と判定できることが多いため，弾性線維染色を併用することが通常である．直腸癌を含む大腸癌では，壁外(結腸であれば

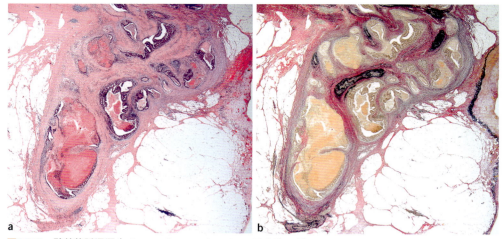

図10-7 壁外静脈浸潤（extramural venous invasion；EMVI）の例
a：図10-4-cの青矢印部分のHE染色弱拡大像．大型の索状・胞巣状の癌巣が連なって認められる．
b：同部位のEVG（Elastica-van Gieson）染色像．癌巣の辺縁部に弾性線維が走行しており，静脈侵襲の所見．

漿膜下組織，直腸であれば外膜と呼ばれる結合組織内）に大型の静脈侵襲像を認めることがしばしば経験される（図10-7）．この所見は，EMVIと呼ばれ，予後不良因子としても近年注目され，画像診断上も重要な所見とされている[4]．原発巣の浸潤先進部から連続的に認められることもあれば，組織切片上，原発巣と非連続性にみつかることもある．外科的切除検体における脈管侵襲の判定は，軽度（Ly1a，V1a），中等度（Ly1b，V1b），高度（Ly1c，V1c）の3段階にグレード分けすることになっているが[1]，その判断基準には具体的なものがなく，病理医の主観に委ねられている．ちなみに筆者は大型のEMVIが認められた場合，1か所であってもV1cにしている．

③リンパ節構造を伴わない壁外非連続性癌進展病巣（EX）の判定とその意義

壁外（漿膜下組織や外膜）に認められる癌浸潤巣で，原発巣と連続性がないものを包括的にEXと呼ぶ．そしてEXのうち，脈管侵襲のみからなるものを除いたものはEX-ND（tumor nodule）と定義されている（図10-8）[1]．静脈侵襲のみからなるものは前述のEMVIに相当する．EX-NDはリンパ節構造を伴わないので，リンパ節転移巣が増大して既存のリンパ節構造が消失したのか，経脈管的あるいは経神経線維的に形成された転移浸潤巣なのかを鑑別することができない．本邦では，大腸癌研究会におけるプロジェクト研究の成果をもとに，EX-NDはすべてリンパ節転移巣と同等の扱いとし，転移個数に計上することになっている[1,6]．前述したように，切り出し時の肉眼的観察では，リンパ節転移巣か，EMVIか，EX-NDかを鑑別することは難しいので，必ず組織標本化して確認する．EX-NDには，病巣内に静脈侵襲や神経侵襲を伴うことがあり，その場合は予後不良因子としてのインパクトが高いことが示されている[6]．そのため，静脈侵襲，神経侵襲を伴うEX-NDが認められた場合はそれぞれND（V＋），ND（Pn＋）と表す[1]．

④外科的剝離面（RM），環状側切除断端（CRM）

RMは，漿膜を有さない部位における外科的剝離面・切離面への癌の波及を判定することで評価される．漿膜を有する部位でも，他臓器への直接浸潤があり，他臓器を合併切除した場合は，切除臓器の切離面までの癌の波及を評価する．波及がなければRM0，波及があればRM1とし，RM0の場合，最も外科的剝離面に近接する癌浸潤巣までの距離を記載する[1]．現在臨床的に重要視され頻用されているCRMは，直腸癌の環状断面におい

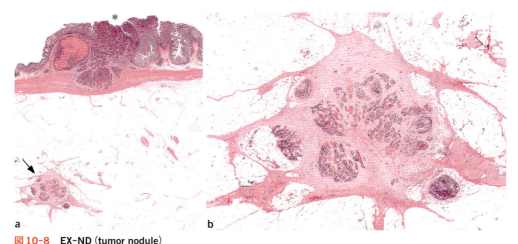

図10-8　EX-ND（tumor nodule）
a：HE染色弱拡大像．原発巣（＊）より離れた外膜脂肪組織内に，不整な癌胞巣が認められる（黒矢印）．
b：aの黒矢印部中拡大像．線維化を伴う癌の浸潤巣からなり，リンパ節構造は認められないことより，EX-NDに分類される．大腸癌取扱い規約では，リンパ節転移の個数にカウントする．

て，腫瘍辺縁が外科的切除辺縁に最も近接する箇所の，腫瘍から切除縁までの距離を指す[3]．当院病理部では占居部位RbのT3以深進行直腸癌に対しては，ほぼ全例で腸管軸に直交する方向，すなわち環状断面が表現されるような入割・切り出しを行っているため，病理診断上のRMの値は，そのままCRMの値になる．当院病理部では，「大腸癌取扱い規約　第9版」に準じてRMの記載のみで行っているが，そのままCRMに読み替えられる．ただし，陽性・陰性の基準は異なる．現在CRMは1mm以上が確保されていれば陰性，断端露出（すなわちRM1）または，1mm未満であれば陽性とされ，CRM陽性は再発リスク因子となっている（図10-9-a,b）．

RM1と判定した場合，その部位や範囲などがわかるように割面図に記入し，外科執刀医が確認できるようにするとともに，時には外科執刀医と病理医がともに検鏡して病理組織学的所見の供覧を行うとよい．当院病理部では，外科医からの問い合わせには可及的速やかに応じるよう努めている．また，①pT分類の評価と同様に，他臓器合併切除が施行された場合には，合併切除臓器の切離断端での距離を評価する必要が生じうる．少量の腹壁などが合併切除された場合などは，病理医による肉眼的な同定，適切な切り出しが困難なことがあり，判定も不十分になるおそれがある．繰り返しになるが，詳細なシェーマの添付，糸やインクによるマーキング，切り出し時の担当外科医の立ち会いなど，情報が病理医に正しく伝わるような方策をとることが望まれる．

切除検体の取扱い時に，腸管を完全開放する方法と，病変部を開放せずに環状のまま固定する方法があり，当院では前者を採用していると述べた．後者は海外では広く採用されているが，本邦では一部の施設に留まっている．後者の場合，割面の肉眼像と画像所見の対比がしやすく感じられる．しかし前者は前述のとおり多くのメリットがあり，何より後者では切り出し時に病変を直視できないことが大きな問題である．CRMが1mm前後で，陽性・陰性の判定が問題となるような箇所では，線維化などにより組織が硬くなっており，開放して固定された標本においても計測値のずれは生じにくいと考えられる（図10-9-c）．画像所見との対比が必要になった場合は，前後左右壁のどの方向で腸管を開放したかの情報を含めて，大腸外科医，画像診断医と病理医とがディスカッショ

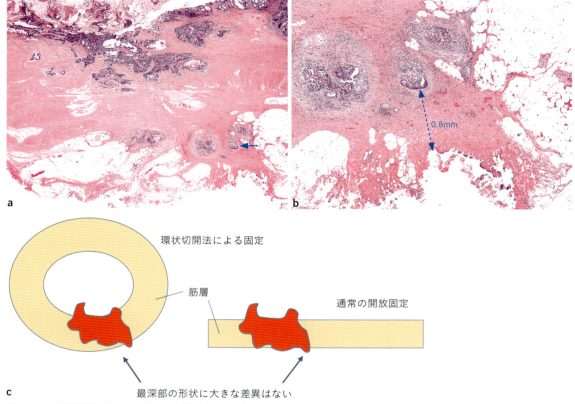

図10-9　外科剝離面(RM)と環状側切除断端(CRM)
a：RM・CRMの評価例のHE染色弱拡大像．画像上方が粘膜側，下方が剝離面．青矢印部の癌巣が剝離面に近い．
b：中拡大．剝離面から癌巣までの距離は0.8 mmと近接しているが露出はみられない．「大腸癌取扱い規約 第9版」では，RM0(0.8 mm)と表記されるが，CRM分類では1 mm未満であるので陽性と判定される．
c：開放固定された標本(右)と環状固定された標本(左)の割面イメージ．両者に大きな差異は感じられない．

ンすることで互いの診療の質向上が期待できる．

⑤その他の所見

　日常の病理診断で記載している項目以外の病理組織学的所見についても触れておく．簇出(tumor budding；BD)については，「大腸癌取扱い規約第9版」[1]において病理診断項目として掲載されているが，「T1癌について記載する．T2以深癌についての記載することが望ましい」と注記されている．この注記を踏まえ，当院病理部では，T1癌のみBDを判定・記載し，T2以深癌では記載していない．さらに近年では，規約に記載されていない病理組織学的所見として，低分化胞巣(poorly differentiated cluster；PDC)，独自のDR(desmoplastic reaction)分類などの有用性が報告されているが[7]，当院病理部では通常は判定・記載は行っていない．これらの，日常診断で記載していない項目について，臨床科から臨床研究などのための判定・記載を求められた場合は，その目的・意図を含めた適切な説明を受けたうえで，病理医のエフォートが割ける範囲において，追加評価・記載を行っている．そのような付加的なエフォートにより得られた内容が学会・論文発表される場合は，臨床科に対して，病理医のこれらのエフォートへの十分な理解と，適切なオーサーシップなどについての考慮をお願いしている．

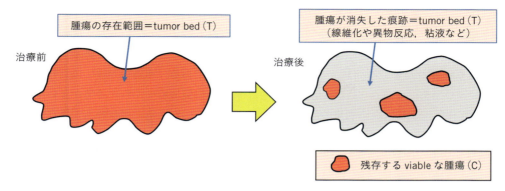

図10-10　術前治療に対する組織学的治療効果判定のイメージ

4) バイオマーカー検査・遺伝子検査における病理部の関わり

大腸癌に対する薬物療法の多様化を背景に，病理検体を用いたバイオマーカー検査が日常的に行われるようになっている．日常的に行われているものには，*RAS*・*BRAF*遺伝子変異検査およびミスマッチ修復タンパク免疫組織化学（MMR-IHC）検査がある．前者は当院病理部で薄切された未染色プレパラートを用いて当院遺伝子診断部にて解析が行われており，後者は当院病理部内で染色が施行され，病理医による判定が行われている．

MMR-IHC検査と同等の検査にマイクロサテライト不安定性（MSI）検査がある．MSI検査は2018年12月に「がん化学療法後に増悪した進行・再発の高頻度マイクロサテライト不安定性（MSI-High）を有する固形癌（標準的な治療が困難な場合に限る）」に対する保険適用の追加承認が得られたことより，当院では2019年1月から外注検査を開始した．当院病理部で作製した未染色プレパラートを外注先に送付して検査結果が戻ってくるのを待つフローであり，結果が戻ってくるまでにおおよそ2週間程度を要していた[8]．一方，MMR-IHC検査は，MSI検査承認より約3年後の2022年10月に保険適用となり，当院では同年11月より自施設での検査を開始した．自施設における検査は，依頼2～3日後に結果を出すことができる．その迅速性は大きなメリットと捉えられ，MSI検査に代わりMMR-IHCがオーダーされることが多くなり，現在は年間約700件の大腸癌症例に対するMMR-IHC検査が施行されている．

さらに，2019年7月には包括的がんゲノムプロファイリング検査（comprehensive cancer genome profiling；CGP検査）が保険適用となり，当院では2020年から実施している（当院は当時がんゲノム医療拠点病院．2025年2月時点はがんゲノム医療中核拠点病院）．解析にはホルマリン固定パラフィン切片の提出が必要であり，解析に足る組織量・腫瘍細胞含有率であるかなど，病理医による品質の判定，病理検査技師による切片の作製などが行われていることに加え，定期的に開催されるエキスパートパネルにおいては病理医の参加は必須とされており，病理学的見地からのコメントを行う役割を担っている．

2 術前治療例に対する組織学的治療効果判定―本邦と海外との違いを含めて

術前治療が施行された場合，外科手術検体に対して組織学的治療効果判定を行う．組織学的治療効果判定は，治療前の腫瘍量が治療後にどの程度まで減少したかを相対的に評価することで行われる（図10-10）．当院病理部では，本邦における他の多くの施設と同様に，「大腸癌取扱い規約 第9版」[1]における「薬物治療，放射線治療の組織学的効果判定基準」（以下，JSCCR基準）に準じて判定

を行っている．JSCCR基準の特徴は，治療効果の程度を大まかに3分する点にあり，治療効果のみられる癌細胞の割合により，約1/3未満：Grade 1a（ごく軽度の効果），1/3以上2/3未満：Grade 1b（軽度の効果），2/3以上：Grade 2（かなりの効果）とされる．さらに全く効果の認められないものを，無効：Grade 0，逆に癌細胞がすべて壊死に陥っているか融解・消失した場合を，著効：Grade 3とする．臨床的に通常用いられる，pCR（pathological complete response）という表現は，本基準におけるGrade 3に相当する．

　前述のとおり，組織学的治療効果判定を行うためには，治療前に存在していた腫瘍に対し，残存腫瘍がどの程度の割合であるかを評価する必要があるので，腫瘍床（治療前に腫瘍が存在した範囲）を推定・同定する必要がある（図10-1-c, 3-d, 4-f）．ただし，肉眼的および病理組織学的な腫瘍床の推定・同定は，**1**で述べた所見に基づいて行われるものの，腫瘍床がどこまでかの判断，すなわち境界の決定はあいまいになりがちではある．さらに，3分して割合を評価するという方法も，大まかな判定になりがちであり，各Grade間の境界領域の判定は主観的な要素が強くなる．その意味で，組織学的治療効果判定は概算的であり，病理医間の診断再現性の問題が避けられないが，当院病理部消化管病理チームでは，筆者を含む2名の病理専門医が主に判定を行っており，病理医間での基準調整（いわゆる「目合わせ」）を日常的に行い，診断再現性の向上・維持に努めている．

　JSCCR基準は，大星・下里分類を原型とし，本邦独自に作成されたものであるが，世界に目を向けると，さまざまな判定基準が提唱・使用されている．英語では，TRG（tumor regression grade）と表記されることが多い（以下，TRG分類）が，例外的にAJCC（American Joint Committee on Cancer）ではTRS（tumor regression score）と表記されている[9]．海外で用いられている代表的なTRG分類と，本邦で用いられているJSCCR基準の比較を表10-1に示す[1, 9〜13]．腫瘍が完全に消失した

場合と，全く効果が認められない場合はいずれの分類にも設定されているが，その間，すなわち残存腫瘍が存在する場合の評価基準は分類によりさまざまである．海外の分類には，残存腫瘍領域と腫瘍消失領域のいずれが優勢かという視点に立っているものがある．すなわち，残存腫瘍領域が腫瘍消失領域よりも優勢の場合は残存腫瘍1/2以上，逆に腫瘍消失領域が腫瘍残存領域よりも優勢の場合は残存腫瘍1/2未満，と読み替えることができ，50%を境界値とする方法が採用されていることがわかる．その他，15%，25%など，さまざまな境界値も定義されている．各TRG分類を比較する際には注意が必要となる．また，海外のTRG分類では，「わずかな癌細胞残存」のカテゴリーが設定されているものがあることも特記すべき点である．JSCCR基準では2/3以上の癌細胞消失（Grade 2）の次は，完全消失（Grade 3）となり，「わずかな癌細胞残存」のカテゴリーがない．2/3をはるかに上回る癌細胞消失があり，癌細胞が数個のみ残存する場合でもGrade 2に分類されてしまう．

　1/2ルールと1/3ルールのどちらが判定しやすいかについて科学的に検証することは難しい．筆者の私見では，どちらが優勢か，すなわち1/2ルールのほうが感覚的に判断しやすく感じるが，あくまで印象でしかない．また，海外で用いられる各TRG分類とJSCCR基準のいずれも，境界値は異なるが病理医による「概算的な評価」であることに変わりはない．判定に慣れた病理医が安定した基準で判定すること，病理医間での再現性の向上に努めることは洋の東西を問わず重要なことである．

　当院病理部では原則として海外のTRG分類の記載は行っていないが，臨床研究・臨床試験などに参加する際や学会・論文発表を行う際に，海外で頻用されているTRG分類の記載を求められることがあり，臨床科からその目的・意図を含めた適切な説明・依頼があった場合は，追加評価・記載を行っている．表10-1に示したとおり，腫瘍の

表10-1　術前治療後の組織学的治療効果判定基準の比較

治療効果	残存腫瘍の割合（目安）	がん研基準 (JFCR)	大腸癌研究会 (JSCCR)	AJCC (modified Ryan scheme)	MSKCC	Dworak (five tier)	Dworak (three tier)	Mandard (five-tier)	Mandard (three-tier)
良好 ↑	0% （完全消失）	Grade 3 完全消失	Grade 3 著効	TRS0 No viable cancer cells (complete response)	TRG1 100% tumor response	TRG4 Complete regression	TRG1 complete regression	TRG1 no residual cancer cells	TRG1 no residual cancer cells
	1～14%	Grade 2b ごくわずかな残存	Grade 2 かなりの効果	TRS1 Single cells or small groups of cancer cells (near-complete response)	TRG2 86～99% tumor response	TRG3 Fibrosis >50% of tumor mass	TRG2 Fibrosis 25～99% of tumor mass	TRG2 rare residual cancer cells	TRG2 rare cancer cells or fibrosis outgrowing residual cancer
	15～33%	Grade 2a Grade 2bより多くの残存		TRG2 Residual cancer with evident tumor regression, but more than single cells or rare small groups of cancer cells (partial response)	TRG3 ≦85% tumor response			TRG3 Fibrosis outgrowing residual cancer	
	34～49%	Grade 1b 1/3以上1/2未満の残存	Grade 1b 軽度の効果			TRG2 Fibrosis 25～50% of tumor mass		TRG4 Residual cancer outgrowing fibrosis	TRG3 residual cancer outgrowing fibrosis or absence of regression
	50～66%	Grade 1b 1/2以上2/3未満の残存							
	67～75%	Grade 1a 2/3以上の残存	Grade 1a ごく軽度の効果	TRG3 Extensive residual cancer with no evident tumor regression (poor or no response)		TRG1 Fibrosis <25% of tumor mass	TRG3 Fibrosis <25% of tumor mass or no regression		
	76～99%					TRG0 No regression		TRG5 Absence of regressive changes	
↓ 不良	100% （効果なし）	Grade 0 無効	Grade 0 無効						

赤線は残存腫瘍割合50%のライン.

JFCR：Japanese Foundation for Cancer Research、JSCCR：Japanese Society for Cancer of Colon and Rectum、AJCC：American Joint Committee on Cancer、MSKCC：Memorial Sloan Kettering Cancer Center、TRS：tumor regression score、TRG：tumor regression grade.

［文献1, 9～13をもとに作成］

完全消失や全く効果が認められない場合はTRG分類への読み替えは容易である．また，1/3未満であるGrade 1aはすべて1/2未満に含まれるし，2/3以上であるGrade 2は1/2以上に含まれる．Grade 1bの場合は，1/3以上1/2未満か，1/2以上2/3未満かによってTRG分類が変わるため，標本を再評価する必要がある．繰り返しになるが，付加的なエフォートにより得られた内容が学会・論文発表される場合は，臨床科に対し，病理医のこれらのエフォートへの十分な理解と，適切なオーサーシップなどについての考慮をお願いしている．

　当院病理部消化管病理チームメンバーである筆者らは，これまでの臨床医とのさまざまな議論を通し，当院の治療成績を内外に発信することの重要性や，国際的な比較により本邦の直腸癌診療の質を評価することの重要性などを理解するようになっている．また，筆者自身も多機関共同研究における中央診断や海外病理医との意見交換の機会を経て，各TRG分類についての理解も深まってきた．さらに近年では，前述したような臨床医からのTRG分類記載の依頼も増加傾向にある．これらの背景から，現在は，各TRG分類への読み替えが容易になるように，JSCCR基準に加え，癌消失が50％以上か未満かを付記することにしている．また，JSCCR基準では定義されていない「わずかな癌細胞残存」のカテゴリーをローカルルールとして独自に設定し，JSCCR基準におけるGrade 2を，「Grade 2a：2/3以上の癌細胞消失はあるがGrade 2bに及ばない」，「Grade 2b：わずかな癌細胞の残存（1か所に腺管形成のない小型癌胞巣が残存する程度）」と定義して記載している．なお，筆者らが独自に設定したGrade 2bの基準は，AJCCの「TRG 1：single cells or small groups of cancer cells」[9]に合わせたものであり，「1か所に腺管形成のない小型癌胞巣が残存する程度」という具体的説明は，筆者が中央病理判定委員長として参加した多機関共同研究VOLTAGE studyにおいて[14]，同じく中央病理判定委員とし

て参画された．AJCCのTRG判定経験が豊富な，Dr. Richard Kirsch（Mount Sinai Hospital, Toronto）から教示いただいたものである．

　進行直腸癌手術検体に対する病理診断は，組織型およびstagingに必要な壁深達度やリンパ節転移，リスク因子としての脈管侵襲や神経侵襲といった病理組織学的所見の他，切除断端，特にCRMの判定が重要である．さらには，術前治療例に対しては適切な組織学的治療効果判定が求められる．病理医はこれらのことを意識しながら，適切な肉眼的観察，切り出し，病理診断を行っている．特に，各々の病変の状態，肉眼所見に応じた入割や組織標本化部位の選択においては，病理医による判断が重要になる．病理医は自らの研鑽，病理医間での経験の共有，臨床医との意見交換などを通して，適切かつ安定した切り出しを行うように努めている．また，海外にも目を向け，国際的な診断基準や分類との対応関係に精通し，容易に読み替えができるような体制を整えることも，high volumeな専門施設に従事する病理医の使命と認識している．そしてわれわれ病理医は，各臨床科・部門との信頼関係に基づくよき連携のもとで，日々怡悦を感じて診断業務に臨むことを希望している．

文献

1) 大腸癌研究会（編）：大腸癌取扱い規約（第9版）．金原出版，2018.
2) The Royal College of Pathologists（UK）：Dataset for colorectal cancer histopathology reports. 2018.
3) Heald JR, Ryall RD：Recurrence and survival after total mesorectal excision for rectal cancer. Lancet 1986；1（8496）：1479-1482.
4) Battersby NJ, How P, Moran B, et al：Prospective validation of a low rectal cancer magnetic resonance imaging staging system and development of a local recurrence risk stratification model：the MERCURY II study. Ann Surg 2016；263：751-760.
5) Brierley JD, Gospodarowicz MK, Wittekind C（eds）：TNM Classification of Malignant Tumours（8th edition）. Wiley-Blackwell, 2017.
6) Ueno H, Mochizuki H, Shirouzu K, et al：Actual status of distribution and prognostic impact of extramural discontinuous cancer spread in colorectal cancer. J Clin Oncol 2011；29：2550-2556.
7) Ueno H, Ishiguro M, Nakatani E, et al：Prognostic

value of desmoplastic reaction characterisation in stage II colon cancer : prospective validation in a Phase 3 study (SACURA Trial). Br J Cancer 2021 ; 124 : 1088-1097.

8) Nakayama I, Shinozaki E, Kawachi H, et al : Implementation of microsatellite instability testing for the assessment of solid tumors in clinical practice. Cancer Med 2023 ; 12 : 7932-7940.

9) Amin MB, Edge SB, Greene FL, et al (eds) : AJCC Cancer Staging Manual (8th edition). Springer Nature, 2018.

10) Dworak O, Keilholz L, Hoffmann A : Pathological features of rectal cancer after preoperative radiochemotherapy. Int J Colorectal Dis 1997 ; 12 : 19-23.

11) Mandard AM, Delibard F, Mandard JC, et al : Pathologic assessment of tumor regression after preoperative chemoradiotherapy of esophageal carcinoma. Clinicopathologic correlations. Cancer 1994 ; 73 : 2680-2686.

12) Quah HM, Chou JF, Gonen M, et al : Pathologic stage is most prognostic of disease-free survival in locally advanced rectal cancer patients after preoperative chemoradiation. Cancer 2008 ; 113 : 57-64.

13) Trakarnsanga A, Gönen M, Shia J, et al : Comparison of tumor regression grade systems for locally advanced rectal cancer after multimodality treatment. J Natl Cancer Inst 2014 ; 106 : dju248.

14) Bando H, Tsukada Y, Inamori K, et al : Preoperative chemoradiotherapy plus nivolumab before surgery in patients with microsatellite stable and microsatellite instability—high locally advanced rectal cancer. Clin Cancer Res 2022 ; 28 : 1136-1146.

（河内　洋）

第11章 ストーマ管理

1 ストーマリハビリテーション

　ストーマリハビリテーションとは,「ストーマと合併症の障害を克服して自立するだけでなく,ストーマ保有者の心身および社会生活の機能を回復させること,また,それを促進する技術と方法」であると定義されている.ストーマ造設は排泄障害であるため,ストーマケアは排泄のケアである.人にとっての排泄は,生活するうえで必要不可欠な生理現象の生物的行為ということだけでなく,社会的行為,自尊心に影響する心理的な影響がとても大きく,その人の生活の質(quality of life:QOL)を左右するものである.ストーマは手術前から造設する可能性が予測でき,造設後の身体的,精神的,社会的支援が必要なため生涯を通して考え,リハビリテーションを提供する.

　排泄障害を補うためには,唯一の方法しかない体外装着粘着式システムのストーマ装具を用いて,排泄物が漏れずに臭わない,そして,ストーマ合併症を発生させずに継続できなければならない.そのためには,管理しやすい位置に,合併症が起こらないよいストーマを造設し,生涯を通して動的に変化する腹壁に対応する適切なストーマケアを継続することである.管理しやすいストーマ位置と合併症が起こらないよいストーマ造設は,外科医師の手技に非常に大きく影響を受ける.多種多様のストーマ装具が開発されている現在であっても,適切な位置によい形状のストーマでなければケアに難渋し,QOLは低下する.

2 手術前の準備

1) ストーマオリエンテーション

　ストーマオリエンテーションは,医師からの患者へのインフォームドコンセントの後で看護師が実施する.医師は可能性のあるストーマ造設の時期別の種類(永久的,一時的,その両方,可能性のある割合などについて)とストーマの種類(小腸,S状結腸,下行結腸,右横行結腸,左横行結腸,上行結腸など)などの情報提供を看護師に依頼する.

　ストーマオリエンテーションの内容は,ストーマの解剖生理,管理方法,位置決めの必要性,入院中のストーマケア(ストーマリハビリパス),日常生活,社会福祉制度(身体障害者手帳),装具購入方法,退院後のストーマ管理支援体制などである.早期段階からストーマ造設の説明やオリエンテーションをすることが,ストーマに対する患者の受容にも影響する.

2) ストーマの位置決め (図11-1)

　ストーマの位置決めにおいて重要なのは,日常生活や社会生活が手術前と同じように支障なく過ごせることである.そのためには,①ストーマ合併症を起こさない位置,②ストーマ装具が腹部の安定した部位に装着できる位置,③セルフケアができ定期的な装具交換ができる位置にすることである.

　ストーマ位置決めの原則は,1980年頃から米国の「クリーブランドクリニックの原則」(表11-1)が標準的に用いられていたが,時代とともに術式が変化し,この原則がそぐわなくなってきた.そのため,本邦では近年,「クリーブランドクリニックの原則」を見直し,多様化する術式やさまざまな体型に適応できる指標として,大村らが提案した「ストーマサイトマーキングの原則」(表11-2)が幅広く活用されている.

消化器系ストーマの位置決め	
・回腸（空腸）ストーマ	右下腹部
・S状結腸ストーマ	左下腹部
・下行結腸ストーマ	左下腹部
・横行結腸ストーマ	右上腹部
	左上腹部
・上行結腸ストーマ	右下腹部
・盲腸ストーマ	右下腹部
尿路系ストーマの位置決め	
・回腸導管	右下腹部
・尿管皮膚瘻	右下腹部
	左下腹部

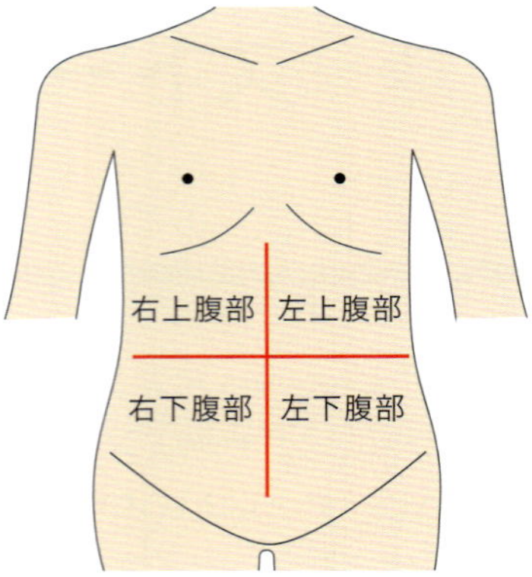

図11-1　ストーマの種類と主な位置

表11-1　クリーブランドクリニックの原則

① 臍より低い位置
② 腹直筋を貫く位置
③ 腹部脂肪層の頂点
④ 皮膚の凹み，皺，瘢痕，上前腸骨棘の近くを避けた位置
⑤ 本人が見ることができ，セルフケアしやすい位置

〔江川安紀子：ストーマの位置決め．ストーマリハビリテーション講習会実行委員会（編）：ストーマリハビリテーション―基礎と実際（第3版）．金原出版，2016より〕

表11-2　ストーマサイトマーキングの原則

① 腹直筋を貫通させる
② あらゆる体位（仰臥位，座位，立位，前屈位）をとって，皺，瘢痕，骨突起，臍を避ける
③ 座位で患者自身が見ることができる位置
④ ストーマ周囲平面の確保ができる位置

〔江川安紀子：ストーマの位置決め．ストーマリハビリテーション講習会実行委員会（編）：ストーマリハビリテーション―基礎と実際（第3版）．金原出版，2016より〕

「①腹直筋を貫通させる位置」は，ストーマ傍ヘルニアを予防する．発生機序は誘導した腸管と筋膜の隙間が広くなることで，小腸や大腸が皮下へ脱出してくることで起きる．腹直筋外での造設はストーマ傍ヘルニアが発生しやすい．腹圧により筋膜が拡大しないように腹直筋を貫通させるため，原則は腹直筋内の位置にする．腹腔を経由しない尿管皮膚瘻は，腹直筋内に造設する必要がな

いため必ずしも腹直筋内にストーマ位置決めをする必要はない．

「②あらゆる体位（仰臥位，座位，立位，前屈位）をとって，皺，瘢痕，骨突起，臍を避ける位置」は，ストーマ装具の面板が安定する基本的な位置であり，排泄物による漏れや皮膚障害などの局所の管理合併症を回避する．各企業から市販されている装具は多種類あるが，基本的な装具の構造は変わらない．貼付面積はどれも約10×10 cmであり，個々の腹壁やストーマに動的に追従できる万能のものではない．そのため，あらゆる体位で皺，瘢痕，骨突起，臍を避け，かつ術式による切開創（開腹，腹腔鏡下，ロボット支援下によるポート創）や，ドレーン留置部から離れた部位で，面板が安定する腹壁の位置にする．

「③座位で患者自身が見ることができる位置」は，ストーマを直視して患者自身が面板の開孔に合わせて貼付できる位置である．装具を装着する一般的な体勢は，入浴後の立位が多いため立位で見える位置も確認する．見えづらい腹壁形状は座位での位置を考慮する．必ずしも座位でなくてもよい．見ることができ，セルフケアしやすい体位で確認する．

「④ストーマ周囲平面の確保ができる位置」は，おおよそ10×10 cmの面板が確保できる位置を考慮する．

「ストーマサイトマーキングの原則」の他に留

172　第11章　ストーマ管理

意する点は，患者が日常生活や仕事や趣味などにおいて長時間座位前屈などの体勢をとることや，服装などで特別な配慮が必要かどうかである．体型別では，肥満のため腹部がせり出していたり，立位で腹部が下垂し下腹部が見えない腹壁は，頭側の見える位置（上腹部）を考慮する．痩せ型で肋骨弓や腸骨などの骨突が著明な場合や，高齢者で皮膚のたるみや皺が立位や座位などの体位で大きく変化する場合は，特に注意してストーマの位置決めをする．消化器系ストーマと尿路系ストーマのダブルストーマの位置決めは，消化器系ストーマと尿路系ストーマのそれぞれの中心の位置の間隔が10 cm程度になるように距離をとることが望ましく，可能であれば水平位置に差が生じるように考慮する．

ストーマの位置決め前には，医師からストーマ造設のインフォームドコンセントや，看護師によるオリエンテーションが実施され，位置決めに関して同意が取得できていることが必要である．したがって，ストーマ造設の可能性が1％でもある場合は，看護師は医師からストーマの種類やその位置などすべての指示をあらかじめ受けておく必要がある．

"ストーマを造設する可能性が1％であったとしても，その後の排泄管理がしやすいように準備することがとても重要である"ことを患者に説明する．"最悪ストーマになるので，その準備をします"という"最悪"という否定的な表現はストーマ造設後の受容に影響するため使用しない．

緊急手術でも可能な限り位置決めを実施する．ストーマ位置決めは，ストーマ位置決めの手順（図11-2）で行う．以上の処置は人工肛門のケアに関わる適切な研修を修了した者が，手術を実施する医師とともに，ストーマ造設後の合併症の予防のため，術前に印を付けるなどの処置を実施した場合に，「人工肛門・人工膀胱造設術前処置加算450点（K939-3）」を算定することができる．

3 ストーマ分類

ストーマは期間や目的別に，永久ストーマと一時的ストーマに分類される．部位別では，消化器系は結腸（S状結腸・下行結腸・横行結腸・上行結腸）ストーマと小腸（回腸・空腸）ストーマに分類され，尿路系は回腸導管と尿管皮膚瘻に分類される．

ストーマの開孔部の数による分類では，腸の断端を腹壁外に出す孔が1つの単孔式と，2つの双孔式がある．2つの孔の一つは排泄物が出る口側であり，もう一方は肛門の腸に繋がる肛門側である．双孔式ストーマには，係蹄式（ループ式）ストーマ，分離型の2連銃式ストーマと完全分離式ストーマがある．近年の標準的な造設方法は，係蹄式（ループ式）ストーマである．

4 よいストーマとは （図11-3）

管理しやすいストーマサイズは，消化器系単孔式S状結腸ストーマでは縦25（～30）×横25（～30）×高さ10～15 mm，消化器系双孔式回腸ストーマでは縦25～28×横22～25×高さ15 mm前後，尿路系回腸導管ストーマでは縦20×横20×高さ15～20 mmである．

横行結腸単孔式ストーマや双孔式ストーマは可能な限りS状結腸ストーマに近いストーマサイズがよい．

ストーマの高さとは皮膚面から排泄口までを指し，排泄口はストーマの頂点の真ん中で造設する．管理しやすいストーマの条件は，ストーマ外周4 cm以内にストーマに連結する皺がなく面板確保面積10×10 cmが安定して貼付できていることである．これらのストーマ条件は，仰臥位だけでなく，座位や座位前屈，立位になっても可能であることが望ましい．

管理しにくいストーマとは，ストーマサイズの直径が40～50 mmと大きすぎるものや，ストーマの高さがないもの，ストーマ外周4 cm以内にストーマに連結する深い皺があるものである．特にストーマサイズが大きすぎる場合は面板の種類が非常に少なく，また高さがない場合は面板形状の

1. 必要物品の準備 ①面板(約10×10 cmサイズ)，②メジャー，③水性ペン，④皮膚ペン，⑤デジタルカメラ，⑥不織布ガーゼ，⑦模擬ストーマ，など	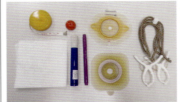 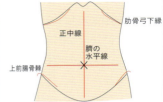
2. 仰臥位で上下の腹部の肋骨弓下縁から上前腸骨棘まで見えるようにする． 水性ペンで以下の基本線を書く． ①上下腹部に正中線 ②臍にかかる水平線 ③肋骨弓下縁，上前腸骨棘 ④腹部を緊張させ，腹直筋外縁を確認し線を引く． ＊腹部の緊張は，臍を覗くように頭部を持ち上げる，両足を少し上げる，咳嗽をするなど． ⑤手術痕がある場合には，その部分にも印を付ける． ⑥術式，ストーマ造設に合わせた腹部の区域にディスクを置き，安定する位置に印を付ける．	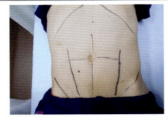 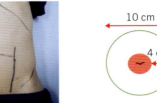 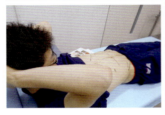 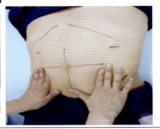
3. ①座位，立位，前屈位をとり，腹部の膨満，皺の発生など変化を観察し，2-⑥と，立位で本人が見ることのできる位置であるか，ディスクが安定する位置であるか確認し印を修正する． ②さまざまな体位をとっても装具が安定して貼付できるか，皺が入らないか確認する． もも上げ，上半身を捻る，しゃがむなど，普段の生活でよくする体位も確認する．	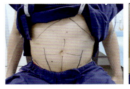 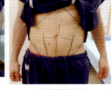 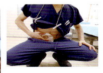
4. 最終位置を皮膚ペンでなぞり，1 cm程度の●印を付ける．	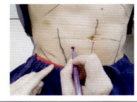
5. ストーマ位置決めの記録をする． 体位ごとの腹壁状況の画像，距離を測定することでストーマ周囲の変化を経時的に評価することができる． 位置決め以外の基本線を不織布ガーゼで拭き取る．	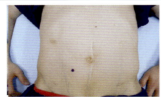 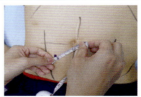

図11-2 ストーマ位置決めの手順　　　　　　　　　　　　　　　　　　　　　　　　　　　　　　（つづく）

がん研有明病院の記録の一例

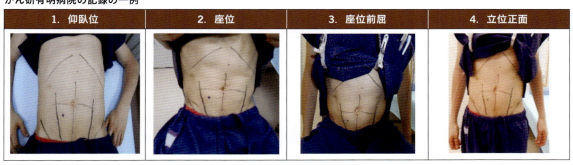

位置	①正中	②臍	③臍下縁	④腹直筋外縁	⑤肋骨	⑥腸骨
右下腹部(mm)	50	60	28	24	120	68

位置の測定と記録

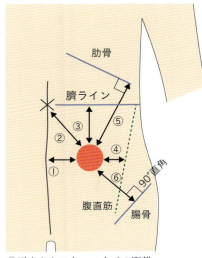

①正中からストーマまでの距離
②臍からストーマまでの距離
③臍を通る水平線からストーマまでの距離
④腹直筋外縁からストーマまでの最短距離
⑤肋骨からストーマまでの最短距離
⑥腸骨からストーマまでの最短距離

図11-2　ストーマ位置決めの手順（つづき）

凸面の面積幅が広くなることで，装具の腹壁追従が悪くなり排泄物が漏れ管理困難となる．

5 ストーマ・フィジカルアセスメントツール（図11-4）

ストーマ・フィジカルアセスメントツール（以下，SPAツール）は，ストーマ装具を選択するためにストーマの局所状況を的確にアセスメントできるツールである．このSPAツールは，装具選択に必要なアセスメント11項目からなり，効率的にアセスメントすることができるように2012年に本邦で開発されたものである．

ストーマのある腹壁は，重力や腹圧，皮膚のたるみの影響を受けて体位別で動的に変化する．そのため，仰臥位，座位，前屈位で，面板が密着するストーマ外周4cmの状態を観察する．ストーマの種類や形状の違い，ストーマ周囲の腹壁の軟らかさや硬さ，ストーマ周囲の腹壁の形状，ストーマ周囲の皺の位置や深さなど，どの程度の皺がストーマ管理に影響を及ぼすのか，装具の選択に必要な条件をSPAツールで評価する．SPAツールの条件とストーマ装具選択基準を用いて，構造分類でのシステム，面板，面板補助具，フランジ，ストーマ袋の種類の選択をすることができる．

◎ストーマ・フィジカルアセスメントの手順（図11-4）

①ストーマの種類と排泄物の性状の確認
病歴よりストーマの種類を確認する．排泄物は直接観察し性状を確認する．

②Step 1　仰臥位：下肢を伸展させた状態で評価する．
重力や腹圧の影響を受けずに皮膚は伸展されて平坦化する．腹圧がなくなるためストーマの高さ

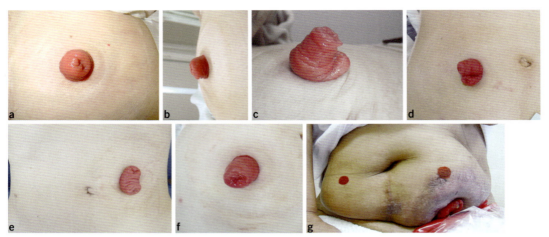

図11-3 管理のよいストーマ位置と形状と管理困難なストーマ位置と形状
a, b：消化器系単孔式S状結腸ストーマ．ストーマサイズ：縦25×横25×高さ15 mm．
c, d：消化器系双孔式回腸ストーマ．ストーマサイズ：縦25〜28×横22〜25×高さ15 mm前後，8（口側）：2（尾側肛門側）．
e：消化器系左横行結腸双孔式ストーマ．ストーマサイズ：縦30×横28×高さ15 mm．
f：尿路系回腸導管ストーマ．ストーマサイズ：縦20×横20×高さ15〜20 mm．
g：管理困難なストーマ位置とストーマ形状．上前腸骨棘近くに造設されたストーマ．ストーマ周囲平面の確保ができず頻回な漏れにより皮膚炎が持続している．本人が見ることやセルフケアができない位置である．

は最低値となる．

a. ストーマの形状：ストーマの形状を観察し，正円または非正円に分類する．
b. ストーマサイズ（縦径）：ストーマの基部（ストーマの根元）で縦径（頭側から足側）を計測する．
　＊ストーマサイズは，最大径になる体位で測定する．縦径は仰臥位，横径は座位前屈位となる．
c. ストーマの高さ：皮膚から排泄口までの高さを計測する．ストーマの高さが必ずしも頂点になっていないこともあるため注意が必要である．ストーマの高さが10 mm以上を「突出」，9 mm以下を「非突出」と判定する．
d. ストーマ周囲皮膚4 cm以内の腹壁状況：手術創，瘢痕，骨突出，局所的膨隆の有無を確認する．

③Step 2　座位：足底が床に着く程度の高さで，ベッドの端，あるいは椅子に座り評価する．

腹圧や重力の影響でストーマの横径は仰臥位で最長となり，腹壁は膨隆し腹筋は緊張する．

a. ストーマ周囲4 cm以内の腹壁の硬度：検者の2本の指（示指，中指）を揃えてストーマ周囲4 cm以内の腹壁を垂直に押し，指の沈む程度を確認し，1縦指以下の沈みを「硬い」，1縦指以上の沈みを「普通」，2縦指以上の沈みを「軟らかい」，の3段階で判定する．

④Step 3　前屈位：背筋の緊張を解き30°以上前屈させた状態で評価する．

前屈すると，横走する皺は仰臥位や座位と比較し最も深くなり，腹壁も膨隆し，ストーマの横サイズは最大径になる．

a. ストーマサイズ（横径）：ストーマ基部（ストーマの根元）で横径を測定する．
b. ストーマ外周4 cm以内の皮膚の平坦度：ストーマを横から観察して，ストーマ外周4 cm以内の周囲皮膚の平坦度を，山型，平坦型，陥凹型，の3分類で判定する．
c. ストーマ外周4 cm以内の連結しない皺：ストーマに繋がらない皺や陥凹の有無を確認する．皺や陥凹の深さを計測し，0〜4 mmを「無」，5 mm以上を「有」，の2分類で判定す

評価段階	アセスメント項目	記録用紙
	ストーマの種類	・消化器系 □結腸（S状・下行・右横行・左横行・上行・盲腸） □小腸（回腸・空腸） □単孔式 □双孔式（係蹄式）　　□分離式（2連銃式・完全分離式） ・泌尿器系 □回腸導管 □尿管皮膚瘻（一側合流尿管皮膚瘻・両側尿管皮膚瘻）
	ストーマの排泄物の性状	□消化器系（有形・泥状・水様） □泌尿器系（尿）
Step 1　仰臥位 下肢を伸展させる 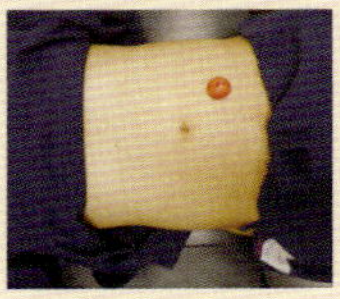	ストーマの所見 ・ストーマの形状：正円または非正円 　　正円 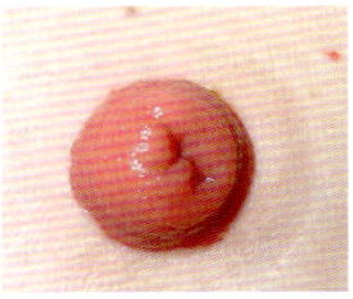　　　　　　非正円 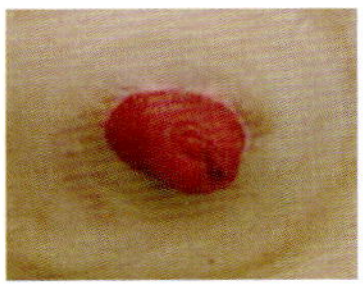	□正円　　　□非正円
	・ストーマのサイズ（縦径）	縦径＿＿＿＿＿mm
	・ストーマの高さ： 　10 mm以上「突出」 　9 mm以下「非突出」 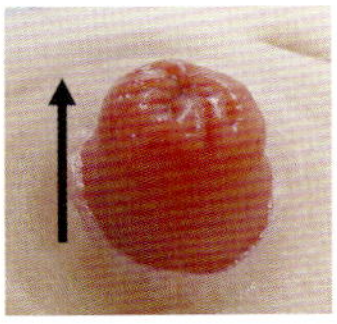 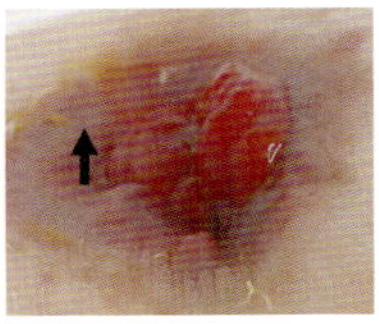	高さ＿＿＿＿＿mm □突出　　　□非突出
	ストーマ周囲皮膚4 cm以内の腹壁状況：手術創，瘢痕，骨突出，局所膨隆の有無 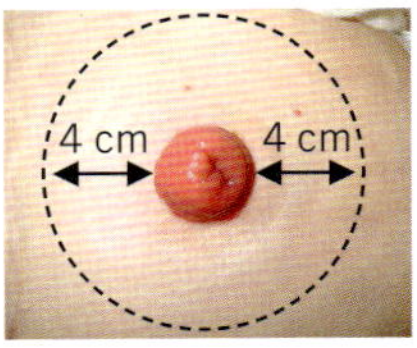 4 cm　4 cm	手術創　　□無　　　□有 瘢痕　　　□無　　　□有 骨突出　　□無　　　□有 局所膨隆　□無　　　□有
Step 2　座位 足底を床に着ける 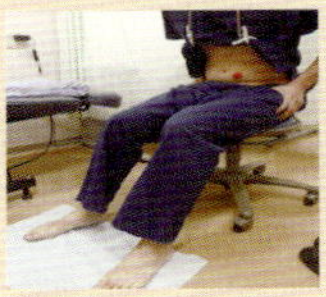 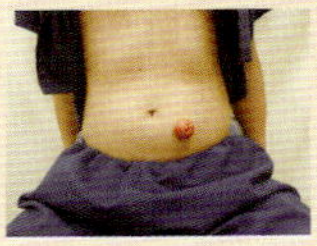	ストーマ外周4 cm以内の腹壁硬度： 　1縦指以下の沈み「硬い」 　1縦指以上の沈み「普通」 　2縦指以上の沈み「軟らかい」 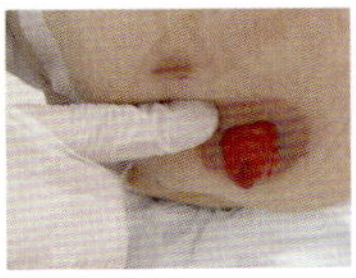 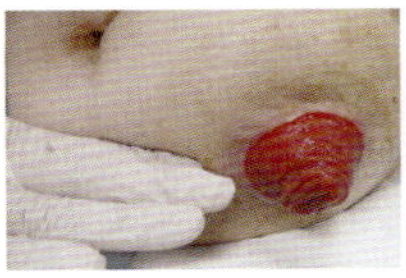 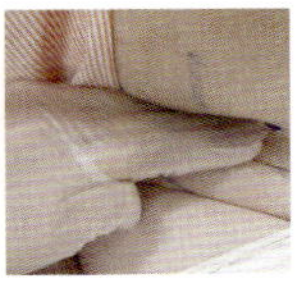	□硬い　　　□普通　　　□軟らかい

図11-4　ストーマ・フィジカルアセスメントツール　　　　　　　　　　（つづく）

Step 3　前屈位 背筋の緊張を解き 30°以上前屈する 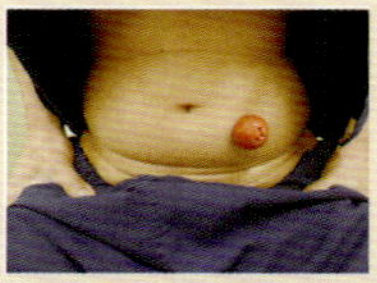 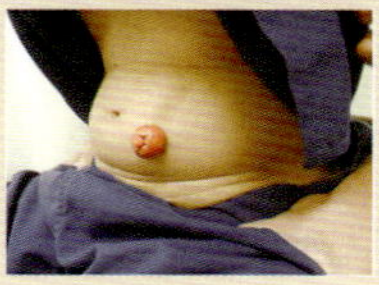	ストーマの所見 ・ストーマサイズ（横径）	横＿＿＿＿＿＿＿mm
	ストーマ外周4cm以内の皮膚の状態 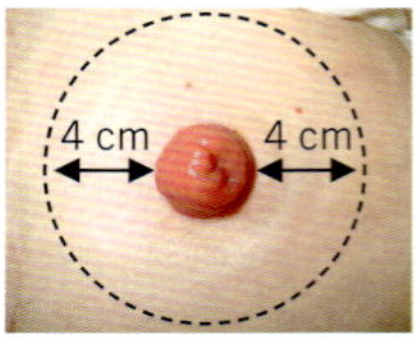	
	・皮膚の平坦度： 　周囲の皮膚より突出「山型」 　周囲の皮膚と同じ平ら「平坦型」 　周囲の皮膚より凹む「陥凹型」 　山型　　　平坦型　　　陥凹型 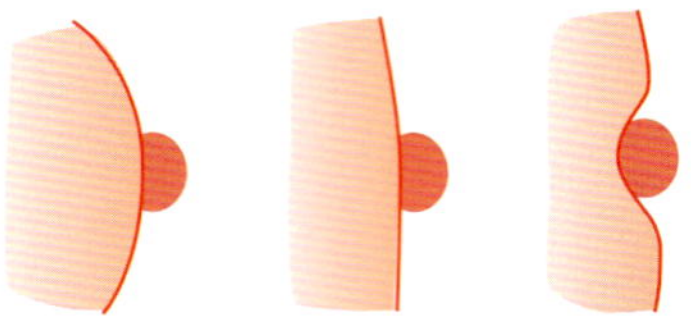	□山型　　　□平坦型　　　□陥凹型
	・連結しない皺：ストーマに繋がらない皺や陥凹の有無 　0〜4mm「無」 　5mm以上「有」 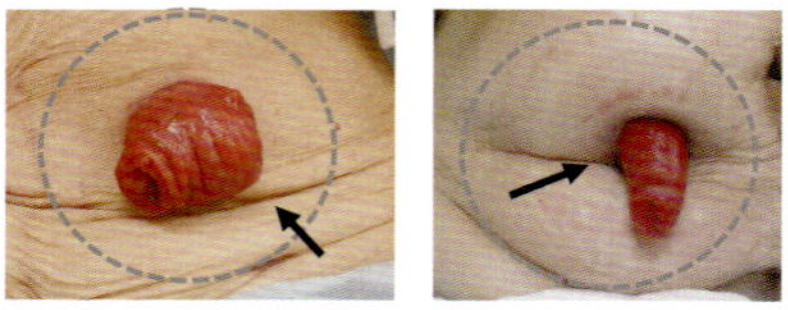 　連結しない皺　　　連結する皺	□無（0〜4mm）　　　□有（5mm以上）
	・連結する皺：ストーマに繋がる皺や陥凹の有無 　0〜2mm「無」 　3〜6mm「浅」 　7mm以上「深」 　無　　　　浅　　　　深	□無（0〜2mm） □浅（3〜6mm） □深（7mm以上）

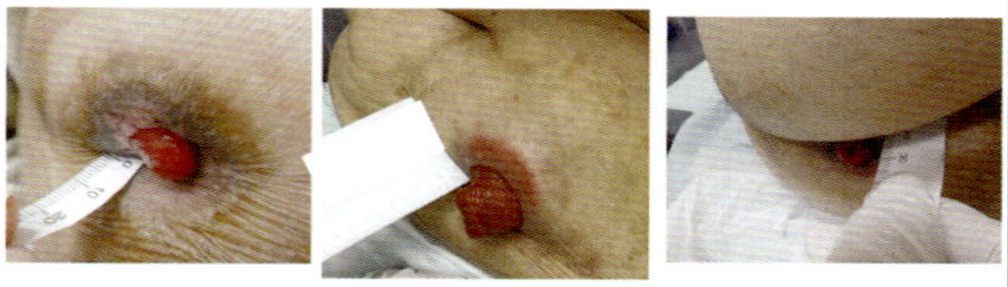

図11-4　ストーマ・フィジカルアセスメントツール（つづき）

る．複数ある皺は，最も深い皺を測定する．

d.　ストーマ外周4cm以内の連結する皺：ストーマに繋がる皺や陥凹の有無を観察する．皺や陥凹の深さを計測し，0〜2mmを「無」，3〜6mmを「浅」，7mm以上を「深」，の3分類で判定する．複数ある皺は，最も深い皺を測定する．

6 ストーマ合併症

ストーマ合併症には，早期合併症と，晩期合併

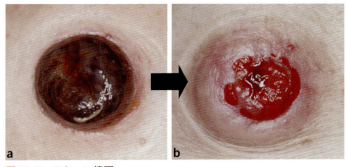

図11-5 ストーマ壊死
a：全層壊死.
b：ストーマ壊死後に狭窄.

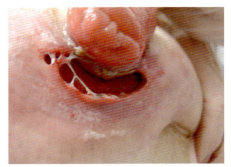

図11-6 ストーマ粘膜皮膚接合部離開

症がある．早期合併症は，手術の侵襲から完全に復帰しないうちに起こる合併症であり，手術手技に起因するものや，身体的な要因によるものがある．主にストーマ壊死（ストーマ血流障害），ストーマ粘膜皮膚接合部離開，ストーマ周囲皮膚蜂窩織炎などがある．

ストーマ晩期合併症は，手術後30日を超えて出現した合併症であり，主にストーマ脱出，ストーマ傍ヘルニア，ストーマ静脈瘤，ストーマ粘膜皮膚移植，ストーマ周囲皮膚肉芽腫などがある．早期でも晩期でも起こる合併症は，ストーマ狭窄，ストーマ出血，ストーマ浮腫，ストーマ粘膜裂傷などがある．

尿路系ストーマの特徴的な合併症は，ストーマ狭窄や閉塞による尿流出障害や回腸導管過長，偽上皮腫性肥厚，尿路感染などがある．

皮膚障害は，早期でも晩期でも起こり，排泄物によるもの，面板の皮膚保護剤の影響によるもの，不適切な装具剝離やスキンケアによるもの，薬物療法（化学療法など）や放射線療法の影響を受けるもの，真菌感染によるもの，装具の物理的な刺激によるなどさまざまある．

1）ストーマ壊死（ストーマ血流障害）（図11-5）

粘膜が部分的，あるいは全体が黒色に変化する．粘膜の弾力や潤い，腸の蠕動運動がない状態である．原因は，ストーマ造設時に腸管や腸管粘膜を過度に伸展することで腸辺縁の血管に血流障害が生じる．術後一時的で部分的な血流障害や部分壊死は，週単位で粘膜が再生されるため経過観察でよい．ストーマ全層壊死の場合はストーマ再造設を検討する．再造設をしない場合はストーマが脱落や，狭窄または陥没ストーマになる可能性があるため注意する．

2）ストーマ粘膜皮膚接合部離開（図11-6）

ストーマ粘膜血流障害や粘膜壊死，ストーマ粘膜皮膚接合部の感染などにより，ストーマ粘膜と皮膚の縫合糸が外れて離開し開放創となる状態である．装具交換ごとに離開部を洗浄し，練状皮膚保護剤や粉状皮膚保護剤，創状況に応じてドレッシング材（アルギン酸など）を充塡し創傷治癒を促進する．

3）ストーマ周囲皮膚蜂窩織炎

ストーマ粘膜皮膚接合部に細菌が感染し，離開を伴って蜂窩織炎が生じる．ストーマ粘膜皮膚接合部離開と同様に創洗浄をする．炎症が強い場合は抗菌薬での薬物療法を施行する．

4）ストーマ脱出（図11-7）

腹圧（咳嗽，急激な体重増加，腹水などによる腹腔内圧の上昇など）が上昇し，ストーマの腸管が外反して異常に突出する．原因は，①造設時の遊離

6 ストーマ合併症 179

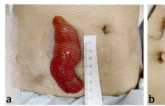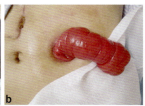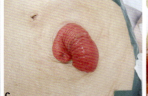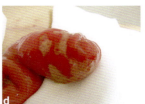

図11-7　ストーマ脱出
a：小腸双孔式ストーマ．肛門側脱出．
b：左横行結腸双孔式ストーマ．肛門側脱出．
c：S状結腸双孔式ストーマ．口側脱出．
d：二次的障害に血流障害や潰瘍，浮腫，うっ血などが生じる．

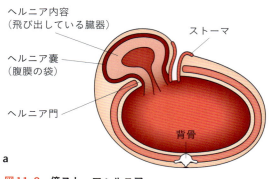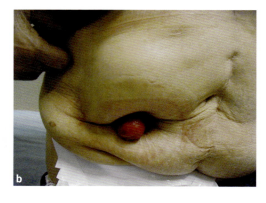

図11-8　傍ストーマヘルニア
a：立位や座位の腹圧がかかるとヘルニア門からヘルニア内容が脱出する．
b：ストーマ上の隆起している部分がヘルニア．

腸管が長すぎる，②腹直筋外での造設，③ストーマ造設時の筋膜，腹部皮膚の開孔が大きい，④腹直筋の脆弱化などがあり，単孔式より双孔式ストーマに起こりやすい．ストーマ脱出時は仰臥位で腹圧を低減させ還納する．保存的管理は，腹帯などで脱出するストーマ孔を上から押さえる．ストーマの循環障害や腸管壊死に至る場合はストーマ再造設，繰り返す腸脱出で管理困難な場合は，Delorme変法，脱出腸管粘膜縫縮（三輪-Gant変法），ボタン固定術，縫合器を用いた腸管切除法などの治療法がある．それぞれの適応と治療メリット・デメリットを考慮して慎重に検討する．

5）傍ストーマヘルニア（図11-8）

ストーマ造設時に腸管を引き出す腹壁に作製した孔から腹腔内の小腸や大網などが脱出して，ストーマ周囲皮膚が膨隆する状態である．原因は，①腹直筋外造設，②ストーマ造設時の腹直筋腱膜開孔の拡大，③急激な体重増加や肥満，④慢性的な咳嗽，⑤前立腺肥大など腹腔内圧上昇による腹直筋腱膜の開孔が大きくなる，⑥加齢による腹壁の脆弱化などである．

保存的管理としては，ヘルニア用ベルトを使用する．重度のヘルニアの場合はヘルニア修復術も検討する．

6）ストーマ狭窄（図11-5, 9）

ストーマ内腔が狭く，排泄物の通過が不十分になる状態である．原因は，①皮膚もしくは筋膜層の小さすぎる切開，②筋膜層の不適当な縫合，③

ストーマ周囲縫合部の過緊張，④ストーマ壊死によるストーマ周囲組織の瘢痕収縮などがある．用手的にフィンガーブジーを行う．

7）ストーマ静脈瘤（図11-10，表11-3）

肝転移や肝硬変などにより門脈圧亢進を呈している場合に，ストーマ皮膚接合部やストーマ粘膜部に静脈瘤が発生した状態である．静脈瘤の診断基準は，①ストーマ周囲皮膚に放射状の静脈怒張や指圧による怒張血管の消失，②ストーマ粘膜面の静脈怒張や蛇行（数珠状・結節状），③易出血性，④ストーマ周囲の環状皮膚変化などである．対症療法は，出血部位の圧迫止血（アルギン酸カルシウムを充填したガーゼ），縫合止血，電気メスによる焼灼，硬化療法などがある．

この場合のストーマ管理は，物理的刺激の低減のため，ストーマサイズより5～8 mm程度大きめに面板を開孔し，練状皮膚保護剤でストーマ基部や粘膜を保護する．

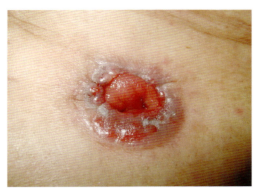

図11-9　ストーマ狭窄

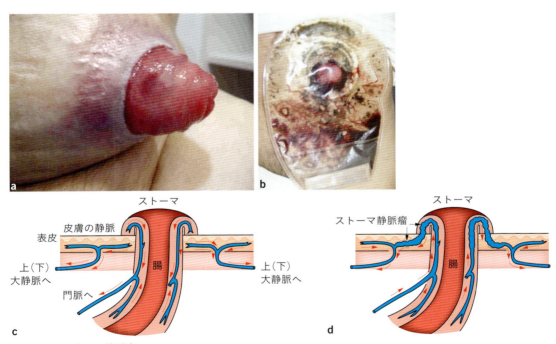

図11-10　ストーマ静脈瘤
a：ストーマ静脈瘤3度．暗赤色．皮下の静脈瘤が皮膚を押し上げ放射状に隆起している．
b：ストーマ静脈瘤からの出血．
c：肝硬変がないときのストーマ周囲の静脈血の流れ．腸の静脈血は門脈へ流れる．皮膚の静脈は上（下）大静脈へ流れる．
d：肝硬変→門脈圧亢進→ストーマ静脈瘤発生時の腸の静脈血の流れ．ストーマとなっている腸の静脈血は皮膚静脈へ流れる．そしてストーマに静脈瘤が発生する．

表11-3 ストーマ静脈瘤の進行度分類と診断基準

	ストーマ周囲皮膚	ストーマ粘膜	粘膜皮膚接合部	出血の既往
1度	明るい紫色	変化なし	変化なし	(−)
2度	・放射状に枝分かれする細い静脈瘤	・粘膜が浮腫状 ・一部が静脈瘤により顆粒状に隆起	・粘膜と皮膚がわずかに浮腫状	(+)
3度	・暗紫色 ・皮下の静脈瘤が皮膚を押し上げ隆起 ・隆起する皮膚の周辺にも放射状の静脈瘤	・粘膜下層の静脈瘤により顆粒状に隆起	・大腸粘膜と皮膚が接合部で隆起 ・接合部は陥凹 ・接合線がギザギザ	(++)

〔大木繁男，池秀之，山口茂樹・他：ストーマ静脈瘤の診断―その肉眼的所見．消化器外科1996；19：1737-1742より抜粋〕

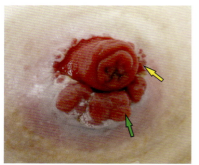

図11-11 ストーマ粘膜皮膚移植（黄矢印）・ストーマ周囲皮膚肉芽腫（緑矢印）

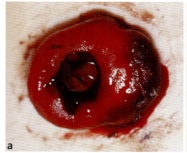

図11-12 ストーマ出血
a, b：血小板が減少し粘膜全体に出血が見られる．

8) ストーマ粘膜皮膚移植・ストーマ周囲皮膚肉芽腫（図11-11）

糸（残糸）による刺激や長期間の排泄物付着による刺激などで発生する．硝酸銀焼灼や電気メスでの焼灼，レーザー切除などで切除する．

9) ストーマ出血（図11-12）

多くの出血は圧迫で止血するが，持続する場合は縫合止血や圧迫止血（アルギン酸カルシウムを充填したガーゼ）をする．ストーマ静脈瘤に起因する出血は対症療法を参照のこと．

10) ストーマ浮腫

術直後から2週間程度のストーマ浮腫は正常反応のため経過観察でよい．ストーマ造設後2か月程度で浮腫は消失する．強度のストーマ浮腫の場合は，面板開孔サイズを大きくし練状皮膚保護剤でストーマ粘膜を保護する．

11) ストーマ粘膜裂傷（図11-13）

管理合併症の一つであり，ストーマサイズに対して面板の開孔サイズが小さすぎる不適切な場合に面板で粘膜を物理的に裂傷する．ストーマサイズより2〜3mm大きく開孔し，ストーマ近接部は練状皮膚保護剤を充填して予防する．

7 ストーマの基本的な管理

体外装着粘着式システムであるストーマ装具は，排泄物を溜める袋と合体する皮膚保護剤からなる面板を皮膚に貼り付けて管理する．面板は皮膚保護剤からなり，主に吸水性のある親水性ポリマーと粘着性のある疎水性ポリマーで構成されて

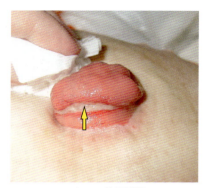

図11-13 ストーマ粘膜裂傷
矢印は粘膜裂傷.

いる．親水性ポリマーは酸性のため皮膚保護剤は弱酸性に傾き，細菌繁殖阻止作用や，不感蒸泄および汗の吸収，pH緩衝作用による皮膚の生理的機能の維持，排泄物や分泌物から皮膚を保護する機能を有する．これらの効果が低減する貼付後3～4日程度（平均週2回）で面板を交換し，皮膚障害を予防する．また，ストーマ袋には防臭効果や防水効果がある．

　装具交換の基本は，ストーマは体の一部であるため，これまでの保清行為と同様に，入浴時に装具を剥がし，ボディソープで全身を洗う際にストーマ周囲の皮膚も洗いシャワーで洗い流すとよい．ストーマ袋からの排泄物は一般的に洋式トイレで処理する．

8 日常生活

　ストーマ造設による日常生活の制限はない．以前の生活に近づけるような生活の工夫をする．

- 食事：一般的な術後の食事管理後は特に制限はない．排便の性状や排ガスの増減は以前同様に食事の種類により異なる．
- 衣類：衣類の制限はなく，これまでの衣類が着用可能である．ストーマを下にうつ伏せ寝をしても問題はないため，ストーマを衣類で圧迫しても心配ない．
　例えば，ジーンズ，着物，腹巻，ウェットスーツ，水着，ストッキング，ガードル着用など可能である．
- 入浴：ストーマ袋は防水効果があるためストーマ装具を装着したまま入浴や温泉が可能である．装具を装着せずにストーマのみの状態で湯船に入浴しても，腹圧があるためストーマから水が入ることはない．排泄物が出ない時間がある程度把握できるS状結腸ストーマは，装具を外して湯船に入ることが可能である．しかし，小腸ストーマや尿路ストーマは，頻回に排泄があるため装具を装着して湯船に入ることが望ましい．
- 睡眠：就寝前にストーマ袋の中を空にする．小腸ストーマは4～5時間程度でストーマ袋に排泄物が溜まるため一度起きて廃棄することが望ましい．尿路系ストーマは夜用排液バッグを装着して就寝する．
- 運動（スポーツ）：激しくストーマをぶつけることや強い腹圧が繰り返しかかる動作は避けることが望ましい．
　例えば，ゴルフ，水泳，ヨガ，野球，バスケットボール，バレーボール，バドミントン，卓球，ランニングスキー，スケート，サーフィンなどは可能である．
- 労働（通学）：強い腹圧が繰り返しかかる動作や作業でなければ問題ない．通勤（通学）時はトイレの場所（多目的トイレ）を確認しておき，万が一排泄物が漏れた場合は装具の交換ができるように交換装具を持参する．
- 旅行：制限はない．気圧でストーマ袋が破裂することはないため飛行機も問題ない．ただし，搭乗前や，離着陸前のタイミングで排泄物の処理をする．

9 ストーマ保有者が活用できる社会福祉制度

　永久的ストーマ保有者は，1984年から身体障害者福祉法「ぼうこう又は直腸機能障害」1級，3級，4級の適応となり，術後から申請ができる．身体障害者の援護実施者は居住の市区町村であ

り，補装具（蓄便袋・蓄尿袋）の交付制度が設けられている．補装具（蓄便袋・蓄尿袋）の給付金額は市区町村で異なるが，月平均で蓄便袋は約8,860円，蓄尿袋は約11,600円程度である．税金の減免制度や，JRの運賃割引制度なども利用できる．

自費で補装具（蓄便袋・蓄尿袋）を購入する場合は，高額医療費還付金制度の適応となり，ストーマ用装具使用証明書を申請する．

他に関連する社会福祉制度は，「小腸機能障害」1級，3級，4級や，公的年金制度による障害年金給付制度，介護保険（要介護申請可能）制度などがある．

⑩ ストーマ外来の役割

術前はストーマオリエンテーションを実施し，ストーマ造設の必要性が理解できるよう精神的な支援をする．退院後は生涯にわたり排泄障害を克服しながら以前の日常生活に近づけるため，継続的な支援をすることが目的である．ストーマ状況を観察するとともに安定したセルフケアができるようにすること，ストーマ合併症予防やその対策，生活支援，精神的支援を提供する役割がある．生涯にわたり体型や生活様式の変化に適応し，最も適切な時期に個別的で専門的ケアを定期的かつ継続的にすることが必要である．

ストーマ外来における診療報酬算定要件として，医師の指示のものと在宅療養指導料月に1回の170点（初回は月2回まで，以降は月1回に限り請求可能），ストーマ処置料は1個70点，2個120点である．プライバシーが保護できる個室で実施すること，ケア時間は1人30分以上であること，実施したケアや指導内容は診療カルテまたはストーマ記録用紙に記録するよう定められている．

生涯にわたりストーマ造設者が排泄に困らない暮らしを継続するためには，医師はよい位置に管理しやすいストーマを造設する．看護師は適切な

ストーマ管理やストーマ合併症対策，精神的サポート，生活支援をする．患者は適切なストーマケアを継続することが大切である．

文献

1) 日本ストーマ・排泄リハビリテーション学会（編）：ストーマ・排泄リハビリテーション学用語集（第3版）．金原出版，2015.
2) ストーマリハビリテーション講習会実行委員会（編）：ストーマリハビリテーション基礎と実際（第3版）．金原出版，2016.
3) ストーマリハビリテーション講習会実行委員会（編）：ストーマリハビリテーション実践と理論．金原出版，2006.
4) 穴澤貞夫：実践ストーマ・ケア（臨牀看護セレクション10）．へるす出版，2000.
5) Hampton BG, Bryant RA：Ostomies and continent diversions：nursing management. Mosby Year Book, 1992.
6) 山田陽子，松浦信子，末永きよみ・他：適正な装具選択のためのストーマ・フィジカルアセスメントツール作成の試み．日本ストーマ・排泄リハビリテーション学会誌 2009；25：113-123.
7) 穴澤貞夫，大村裕子（編）：ストーマ装具選択ガイドブック　適切な装具の使い方．金原出版，2012.
8) 日本ストーマ・排泄リハビリテーション学会，日本大腸肛門病学会（編）：消化器ストーマ関連合併症の予防と治療，ケアの手引き．金原出版，2018.
9) 小出欣和，前田耕太郎，花井恒一・他：ストーマ脱出の病態生理と治療法．外科 2020；82：1055-1059.
10) 合志健一，吉田武史，藤田文彦・他：ストーマ脱に対する手術．臨床外科 2021；76：1381-1385.
11) 林忠毅，平山一久，小梢雅野・他：横行結腸ストーマ脱出に対するボタン固定術の経験．日本ストーマ・排泄リハビリテーション学会誌 2010；26：9-13.
12) 勝野秀稔，前田耕太郎，松本昌久・他：ストーマ脱出に対するボタン固定術．日本大腸肛門病会誌 2006；59：208-209.
13) 幡野哲，石田秀行：ストーマ関連合併症の診断と非外科的対処法．臨床外科 2021；76：1377-1380.
14) 野沢慶次郎，浅古謙太郎，大野航平・他：その他のストーマ関連合併症に対する外科的治療．臨床外科 2021；76：1393-1398.
15) 西居孝文，前田清，青松直撥・他：傍ストーマヘルニアに対する手術．臨床外科 2021；76：1386-1392.
16) 松浦信子，山田陽子：快適！ストーマ生活（第2版）．医学書院，2019.
17) Carmel JE, Colwell JC, Goldberg MT：Wound, ostomy, and continence nurses society core curriculum：ostomy management. Wolters Kluwer, 2021.
18) Colwell JC, Goldberg MT, Carmel JE：Fecal and urinary diversions: management principles. Mosby, 2004.

（松浦 信子）

索引

数字・欧文

Ⅰs＋Ⅱc型　9

A
abdominoperineal resection（APR）
　　53
ACCORD 12/0405-PRODIGE 2
　　103, 104
ADORE　107

C
CAO/ARO/AIO-04　103, 105
CAO/ARO/AIO-94　102, 104
CCCSGJ　106
chemoradiotherapy（CRT）　81, 97
Chronicle　107
clinical target volume（CTV）　82
comprehensive cancer genome
　　profiling（CGP検査）　165
CRM（circumferential resection
　　margin）　143
CSP（cold snare polypectomy）　24

E
EOB-MRI　152
EORTC 22921　102, 104
ESD（endoscopic submucosal
　　dissection）　24
extramural cancer deposits without
　　lymph node structure（EX）　159
extramural venous invasion（EMVI）
　　41, 159

F
FFCD 9203　102, 104
FOWARC　103, 105

G・H
gross tumor volume（GTV）　82

Hartmann手術　53

I
I-CNR-RT　107
image-guided radiotherapy（IGRT）
　　87
intensity-modulated radiation therapy
　　（IMRT）　90
inter-sphincteric resection（ISR）　53

J
JFMC 07　106
JFMC 15-study 2　106
JFMC 35-C/ACTS-RC　107
JNET分類　14

L
laterally spreading tumor（LST）　10
long-course CRT　119
Lynch症候群　20

M
mr-extramural vascular invasion
　　（mr-EMVI）　33, 149
mr-TRG　143
mr-v-TRG scale　149
mr-ycCR　152
MRI-EMVI scoring system　41

N
NBI（narrow band imaging）併用
　　拡大観察　14
NOM（non operative management）
　　123
NPG由来癌　9
NSABP R-01　106
NSABP R-02　106
NSABP R-03　102, 104
NSABP R-04　103, 105

P
PETACC-6　103, 105
pit pattern分類　14
planning target volume（PTV）　82
PROCTOR-SCRIPT　107
pT分類　160

Q・R
QUASAR（rectum）　107
RECIST（response evaluation criteria
　　in solid tumors）　135

S
serrated lesion　17
short-course RT　81, 119
sinusoidal obstruction syndrome
　　（SOS）　152
SM高度浸潤癌（T1b）　13
SPAツール　175
SSL（sessile serrated lesion）　17
STAR-01　102, 104
Swedish trial　102, 104

T
TAC-CR　106
TaTME　56
three-dimensional conformal radiation
　　therapy（3D-CRT）　90
TME（total mesorectal excision）
　　60, 143
TME trial　102, 104
TNT（total neoadjuvant therapy）
　　115
TRG（tumor regression grade）　166
TRS（tumor regression score）　166
tumor budding（BD）　164

V
veno-occlusive disease（VOD）　153
（very）low anterior resection
　　〔（V）LAR〕　53, 60

185

volumetric-modulated arc therapy
　（VMAT）　90

▌W・Y

Wexner score　54
ypCR　152

和文

▌あ行

一時的人工肛門造設　55
永久人工肛門造設　55
オキサリプラチン　108

▌か行

開Ⅱ型 pit　18
化学放射線療法　81, 97
画像診断　33
画像誘導放射線治療　87
括約筋間切除術　53
肝中心静脈閉塞症　153
急性期有害事象　92
強度変調回転放射線治療　90
強度変調放射線治療　90
鋸歯状病変　17
筋層外静脈浸潤　33, 41
工藤・鶴田分類　14
クリーブランドクリニックの原則
　　　　　　　　　　　　　　171
計画標的体積　82
肛門温存手術　53

▌さ行

三次元原体照射　90
色素拡大内視鏡　14
周術期管理　75
手術療法　53
術後排便機能　54
術後補助化学療法　2
術前化学放射線療法　1
術前放射線療法　1
静脈侵襲　161
伸Ⅱ型 pit　18
ストーマ・フィジカルアセスメント
　　ツール　175
ストーマ壊死　179
ストーマオリエンテーション　171
ストーマ合併症　178
ストーマ管理　171
ストーマ狭窄　180
ストーマ血流障害　179
ストーマサイトマーキングの原則
　　　　　　　　　　　　　　171
ストーマ周囲皮膚肉芽腫　182
ストーマ周囲皮膚蜂窩織炎　179
ストーマ出血　182
ストーマ静脈瘤　181
ストーマ脱出　179
ストーマ粘膜皮膚移植　182
ストーマ粘膜皮膚接合部離開　179
ストーマ粘膜裂傷　182
ストーマ浮腫　182
ストーマリハビリテーション　171
簇出　164
側方発育型腫瘍　10
側方リンパ節郭清　56

▌た行

短期照射　81
（超）低位前方切除術　53
直腸MRI　33
直腸切断術　53

▌な行

内視鏡診断　9
肉眼的腫瘍体積　82

▌は行

晩期有害事象　92
病理学的壁深達度分類　160
病理診断　155
脾彎セッティング　68
腹腔鏡下手術　60
腹腔鏡下超低位前方切除術　60
フッ化ピリミジン系薬剤　101
壁外静脈浸潤　159
壁外非連続性癌進展病巣　159
包括的がんゲノムプロファイリング
　　検査　165
放射線療法　81
傍ストーマヘルニア　180

▌ま・や行

脈管侵襲　161
有害事象　91

▌ら行

臨床的標的体積　82
リンパ管侵襲　161
類洞閉塞症候群　152
ロボット支援下手術　67